もう悩まない！
骨粗鬆症診療

あなたの疑問にお答えします

虎の門病院副院長・内分泌センター長
竹内靖博 編

改訂第2版

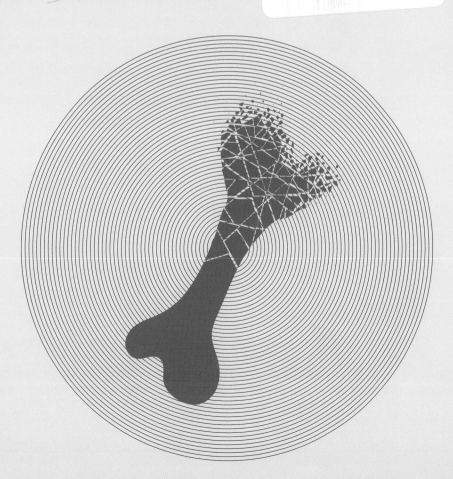

謹 告

本書に記載されている事項に関しては，発行時点における最新の情報に基づき，正確を期するよう，著者・出版社は最善の努力を払っております。しかし，医学・医療は日進月歩であり，記載された内容が正確かつ完全であると保証するものではありません。したがって，実際，診断・治療等を行うにあたっては，読者ご自身で細心の注意を払われるようお願いいたします。

本書に記載されている事項が，その後の医学・医療の進歩により本書発行後に変更された場合，その診断法・治療法・医薬品・検査法・疾患への適応等による不測の事故に対して，著者ならびに出版社は，その責を負いかねますのでご了承下さい。

序　文

　医学・医療の世界は日進月歩であり，骨粗鬆症の診療においても例外ではない。とはいえ，初版が出版されてわずか2年半の経過で，この度改訂第2版を上梓する運びとなったことは，この領域に対する関心の高さによるものと拝察される。

　近年の骨粗鬆症治療薬の開発には目覚ましいものがあり，薬理作用や投与方法において多様な薬剤が使用可能となっている。また，今や骨粗鬆症は生活習慣病のひとつと認識されるようになっており，その診療にあたっては，食事（栄養）・運動・生活習慣・薬剤など多岐にわたる知識を必要とする。さらに，長期間にわたり治療を継続することが必要であり，個々の患者に適したテイラーメイド医療を提供していくことが求められる。一方で，薬物治療が長期化することにより，稀ではあるが重大な問題が発生する可能性があり，積極的に骨粗鬆症治療を進めようとする際には，これらに関する理解が必要となる。

　骨粗鬆症は国内患者数が1,500万人を超えると推定されるcommon diseaseであり，それを専門としない医師が診療に携わる機会が多く，高齢者の増加に伴い今後その必要性はますます高まることが予想される。そのため，非専門医が診療の現場で抱く多くの疑問に対して，簡潔かつ適切な情報を得るためのコンパクトな情報源が望まれている。

　骨粗鬆症の治療に関して特筆すべきことは，evidence-based medicine（EBM）を実践するための堅牢な基盤が築かれていることである。本症の治療薬の嚆矢となったアレンドロネートの臨床開発の過程は，まさにEBMのお手本であり，EBMに基づいた新規治療薬の開発に先鞭をつけたといっても過言ではない。それに倣い，本書の内容の多くはEBMに即したものとなっている。そのため，非専門医がまさしく「もう悩まない！」で実践できる情報が本書には満ちあふれている。

　本書では，診療現場で遭遇する疑問を抽出し，すべての領域で必要かつ十分な最新の情報を提供することをめざした。日々の診療の合間にふと疑問が浮かんだら，その答えはきっと本書の中であなたを待っているはずである。

2025年1月

竹内靖博
虎の門病院副院長・内分泌センター長

執筆者一覧 （掲載順）

木下隼人	本荘第一病院整形外科科長
宮腰尚久	秋田大学大学院医学系研究科医学専攻機能展開医学系整形外科学講座教授
浦野友彦	国際医療福祉大学医学部老年医学主任教授
中藤真一	あさひ総合病院副院長/整形外科部長
伊木雅之	近畿大学医学部公衆衛生学名誉教授
萩野　浩	山陰労災病院院長/リハビリテーション科
木下祐加	メディカルライター/医学博士
伊東伸朗	東京大学大学院医学系研究科難治性骨疾患治療開発講座特任准教授
曽根照喜	川崎医療福祉大学診療放射線技術学科特任教授
今西康雄	大阪公立大学大学院医学研究科代謝内分泌病態内科学准教授
髙士祐一	福岡大学医学部内分泌・糖尿病内科学講座准教授
大平征宏	東邦大学医療センター大橋病院糖尿病・代謝・内分泌内科教授
龍野一郎	千葉県立保健医療大学学長
吉田知彦	国際医療福祉大学医学部糖尿病・代謝・内分泌内科学講座准教授
射場浩介	札幌医科大学運動器抗加齢医学講座特任教授
山本智章	新潟リハビリテーション病院院長
宗圓　聰	そうえん整形外科骨粗しょう症・リウマチクリニック院長
井上玲子	帝京大学ちば総合医療センター第三内科講師
井上大輔	帝京大学ちば総合医療センター病院長/第三内科主任教授
田中伸哉	医療法人社団全仁会東都春日部病院整形外科診療部長
山本昌弘	島根大学医学部内科学講座内科学第一准教授
金沢一平	かなざわ内科糖尿病・骨粗しょう症クリニック院長
濵藤啓広	ヨナハ丘の上病院院長
蛯名耕介	大阪大学大学院医学系研究科整形外科准教授
酒井昭典	産業医科大学整形外科学講座教授

鈴木（堀田）眞理	跡見学園女子大学大学院心理学部臨床心理学科特任教授
善方裕美	よしかた産婦人科院長／横浜市立大学産婦人科客員准教授
寺内公一	東京科学大学大学院医歯学総合研究科茨城県地域産科婦人科学講座教授
竹内靖博	虎の門病院副院長・内分泌センター長
坂本優子	順天堂大学医学部附属練馬病院整形外科准教授
岡田洋右	産業医科大学病院臨床研究推進センター長・診療教授
中川洋佑	東海大学医学部内科学系腎内分泌代謝内科学講師
駒場大峰	東海大学医学部内科学系腎内分泌代謝内科学教授
田中瑞栄	練馬光が丘病院整形外科部長／骨粗鬆症・ウィメンズヘルスケアセンター長
上西一弘	女子栄養大学大学院栄養生理学研究室教授
小川純人	東京大学大学院医学系研究科老年病学教授
石橋英明	伊奈病院副院長／整形外科科長
山根宏敏	小波瀬病院整形外科脊椎外科部長
鈴木敦詞	藤田医科大学医学部内分泌・代謝・糖尿病内科学教授
福本誠二	たまき青空病院名誉院長
吉村典子	東京大学医学部附属病院22世紀医療センターロコモ予防学講座特任教授
大野久美子	東京大学大学院医学系研究科難治性骨疾患治療開発講座特任講師
田中　栄	東京大学大学院医学系研究科整形外科学教授
山内美香	栄宏会小野病院骨代謝疾患研究所内分泌代謝内科
木下真由子	順天堂大学医学部附属順天堂医院整形外科・スポーツ診療科
石島旨章	順天堂大学大学院医学研究科整形外科・運動器医学主任教授
遠藤逸朗	徳島大学大学院医歯薬学研究部生体機能解析学分野（医用検査学系）教授
宮内章光	医療法人宮内内科クリニック理事長
小池達也	白浜医療福祉財団骨リウマチ疾患探索研究所所長
倉林　工	新潟市民病院患者総合支援センター長／産科部長

目 次

1章 誰が治療の対象か？

01	有症状の骨粗鬆症患者をどうする？──整形外科では？	木下隼人，宮腰尚久	2
02	骨粗鬆症患者はどのように探す？──内科では？	浦野友彦	10
03	骨粗鬆症検診の現状と展望は？	中藤真一	15
04	FRAX®はどう役立てる？	伊木雅之	22

2章 診断と鑑別診断は？

05	「原発性骨粗鬆症の診断基準」はどのように使う？	萩野　浩	29
06	続発性骨粗鬆症を見つけるには？	木下祐加	34
07	続発性とも違う「骨粗鬆症もどき」はどう見わけるか？	伊東伸朗	40

3章 検査はいつ，何の目的で，何を測るのか？

08	骨密度測定が必要なときとその方法は？	曽根照喜	49
09	骨代謝マーカーを検査する目的は？ いつ，何を測るか？	今西康雄	55
10	骨代謝マーカー以外の血液・尿検査はいつ，何を目的に実施するのか？	髙士祐一	62

4章 いつ治療薬を始めるか，いつまで続けるのか？

11	いつ治療薬を始めるのか？ その目的と目標は？	大平征宏，龍野一郎	68
12	休薬するのか変更するのか？ その判断時期は？	吉田知彦	72
13	ビスホスホネートをいつ休薬するか？	射場浩介	79
14	二次性骨折予防にどう取り組むか？	山本智章	85
15	国際骨粗鬆症財団が推進するCapture the Fracture®とは？	萩野　浩	92

5章　治療薬の選択は？

16 治療開始時の薬剤選択の根拠は何か？ 宗圓　聰 **98**

17 どのような患者に骨形成薬ファーストを推奨するか？ 井上玲子，井上大輔 **105**

18 治療薬の有効性をどう評価するのか？ 田中伸哉 **111**

6章　治療薬の切り替えは？

19 治療効果が不十分と判断するのはどのような場合か？
切り替えはどうするか？ 山本昌弘 **120**

20 治療効果が十分と判断するのはどのような場合か？
そのようなときはどうするのか？ 金沢一平 **126**

21 テリパラチドからの切り替えはどうするか？ 濵藤啓広 **131**

22 ロモソズマブからの切り替えはどうするか？ 蛯名耕介 **135**

23 デノスマブからの切り替えはどうするか？ 酒井昭典 **138**

7章　様々な病態を合併する骨粗鬆症の治療は？

24 摂食障害など栄養障害のある若年者の治療は？ 鈴木（堀田）眞理 **145**

25 妊娠後骨粗鬆症の治療は？ 善方裕美，寺内公一 **153**

26 男性骨粗鬆症の治療は？ 竹内靖博 **158**

27 小児期の骨粗鬆症治療は？ 坂本優子 **165**

28 グルココルチコイド治療患者に対する骨粗鬆症対策は？ 岡田洋右 **172**

29 2型糖尿病患者に対する骨粗鬆症対策は？ 金沢一平 **178**

30 慢性腎臓病（CKD）患者に対する骨粗鬆症対策は？ 中川洋佑，駒場大峰 **184**

31 乳がん・前立腺がんのホルモン療法中の患者に対する
骨粗鬆症対策は？ 田中瑞栄 **190**

目 次

8章	薬物療法以外の骨折予防策は？

32	食事の指導はどうするか？	上西一弘 **196**
33	サルコペニア対策はどうするか？	小川純人 **203**
34	運動指導やロコモーショントレーニング（ロコトレ）は有効か？	石橋英明 **209**
35	どのようなときに椎体骨折患者の外科的治療を考えるのか？	山根宏敏，酒井昭典 **218**

9章	患者への説明と指導はどうする？

| 36 | 骨粗鬆症マネージャー®とは？ その役割は？ | 鈴木敦詞 **223** |

10章	今さら聞けない骨粗鬆症の基礎

37	原発性骨粗鬆症の病態生理とは？	福本誠二 **228**
38	骨粗鬆症と骨折の疫学 ──日本の動向は？	吉村典子 **232**
39	骨粗鬆症治療薬の「有効性」はどのように評価されているのか？	大野久美子，田中 栄 **240**

11章	治療薬を安全に使うためには？

40	歯科医師からビスホスホネートやデノスマブの休薬を求められたら？	山内美香 **248**
41	非定型大腿骨骨折の予防はどうする？	木下真由子，石島旨章 **254**
42	活性型ビタミンD₃製剤を処方するときの注意点は？ ──いまだに侮れない高カルシウム血症と急性腎障害	遠藤逸朗 **260**
43	ロモソズマブの安全性に関する注意点は？	宮内章光 **266**
44	デノスマブを休薬する場合の注意点は？	小池達也 **279**
45	選択的エストロゲン受容体モジュレーター（SERM）を 　　処方するときの注意点は？	倉林 工 **285**

●索引　　　　　　　　　　　　　　　　　　　　　　　　　　　　　　　　**293**

誰が治療の対象か？	1章
診断と鑑別診断は？	2章
検査はいつ，何の目的で，何を測るのか？	3章
いつ治療薬を始めるか，いつまで続けるのか？	4章
治療薬の選択は？	5章
治療薬の切り替えは？	6章
様々な病態を合併する骨粗鬆症の治療は？	7章
薬物療法以外の骨折予防策は？	8章
患者への説明と指導はどうする？	9章
今さら聞けない骨粗鬆症の基礎	10章
治療薬を安全に使うためには？	11章

1章 誰が治療の対象か?

01 有症状の骨粗鬆症患者をどうする？──整形外科では？

Point
- 高齢者の腰痛では骨粗鬆症を疑う。
- 高齢者の骨折では骨粗鬆症を疑う。
- 骨折治療後にも骨折予防を！
- 運動療法による治療も有効。

症例をもとに考えてみよう！

症例1　89歳女性

- 転倒後に腰痛が出現し，受診。初診時の検査では，MRIで新規の腰椎椎体骨折を認め(図1)，骨密度検査では腰椎・大腿骨頸部の低骨密度，骨形成および骨吸収マーカー高値を認めた(表1)。

表1　症例1の初診時検査結果

血液生化学		骨代謝マーカー	
Ca	9.0mg/dL	intact P1NP	94.8 μg/L 〔21.9〜79.1：閉経後女性〕
P	3.0mg/dL		
ALP	321IU/L	TRACP-5b	806 mU/dL 〔120〜420：30〜40歳の閉経前女性〕

骨密度			
正常：YAM 80%以上 あるいは Tスコア −1.0以上			
腰椎L2-L4	YAM	67%	
	Tスコア	−2.8	
大腿骨頸部	YAM	55%	
	Tスコア	−3.2	

〔　〕内は基準値
青太字：基準値より低値
黒太字：基準値より高値

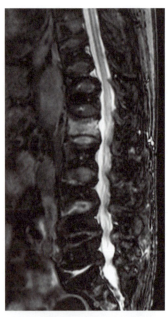

図1　症例1の腰椎椎体骨折のMRI画像（T2脂肪抑制）

- ▶腰痛を生じる疾患は多く，鑑別診断（表2）[1]を行い，適切な治療を行うことが望まれる。
- ▶骨粗鬆症は高齢女性に多く，転倒など軽微な外傷で脆弱性の椎体骨折を生じ，急性腰痛の原因となる。また，椎体骨折後に生じた脊柱変形も慢性腰痛の原因となるため，高齢女性の腰背部痛では骨粗鬆症を強く疑う。
- ▶骨粗鬆症の診断には，疾患の鑑別と脊椎X線撮影・骨密度検査が必要である（図2）[1]。可能であれば骨吸収および骨形成マーカーを測定し，骨代謝の状態も評価する。
- ▶骨折発生に伴い骨代謝が活性化し，骨代謝マーカーが一時的に上昇する可能性がある。また，骨折発生から数時間程度であれば，骨代謝マーカーへの影響は少ないとの報告もある[2]。
- ▶新規椎体骨折は，X線画像でわかりづらい場合もあるため，疑わしい場合にはMRIでの評価も行う。

表2　腰背部痛をきたす疾患

- 腰痛症
- 変形性脊椎症
- 脊柱管狭窄症
- 脊椎分離症・すべり症
- 椎間板ヘルニア
- 椎間板症
- 骨粗鬆症に伴う椎体骨折
- 内科的疾患（内臓諸臓器）
- 炎症
- 腫瘍
- 外傷
- 代謝性骨疾患

（文献1，p19より引用）

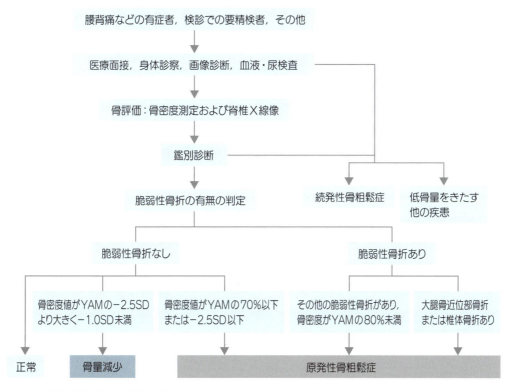

図2　原発性骨粗鬆症の診断手順　　　　　　　　（文献1，p18より引用）

診断

- 軽微な受傷機転および腰椎MRI画像より，腰椎椎体の脆弱性骨折と考え，骨粗鬆症と診断した．骨代謝の状態は，骨形成および骨吸収マーカー高値より高回転型の骨粗鬆症と考えられた．ただし，骨折後の影響によって，これらのマーカーが高値となっている可能性もある．

症例2　85歳女性

- 転倒後に右股関節痛が出現し，歩行困難となり受診．初診時のX線検査で右大腿骨近位部に粉砕骨折を認めたため（図3A），手術を施行した（図3B）．術後の骨密度検査では腰椎・大腿骨頸部に極度の低骨密度を認め，骨吸収マーカーが高値を呈していた（表3）．

▶骨折部位や粉砕・骨欠損の程度によっては，手術後の遷延治癒や偽関節の原因となる可能性がある．さらに，高齢の骨粗鬆症患者においては，骨形成が低下して

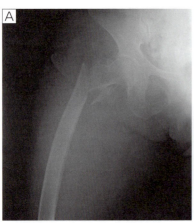
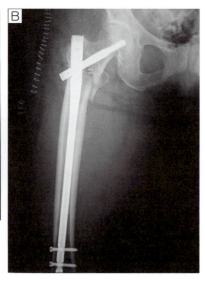

図3　症例2の初診時X線像
右大腿骨近位部に生じた脆弱性骨折．
A：骨折時，B：手術後

表3　症例2の術後の検査結果

血液生化学	
Ca	9.4 mg/dL
P	2.8 mg/dL
ALP	233 IU/L

骨代謝マーカー	
intact P1NP	32.2 μg/L
TRACP-5b	587 mU/dL 〔120～420： 30～40歳の閉経前女性〕

骨密度		
正常：YAM80%以上 あるいは Tスコア －1.0以上		
腰椎L2-L4	YAM	46%
	Tスコア	－4.8
大腿骨頸部	YAM	26%
	Tスコア	－3.6

〔　〕内は基準値
青太字：基準値より低値
黒太字：基準値より高値

▶ いることが多く,骨折治癒に不利な状態である。
▶ 「原発性骨粗鬆症の診断基準(2012年度改訂版)」では,骨折の危険性の高い重症骨粗鬆症の危険因子として,①腰椎骨密度Tスコア－3.3未満,②既存椎体骨折数2個以上,③既存椎体骨折の半定量的評価法によるグレード3〔☞**1章02:図2(p13)**〕,を挙げている。

診断

- 軽微な受傷機転により生じた,右大腿骨転子部の脆弱性骨折と診断した。極度の低骨密度(YAM46%,Tスコア－4.8)を認めたため,骨密度低下が著しく大腿骨近位部骨折を有する骨粗鬆症と診断した。術後には,骨折の危険性の高い骨粗鬆症に適応があり,骨形成促進作用も期待できるテリパラチド投与を開始した。

1 疼痛・骨折を伴う骨粗鬆症の治療

▶ 脆弱性骨折の中でも,椎体骨折と大腿骨近位部骨折は死亡リスクを大幅に増大させるとの報告があり,その予防や治療が重要になる(**図4**)[3]。
▶ 骨粗鬆症の薬物療法を選択する際には,個々の患者の年齢や性別,骨粗鬆症の重症度(骨折数や骨密度で判定),骨動態(骨代謝マーカーで判定),骨粗鬆症の種類(原発性か続発性か)などを考慮する必要がある。
▶ 椎体の既存骨折数が多いほど,新たな椎体骨折を生じるリスクが高まる[4]。また,大腿骨近位部骨折後に,反対側の骨折(second hip fracture)が生じるリスクも高まる[5]。そのため,骨折後にも骨粗鬆症治療を行うことで,新規椎体骨折や

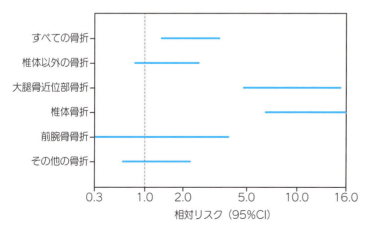

図4 臨床骨折発生後の死亡の相対リスク (文献3,p97より引用)

second hip fractureを予防することが重要である。

▶ 椎体骨折予防のための薬物療法として,「骨粗鬆症の予防と治療ガイドライン2015年版」では,エルデカルシトール,ビスホスホネート薬,選択的エストロゲン受容体モジュレーター(selective estrogen receptor modulator;SERM),テリパラチド,テリパラチド酢酸塩,デノスマブに骨折発生抑制効果がある,と評価している(**表4**)[1]。

▶ 大腿骨近位部骨折予防のための薬物療法として,「骨粗鬆症の予防と治療ガイドライン2015年版」では,ビスホスホネート薬(特にアレンドロン酸,リセドロン酸),デノスマブに骨折発生抑制効果がある,と評価している(**表4**)[1]。

▶ 骨折の危険性が高い骨粗鬆症の薬物療法としては,テリパラチドおよびテリパラチド酢酸塩が適応となる。禁忌事項として,骨端線が閉じていない若年者,高カルシウム血症,原因不明のALP高値があるが,骨腫瘍,副甲状腺機能亢進症など骨粗鬆症以外の代謝性骨疾患にも禁忌であるため,開始前の鑑別診断が重要である。

▶ デノスマブは6カ月に1度の注射で効果を期待できる利便性があり,「骨粗鬆症の予防と治療ガイドライン2015年版」においても,すべての骨折予防効果を期待できることが記載されている。しかし,投与中止後に骨代謝のリバウンド(抑制されていた骨代謝マーカーが上昇)が生じ,骨量が減少するとの報告がある[6,7]。そのため,デノスマブの投与間隔は他剤よりも厳密に守ったほうがよいと考えられる。

▶ 2016年よりわが国で処方開始となったゾレドロン酸5mg製剤は,ビスホスホネート薬のひとつであるが,その薬理活性や骨吸収抑制活性,骨親和性の高さから,年1回投与での骨粗鬆症治療を可能とした。そのため,服薬コンプライアンス不良や通院困難な患者に適していると考えられる。プラセボと比較した海外の試験においては,椎体骨折や大腿骨近位部骨折を含む非椎体骨折に対する抑制効果が認められた[8]。ただし,プラセボと比較して腎機能障害の発現率が有意に高く,添付文書においても,禁忌事項として重度の腎機能障害(クレアチニンクリアランス35mL/分未満)や脱水状態が挙げられている。

▶ 2019年より処方可能となったロモソズマブは,骨吸収抑制作用と骨形成促進作用を併せ持ち(dual effect),強力な骨密度上昇作用を有する。適応は重度の骨粗鬆症で,添付文書上に①骨密度値が−2.5SD以下で1個以上の脆弱性骨折を有する,②腰椎骨密度が−3.3SD未満,③既存椎体骨折の数が2個以上,④既存椎体骨折の半定量的評価法結果がグレード3,といった記載があり,開始する際の参考にされたい。また,禁忌ではないが,アレンドロン酸と比較した海外試験で心血管事象発現率が高い傾向を認めており[9],少なくとも過去1年以内の虚血性心

表4　骨粗鬆症治療薬の有効性の評価一覧

分類	薬物名	骨密度	椎体骨折	非椎体骨折	大腿骨近位部骨折
カルシウム薬	L-アスパラギン酸カルシウム	B	B	B	C
	リン酸水素カルシウム				
女性ホルモン薬	エストリオール	C	C	C	C
	結合型エストロゲン[#1]	A	A	A	A
	エストラジオール	A	B	B	C
活性型ビタミンD₃薬	アルファカルシドール	B	B	B	C
	カルシトリオール	B	B	B	C
	エルデカルシトール	A	A	B	C
ビタミンK₂薬	メナテトレノン	B	B	B	C
ビスホスホネート薬	エチドロン酸	A	B	C	C
	アレンドロン酸	A	A	A	A
	リセドロン酸	A	A	A	A
	ミノドロン酸	A	A	C	C
	イバンドロン酸	A	A	B	C
SERM	ラロキシフェン	A	A	B	C
	バゼドキシフェン	A	A	B	C
カルシトニン薬[#2]	エルカトニン	B	B	C	C
	サケカルシトニン	B	B	C	C
副甲状腺ホルモン薬	テリパラチド（遺伝子組換え）	A	A	A	C
	テリパラチド酢酸塩	A	A	C	C
抗RANKL抗体薬	デノスマブ	A	A	A	A
その他	イプリフラボン	C	C	C	C
	ナンドロロン	C	C	C	C

#1：骨粗鬆症は保険適用外　#2：疼痛に関して鎮痛作用を有し，疼痛を改善する（A）

薬物に関する「有効性の評価（A，B，C）」

骨密度上昇効果
A：上昇効果がある
B：上昇するとの報告がある
C：上昇するとの報告はない

骨折発生抑制効果（椎体，非椎体，大腿骨近位部それぞれについて）
A：抑制する
B：抑制するとの報告がある
C：抑制するとの報告はない

※評価の基準については，文献1のivページ「ガイドライン作成手順」を参照のこと。

（文献1，p158より引用）

疾患または脳血管障害の既往歴のある患者には，投与を避ける必要がある。

▶また，2022年より薬価収載されたアバロパラチドは，ヒト副甲状腺ホルモン関連蛋白（human parathyroid hormone-related peptide；hPTHrP）のアナログ製剤であり，骨代謝（骨形成および骨吸収）促進作用を示す。通常ではテリパラチドと同様に，骨形成促進作用が骨吸収促進作用を上回り，骨量が増加する。適応は骨

折の危険性が高い骨粗鬆症である。海外の閉経後骨粗鬆症患者および国内の骨折リスクが高い患者を対象とした2つの第Ⅲ相試験では，プラセボと比較し，椎体骨折抑制効果を両試験とも示しており，骨密度に関しては腰椎のほかに大腿骨近位部・大腿骨頸部の骨密度が有意に増加している[10, 11]。投与禁忌事項はテリパラチドとほぼ同じであるが，投与期間が18カ月間であることに注意されたい。

▶運動療法は腰椎および大腿骨近位部の骨密度維持に有効であるとの報告がある[12]。また，日本整形外科学会が推奨するロコモーショントレーニングの「片脚立ち」と「スクワット」は，バランス訓練と下肢筋力訓練として転倒予防に効果があると考えられ，転倒による脆弱性骨折予防が期待できる〔☞**8章34（p214～）**〕。

▶「腰痛診療ガイドライン2019」によれば，運動療法は慢性腰痛に対しても有効である。重度骨粗鬆症患者を対象に運動療法を施行した自験例においても，腰背部痛の軽減に有効であることを示唆した[13]。

2 実際の治療

▶患者背景や脆弱性骨折の有無，骨密度・骨代謝マーカーなどを総合的に検討し，運動療法や治療薬を選択することとなる。

▶大腿骨近位部骨折や椎体骨折は生命予後に大きく影響するため，手術療法も積極的に検討すべきであると考えられる。

▶以下に治療例を示す。

●閉経後女性（65歳未満），骨折不問

　➡SERM（活性型ビタミンD_3薬の併用），運動療法

●65歳以上，骨折不問

　➡テリパラチド，テリパラチド酢酸塩，アバロパラチド〔終了後，ビスホスホネート薬（活性型ビタミンD_3薬の併用），デノスマブまたはロモソズマブへ切り替え〕，運動療法

●成人，重度の骨粗鬆症

　➡テリパラチド，テリパラチド酢酸塩，アバロパラチドまたはロモソズマブ〔終了後，ゾレドロン酸などのビスホスホネート薬（活性型ビタミンD_3薬の併用）またはデノスマブ〕

●年齢不問，坐位保持困難

　➡内服以外のビスホスホネート薬（イバンドロン酸静注，アレンドロン酸点滴またはゾレドロン酸5mg製剤点滴など），デノスマブ，ロモソズマブ，テリパラチド

文 献

1) 骨粗鬆症の予防と治療ガイドライン2015年版. 骨粗鬆症の予防と治療ガイドライン作成委員会, 編. ライフサイエンス出版, 2015.

2) Ivaska KK, et al：J Bone Miner Res. 2007；22(8)：1155-64.

3) 椎体骨折診療ガイド. 椎体骨折評価委員会, 編. ライフサイエンス出版, 2015.

4) Lunt M, et al：Bone. 2003；33(4)：505-13.

5) Hagino H, et al：Calcif Tissue Int. 2012；90(1)：14-21.

6) Bone HG, et al：J Clin Endocrinol Metab. 2011；96(4)：972-80.

7) Popp AW, et al：Calcif Tissue Int. 2018；103(1)：50-4.

8) Black DM, et al：N Engl J Med. 2007；356(18)：1809-22.

9) Saag KG, et al：N Engl J Med. 2017；377(15)：1417-27.

10) Miller PD, et al：JAMA. 2016；316(7)：722-33.

11) Matsumoto T, et al：J Clin Endocrinol Metab. 2022；107(10)：e4222-e4231.

12) Kelley GA, et al：BMC Musculoskelet Disord. 2012；13：177.

13) 宮腰尚久：Osteoporo Jpn. 2010；18(1)：75-7.

木下隼人, 宮腰尚久

1章 誰が治療の対象か？

02 骨粗鬆症患者はどのように探す？——内科では？

Point
- 親子間での骨密度の遺伝性を念頭に置いて家族歴を聴取する。
- 身長低下が認められている場合は必ず胸腰椎X線撮影を行う。
- やせ型の高齢者では骨粗鬆症やフレイルを念頭に置いて診療を行う。
- 骨密度測定により骨密度が70％より大きく80％未満の場合にWHOのFRAX®を利用し，骨折発生確率が15％以上であれば骨粗鬆症治療を考慮する。

1 老年医学における高齢者骨粗鬆症の重要性

▶国内外の長期縦断研究から骨粗鬆症が生命予後に顕著な影響を及ぼすことが明らかになっている。たとえば，低骨密度で椎体変形のある高齢女性では総死亡が年齢，喫煙，高血圧，心臓病などの死亡関連交絡因子を調整してもなお，相対リスク1.49〔95％信頼区間（CI）1.05～2.21〕と有意に高いことが報告されている[1]。

▶高齢者においては予備能が低下するため，何か病気を発症した際，回復力も低下する。健常な状態から要介護状態に突然移行することは，脳血管障害や骨折などのケースでみられるが，後期高齢者（75歳以上）の場合にはフレイル（frailty）という中間的な段階を経て，徐々に要介護状態に陥ると考えられている（図1）[2]。

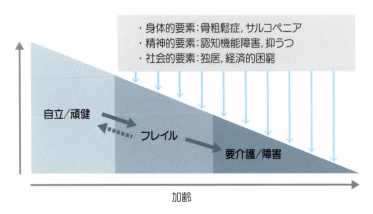

図1 フレイル（frailty）の概念 （文献2より改変）

したがって，フレイルに陥った高齢者を早期に発見し，介護を含めた適切な介入をすることにより，生活機能の維持・向上を図ることが期待される。骨粗鬆症の早期発見・治療もフレイル予防に役立つと考える。

▶フレイルの評価法としてはFriedらの報告が知られている[3]。Friedらはthe Cardiovascular Health Study（CHS）のデータを用いて，①体重減少，②主観的活力低下，③握力の低下，④歩行速度の低下，⑤活動度の低下の5項目のうち3項目以上当てはまればフレイルとした（CHS index）。

▶CHS indexよりさらに簡便な尺度としてEnsrudらはthe Study of Osteoporotic Fracture（SOF）のデータを用い，①体重減少，②起立能力の低下，③活力の低下の3項目のうち2項目以上当てはまればフレイルと定義している（**表1**）[4]。

▶CHS indexやSOF indexは将来の転倒，身体機能障害，骨折ならびに生命予後とも関連することが証明されている。このようにフレイルを念頭に置いた後期高齢者の内科診療を行うことで高齢者のQOLとADLを保つことが期待される。

表1　フレイルの簡易評価法（SOF index）

項目	回答
①体重減少	2年間で5％以上の体重減少
②起立能力	上肢を使用せず椅子から5回連続して立ち上がることができない。
③活力	Geriatric Depression Scaleの「最近活気にあふれていますか？」の質問に対して「いいえ」

上記3つの項目のうち2つ以上当てはまる場合をフレイルとする。

（文献4より改変）

2 高齢者骨粗鬆症診療における初診時の留意点

▶母娘間での骨密度の遺伝性は前腕骨骨密度で72％，大腿骨近位部で67％という報告もあり，骨密度における遺伝の影響はおおよそ50～70％程度と考えられている[5, 6]。また両親に大腿骨近位部骨折歴がある場合，骨粗鬆症性骨折のリスクは1.54倍，大腿骨近位部骨折のリスクは2.27倍と強い影響があることが知られており[7]，家族歴の聴取は重要である。

▶25歳時の身長より4cm以上の身長低下がある場合は，椎体骨折を罹患しているリスクは2.8倍と報告されている[8]。したがって，身長低下が認められている場合は必ず胸腰椎X線撮影を行う。また身長低下の自覚がないことも多いので，高齢者の骨粗鬆症診療においては初診時に胸腰椎X線撮影を念頭に置くことが大事である。椎体骨折の評価に関しては「骨粗鬆症の予防と治療ガイドライン2015

表2　椎体骨折の評価基準

側面X線写真による椎体骨折の判定は，以下のいずれかの方法で行う。

I　定量的評価法（quantitative measurement；QM法）
　　C/A，C/Pのいずれかが0.8未満，またはA/Pが0.75未満の場合を椎体骨折
　　と判定する。椎体の高さが全体的に減少する場合（扁平椎）には，判定椎体の上位ま
　　たは下位のA，C，Pより各々が20％以上減少している場合を椎体骨折とする[10]。

II　半定量的評価法（semiquantitative method；SQ法）
　　図2と対照してグレード0～3に分類し，グレード1以上に当てはまる場合を椎体骨
　　折と判定する[11]。

【付記】
1）X線像の読影では，椎体の傾斜や椎体の立体的構造を考慮することが重要である。
2）骨折治療の観点からは上記の椎体変形を認めなくても，以下のいずれかに当てはま
　　れば椎体骨折と判定できる。
　　①X線写真上（正面像も含む），明らかに骨皮質の連続性が断たれている場合は椎体
　　　骨折と判定できる。
　　②MRI矢状面像のT1強調画像で，椎体に限局してその一部が帯状あるいはほぼ全
　　　部が低信号の場合（STIR像では同領域にほぼ一致して高信号を認める場合）

（文献9～12より作成）

年版」に従い，定量的もしくは半定量的評価法を用いる（**表2**[9~12]，**図2**[12]）。

▶海外のEPIDOS研究に参加した75歳以上の女性を対象とした研究では，体重が
66kg以上の群と比較した場合，体重が59kg未満，ならびに52.5kg未満では低
骨密度のオッズ比は各5.7倍，15.8倍である[13]。以上より，やせ型の高齢者では
骨粗鬆症ならびに前述したフレイルを念頭に置いて診療を行う。

▶骨粗鬆症診療を希望する患者は健康に対する意識が高く，サプリメントを内服し
ている人も多い。治療開始後にもサプリメント内服を続けることで高カルシウム
尿症，高カルシウム血症などを発症する可能性もあるため，サプリメント内服の
有無も確認する。

▶骨密度測定により骨密度が70％より大きく80％未満の場合に，WHOのFRAX®
（**表3**）[14]〔☞**1章04（p22）**〕を利用し，個人の将来10年間の骨折発生確率が15％
以上であれば骨粗鬆症治療を考慮する。ただし，75歳以上の女性はすべて15％
以上となることに留意する。

▶骨代謝マーカーの著しい異常や顕著な骨量減少が存在する場合は，多発性骨髄腫
などの続発性骨粗鬆症の鑑別を行う。

グレード0：正常（非骨折椎体）

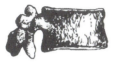

椎体高
―――――
椎体面積

グレード1：軽度の骨折

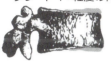 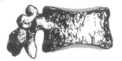 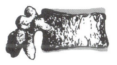

20〜25％低下
―――――――
10〜20％減少

グレード2：中等度の骨折

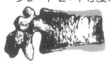 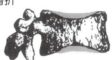 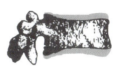

25〜40％低下
―――――――
20〜40％減少

グレード3：高度の骨折

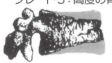 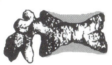 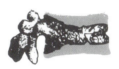

40％以上低下
―――――――
40％以上減少

図2　椎体変形の半定量的評価法（SQ法）（文献11より引用改変）
骨折による椎体変形の程度を，隣接椎体と比較した場合の椎体高（前縁高，中央高または後縁高）または椎体面積の減少率から判定する。

（文献12, p30より引用）

表3　WHOの提唱したFRAX®に用いられる危険因子

・年齢
・性別
・体重
・身長
・骨折歴
・両親の大腿骨近位部骨折歴
・現在の喫煙
・糖質コルチコイド
・関節リウマチ
・続発性骨粗鬆症
・アルコール（1日3単位以上，純アルコールでは24〜30 g/日以上）
・骨密度

（文献14より改変）

3 高齢者骨粗鬆症に対する薬物治療・外来服薬管理

▶骨粗鬆症の薬物治療における服薬状況は，治療開始後1年で半数近くの症例において処方通りの服薬ができずに脱落してしまうと考えられている。したがって，かかりつけ医は患者が骨粗鬆症薬を内服できているか，服薬管理を行うことが重要となる。

▶定期的な内服が困難な症例においては，内服回数が月1回のビスホスホネート製剤に変更したり，デノスマブやテリパラチドといった注射薬を用いて医院で確実に注射を行う，錠剤が内服しにくい場合はゼリー剤へ変更する，といった脱落しにくい薬剤への変更も検討する。

▶内服開始後の骨代謝マーカーや骨密度測定の変化を患者に説明することで内服の効果を本人に実感してもらい，治療に対するモチベーションを上げていくことも重要となる。

文 献

1) Ensrud KE, et al：J Am Geriatr Soc. 2000；48(3)：241-9.
2) 葛谷雅文：臨栄. 2011；119(7)：755-9.
3) Fried LP, et al：J Gerontol A Biol Sci Med Sci. 2004；59(3)：255-63.
4) Ensrud KE, et al：Arch Intern Med. 2008；168(4)：382-9.
5) Aerssens J, et al：Osteoporos Int. 2000；11(7)：583-91.
6) Urano T, et al：Endocr J. 2015；62(6)：475-84.
7) Kanis JA, et al：Bone. 2004；35(5)：1029-37.
8) Vogt TM, et al：Mayo Clin Proc. 2000；75(9)：888-96.
9) 森　諭史, 他：Osteoporo Jpn. 2013；21(1)：25-32.
10) 折茂　肇, 他：日骨代謝会誌. 1997；14(4)：219-33.
11) Genant HK, et al：J Bone Miner Res. 1993；8(9)：1137-48.
12) 骨粗鬆症の予防と治療ガイドライン2015年版. 骨粗鬆症の予防と治療ガイドライン作成委員会, 編. ライフサイエンス出版, 2015.
13) Dargent-Molina P, et al：Osteoporos Int. 2000；11(10)：881-8.
14) Kanis JA, et al：Osteoporos Int. 2007；18(8)：1033-46.

浦野友彦

03 骨粗鬆症検診の現状と展望は？

1章　誰が治療の対象か？

Point
- 骨粗鬆症検診の対象者は40〜70歳の節目年齢の女性である。
- 骨粗鬆症検診は全国で6割の市区町村でしか実施されておらず，その受診率は5%台である。
- FRAX®の活用とともに，ロコモティブシンドローム健診としての普及が期待される。

1 骨粗鬆症検診の意義と目的

▶ 骨粗鬆症は沈黙の疾患と言われ，日本では骨粗鬆症患者は1,590万人いると推計されるが，薬物治療率は低いのが現状である[1]。

▶ 自覚症状がない骨粗鬆症の治療率を上げるには，いかに多くの人たちにその検査を受けてもらえるかが重要となる。50歳以上の閉経後女性3,168人のアンケート調査では，1,924人が骨粗鬆症の検査を受けていたが，そのきっかけとして最も多かったものは「自治体からの検診案内」であり，検診の普及が骨粗鬆症の治療率向上に寄与するものと考えられる（図1）[2]。

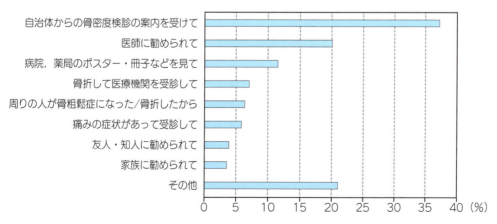

図1　骨粗鬆症の検査を受けたきっかけ（複数回答） （文献2，付録10より改変）

▶骨粗鬆症検診の目的は，「骨粗鬆症は骨折等の基礎疾患となり，高齢社会の進展により，その増加が予想されることから，早期に骨量減少者を発見し，骨粗鬆症を予防することを目的とする」と健康増進法に基づく健康増進事業に記載されている。
▶骨粗鬆症対策としては，青年期の高い骨量獲得をめざす一次予防，骨量減少の早期発見と進行の抑制をめざす二次予防，患者の骨折の予防をめざす三次予防がある。この中で骨粗鬆症検診は二次予防に位置している。さらに，早期発見した骨粗鬆症患者を三次予防につなげたり，骨粗鬆症予備群である骨量減少症の人たちへの早期介入としての保健指導までもが含まれている。

2 骨粗鬆症検診の実際

▶検診は健康増進法に基づき40～70歳までの女性を対象に，5歳ごとの節目年齢で行われる。
▶対象者に検診受診の案内を通知し募集をかける。募集に応じた受診者には問診にて骨粗鬆症や骨折の危険因子を確認し，骨密度測定を行う。
▶問診と骨密度測定値から受診者を「要精検」「要指導」「異常なし」の3群にわける（図2）[3]。この中で「要精検」の者には医療機関での精密検査を受診するように勧

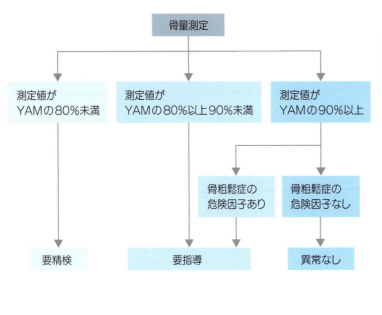

図2　骨粗鬆症検診における判定基準と危険因子　　（文献3より引用）

める。また，「要指導」の者には食事指導，運動指導などとともに，骨粗鬆症関連の保健事業への参加などを勧める。

3 骨粗鬆症検診の問題点

① 実施率と受診率

▶骨粗鬆症検診は全国すべての自治体で行われているわけではない。2022年度に全国に1,737ある市区町村のうち骨粗鬆症検診を行ったのは，1,095市区町村（63.0％）にとどまっている[4]。実施しない理由では，他の検診を優先（58％）が最も多く，ついで予算不足，必須でない，労力・時間不足が続いている[5]。

▶受診率は，2022年度の全国平均が5.5％である[6]。これは，2022年度のメタボ健診で知られる特定健診の受診率58.1％の1/10程度にとどまっている[7]。さらに，都道府県別の受診率にも差があり，福島，栃木，愛知，宮城，秋田，山梨の各県では12％を超えているのに対し，島根県では1％に満たないのが現状である（図3）[6]。骨粗鬆症検診受診率の高い都道府県は大腿骨近位部骨折発生率や要介護率が低いとの報告もあり，地域格差の是正が課題である[8]。

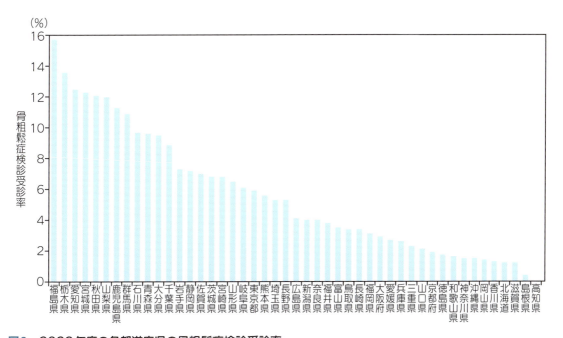

図3 2022年度の各都道府県の骨粗鬆症検診受診率

骨粗鬆症検診受診率＝（40，45，50，55，60，65，70歳の骨粗鬆症検診受診者数）／（40，45，50，55，60，65，70歳の日本人女性人口）。高知県の骨粗鬆症検診受診者数は報告されていない。全国平均の母数には高知県の人口を含む。

（文献6より改変）

❷ 骨密度測定法

▶検診での骨密度測定法は様々である。骨折リスクの評価に優れる腰椎や大腿骨近位部での二重エネルギーX線吸収法（dual-energy X-ray absorptiometry；DXA）を用いているところは少なく，踵骨の定量的超音波測定法（quantitative ultrasound；QUS）や橈骨のDXA，第二中手骨micro densitometry（MD）法を用いているところも多い[5]。

❸ 骨密度中心の検診

▶骨粗鬆症検診の判定は骨密度から求めた％YAM（young adult mean）値が基準となる。しかし，骨折の発生は骨密度だけの評価では減らせないと言われている。

▶骨折の発生率は骨密度の低下とともに増加していくが，発生数は骨密度が低い骨粗鬆症の人より，骨密度が骨粗鬆症にまで低下していない骨量減少症の人に多いことが報告されている（**図4**）[9]。したがって，こうした骨量減少症の人への対策や生活習慣病，アルコール，喫煙，運動能力といった他の危険因子にも重きを置いた判定も必要と思われる。

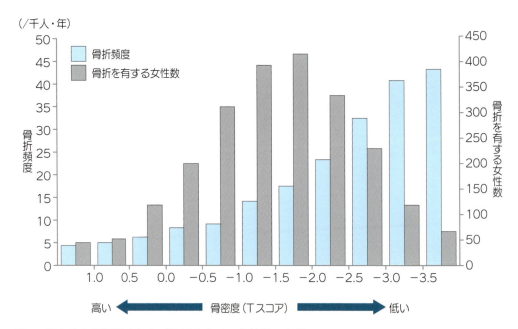

図4 骨密度と骨折頻度および骨折を有する女性数の関係
骨折の発生頻度は骨密度が下がるに従い高くなるが，骨折を有する女性の人数は，骨密度Tスコア−2.5以上の骨粗鬆症に至っていない群に多い。

（文献9より改変）

④ 検診間隔

▶現行の骨粗鬆症検診は5年ごとの節目年齢に行われている。すなわち，一度受診機会を逃すと，次の検診まで5年間，トータルで10年間にわたり検診の機会がないことになる。

▶肺がん，大腸がん検診は年1回，胃がん，子宮頸がん，乳がん検診は2年に1回，また特定健診は毎年行われていることを考えると，節目年齢だけに限った検診の受診機会の見直しも必要と思われる。

⑤ 検診対象者

▶検診対象者は40〜70歳までの女性に限られている。骨粗鬆症の有病率は40歳以降年齢とともに増加するが，70歳以降でも増加し続ける。また，大腿骨近位部骨折は70歳以降で増加する骨折である。このことから，対象を70歳までとするのは問題があるように思える。

▶米国予防医学専門委員会（United States Preventive Services Task Force；USPSTF）では，スクリーニングの対象者を65歳以上の女性とすることを勧めている[10]。

4 問題解決に向けてのモデル

▶前述の問題点を解決すべく富山県朝日町では2009年から独自の方法で骨粗鬆症検診を試みてきた[11]。

① 特定健診（メタボ健診）との併診

▶他の検診が優先される市区町村が多い中，骨粗鬆症検診を特定健診の中に組み入れる試みを行った。そうすることによって市区町村に骨粗鬆症検診を実施してもらえるだけでなく，受診率を向上することが期待できた。

② FRAX®の活用

▶FRAX®（WHO開発の骨折リスク評価ツール）のスクリーニングとしてのカットオフ値をmajor osteoporotic fracture risk 10%として特定健診受診者を絞り込み，骨粗鬆症検診として病院受診を勧告したところ，被勧告者の2009年度の病院受診率は40.1%に達した。これは，骨粗鬆症検診受診率の全国平均5.17%と桁違いの数字である[11]。

▶また病院での診断も，骨粗鬆症の薬物治療が必要と判断された人は検診受診者の

39.3％に達し，同じ年に朝日町で行われた節目年齢女性を対象とした骨粗鬆症検診での21.1％の倍近くの陽性的中率となった[11]。これは，FRAX®によって対象者を絞り込むことができたためと考えられた。すなわち，特定健診対象者に骨粗鬆症のスクリーニングツールとしてFRAX®を用いることで，骨粗鬆症検診の受診率および治療開始率を向上することができた。

❸ ロコモティブシンドローム（ロコモ）健診

▶骨粗鬆症検診の最終目的は骨折の予防である。現在の骨粗鬆症検診は骨密度の評価が中心であるが，骨密度は骨折の予知には特異的であるが感度が低いという問題点がある。骨折リスクを考える場合，骨強度とともに運動能力などの転倒因子も考慮する必要がある。

▶そこで，朝日町では2012年度からFRAX®の問診にロコチェックを加え，ロコモ健診も併せて行うようにしている。ロコモの気づきのテストであるロコチェックを一次スクリーニングに加えることによって，骨折リスクをさらに多面的に評価できるようになった[12]。

5 まとめ

▶2024年度から始まった健康日本21（第三次）では，骨粗鬆症検診受診率を5.3％から15％に引き上げる目標が掲げられた[13]。自治体（市区町村）が骨粗鬆症検診を実施しない理由の中には必要性を感じない，住民のニーズがないなどの回答も見受けられる[5]。超高齢社会において骨粗鬆症による骨折が要介護者を増やしているという現状を啓発し，沈黙の疾患と言われる骨粗鬆症，さらにはロコモの早期発見，早期介入のための検診の普及が急務である。

文 献

1) Yoshimura N, et al：J Bone Miner Metab. 2022；40(5)：829-38.
2) 阿部大介，他：JJOS. 2019；5(2)：267-76.
3) 骨粗鬆症検診・保健指導マニュアル. 第2版. 折茂　肇，監. ライフサイエンス出版，2014，p14.
4) 厚生労働省：令和4年度地域保健・健康増進事業報告の概況.（2024年12月閲覧）
    https://www.mhlw.go.jp/toukei/saikin/hw/c-hoken/22/dl/R04gaikyo.pdf
5) 細井孝之，他：Osteoporo Jpn. 2015；23(1)：59-64.
6) 公益財団法人骨粗鬆症財団：骨粗鬆症検診の現状. 検診者数及び各都道府県の検診受診率. 2022年.（2024年12月閲覧）
    https://www.jpof.or.jp/Portals/0/pdf/screening_rate/screeningrate_2022.pdf

7) 厚生労働省：2022年度特定健康診査・特定保健指導の実施状況.（2024年12月閲覧）
https://www.mhlw.go.jp/stf/seisakunitsuite/bunya/newpage_00045.html

8) 中藤真一, 他：JJOS. 2024；10(4)：519-28.

9) Siris ES, et al：Arch Intern Med. 2004；164(10)：1108-13.

10) US Preventive Services Task Force：JAMA. 2018；319(24)：2521-31.

11) Nakatoh S, et al：J Bone Miner Metab. 2013；31(6)：674-80.

12) Nakatoh S：J Orthop Sci. 2018；23(5)：819-24.

13) 厚生労働省：健康日本21（第三次）の推進のための説明資料（その2）.（2024年12月閲覧）
https://www.mhlw.go.jp/content/001158871.pdf

中藤真一

1章 誰が治療の対象か？

04 FRAX®はどう役立てる？

Point
- 骨折のハイリスク者を発見し，その人のリスク要因を除去，低減することをめざす。
- 骨密度を含むFRAX®は薬物治療開始基準の一部として利用する。
- 骨密度不使用のFRAX®は骨粗鬆症スクリーニングとして利用する。
- 続発性骨粗鬆症では，FRAX®は骨折確率を過小評価するので要注意！

1 FRAX®とは？

▶ FRAX®はWHO協力センターであったシェフィールド大学のKanisらが開発した骨折リスク評価法[1]で，全世界での利用を目標に2024年1月現在，94カ国・民族用に作成され，ホームページで公開されている。図1は日本人版である。

▶ FRAX®は，図1にある臨床的リスク要因と大腿骨頸部骨密度から，大腿骨近位部

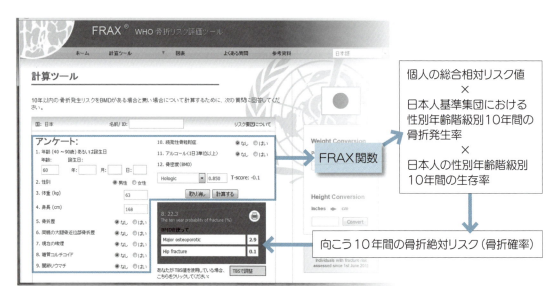

図1　日本人版FRAX®と骨折確率推定の概略　　（https://www.shef.ac.uk/FRAX/tool.aspx?country=3 より作成）

骨折と主要骨粗鬆症性骨折（大腿骨近位部，椎体の臨床骨折，橈骨遠位端骨折，上腕骨近位部骨折）の向こう10年間の発生確率を算出する。

▶特徴は，いわゆるリスク比のような基準集団の何倍のリスクという相対値ではなく，骨折確率そのもの，絶対値を算出することである。

▶FRAX®モデルの根幹となる相対リスク算出モデル（FRAX関数）は各国共通で，これで各人の総合相対リスクを推定し，各国各民族の骨折率と生存率を掛け合わせて骨折確率の絶対値を算出する。この値を参照して，治療開始などの介入基準は各国がそれぞれの保健医療体制や費用対効果を勘案して決定する。

▶絶対値にすることにより，介入基準の設定がしやすくなり，各国の対応の違いや考え方の違いもわかりやすくなる。

2 FRAX®は日本人でも骨折リスク評価に役立つか

▶FRAX®は日本人の骨折発生率と生存率に基づいて計算しているので，平均的な日本人集団であれば，集団としては当てはまる。しかし，FRAX関数は白人男女のデータを用いて作成されたものであるため，個人レベルでのリスク予測が日本人にも当てはまるかどうかは保証されない。

▶そこで，筆者らのJapanese Population-based Osteoporosis（JPOS）コホート研究[2]の10年追跡データから，追跡開始時のFRAX®による骨折確率で実際に起こる骨折を予測できるかどうかを検討した[3]。その結果，ROC曲線下面積（AUC）は主要骨粗鬆症性骨折で0.69（**図2A**）[3]，大腿骨近位部骨折で0.88（**図2B**）[3]となった。

▶前者は必ずしも高くはないが，FRAX®モデルをつくったオリジナルのコホートでもAUCは0.63程度なので，これ以上は望むべくもない。しかし，大腿骨近位部骨折は日本人でもAUCは0.8以上と良好である。このように，FRAX®は主要骨粗鬆症性骨折において改善の余地があるものの，日本人においてもオリジナルコホートと同程度には当てはまると言えよう。

3 治療開始基準でFRAX®を使う

▶「骨粗鬆症の予防と治療ガイドライン2015年版」で推奨されている原発性骨粗鬆症の薬物治療開始基準を**図3**[4]に示す。ここでは既存骨折がなく，骨密度（bone mineral density；BMD）が健常若年成人平均値（YAM）の70％より大きく80％未

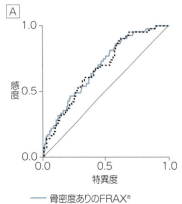

図2 JPOSコホート研究の10年追跡データを用いて検証したFRAX®の骨折予測性能
主要骨粗鬆症性骨折の予測（A）と大腿骨近位部骨折の予測（B）のためのROC解析。
AUC：ROC曲線下面積

〔文献3より改変〕

満の場合にFRAX®を用い，主要骨粗鬆症性骨折確率が15％以上のときに薬物治療を考慮する。

▶ただし，FRAX®は75歳未満の者に限られ，糖質コルチコイド，関節リウマチ，続発性骨粗鬆症に当てはまる場合も適用されない。さて，この基準は骨密度測定単独で判断するよりも有効なのだろうか。

▶この疑問に答えるため，JPOSコホート研究の追跡開始時40歳以上で，その後10年間の主要骨粗鬆症性骨折と椎体計測による椎体骨折の発生が把握されている女性890人を両スキームに当てはめて，診断経過をシミュレートした。骨折者に占める追跡開始時に要治療と判定された人の割合（感度），骨折しなかった人に占める治療不要と判定された人の割合（特異度），ならびに要治療とされた人に占める実際に骨折した人の割合〔陽性反応的中度（PPV）〕を求めた。その結果を図4に示す。

▶感度は53.8％であったため，骨折の46.2％が見逃された。特異度は78.4％で，21.6％は骨折しないのに要治療と判定された。感度が低いと感じられるだろうが，全員の腰椎骨密度を測り，YAMの70％未満を治療の対象とするだけだと，感度は35.2％で64.8％もの骨折を見逃してしまう。臨床的リスク要因も含めて診断する方法の優越性は明らかである。ただし，FRAX®か大腿骨近位部骨折の家族歴の判定が必要になるのは890人中140人（15.7％）で，うち8人しか要治療にならなかった。このスキームでのFRAX®の寄与は大きいとは言えないようである。

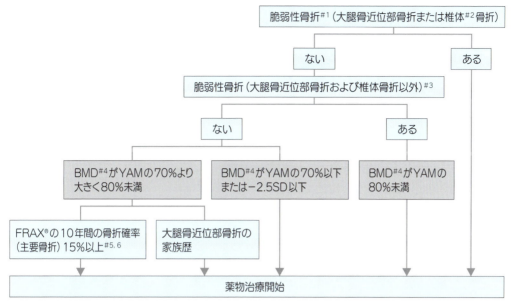

図3 原発性骨粗鬆症の薬物治療開始基準

#1：軽微な外力によって発生した非外傷性骨折。軽微な外力とは，立った姿勢からの転倒か，それ以下の外力をさす。
#2：形態椎体骨折のうち，3分の2は無症候性であることに留意するとともに，鑑別診断の観点からも脊椎X線像を確認することが望ましい。
#3：その他の脆弱性骨折：軽微な外力によって発生した非外傷性骨折で，骨折部位は肋骨，骨盤（恥骨，坐骨，仙骨を含む），上腕骨近位部，橈骨遠位端，下腿骨。
#4：骨密度は原則として腰椎または大腿骨近位部骨密度とする。また，複数部位で測定した場合にはより低い％値またはSD値を採用することとする。腰椎においてはL1〜L4またはL2〜L4を基準値とする。ただし，高齢者において，脊椎変形などのために腰椎骨密度の測定が困難な場合には大腿骨近位部骨密度とする。大腿骨近位部骨密度には頸部またはtotal hip（total proximal femur）を用いる。これらの測定が困難な場合は橈骨，第二中手骨の骨密度とするが，この場合は％のみ使用する。
#5：75歳未満で適用する。また，50歳代を中心とする世代においては，より低いカットオフ値を用いた場合でも，現行の診断基準に基づいて薬物治療が推奨される集団を部分的にしかカバーしないなどの限界も明らかになっている。
#6：この薬物治療開始基準は原発性骨粗鬆症に関するものであるため，FRAX®の項目のうち糖質コルチコイド，関節リウマチ，続発性骨粗鬆症にあてはまる者には適用されない。すなわち，これらの項目がすべて「なし」である症例に限って適用される。

（文献4, p63より引用）

4 骨粗鬆症のスクリーニングとしてFRAX®を使う

▶ FRAX®では骨密度なしでも骨折確率を計算することができる。BMIで代用させているという。図2[3]に示したように，JPOSコホート研究では骨密度を使わない場合でも主要骨粗鬆症性骨折のAUCは0.67で，骨密度を使った場合とほとんど変わらない[3]。そこで，骨密度を用いないFRAX®でスクリーニングを行い，精密検査として骨密度測定と椎体骨折判定のためのX線撮影をする図5[5]のスキーム

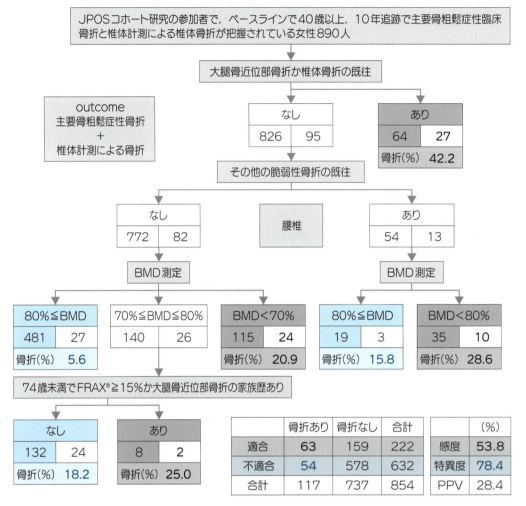

図4 JPOSコホート研究10年追跡データを用いた，骨粗鬆症薬物治療開始基準のシミュレーション
各セルの中段左の数値は条件に当てはまった症例数で，右の数値は追跡10年間に起こった骨折数。下段の数値は骨折者の割合。
PPV：陽性反応的中度

を考える。上記のJPOSコホート研究の参加者890人を用いたシミュレーションでこのスキームの有効性を検討した[5]。

▶ 主要骨粗鬆症性骨折の既往はそれ単独で大変強いリスク要因なので，これがあれば要精密検査と判定し，ない場合にFRAX®の主要骨粗鬆症性骨折確率を求めて8％以上を要精密検査とする。精密検査では腰椎骨密度がYAMの80％未満か脊椎X線検査で椎体骨折があれば要治療とする。このスキームが感度，特異度ともに高く，それぞれ53.3％，81.3％となった。感度はまだ改善の余地があるが，精密検査に回るのは890人中286人（32.1％）なので，全員の骨密度を測定するよりもはるかに経済的である。

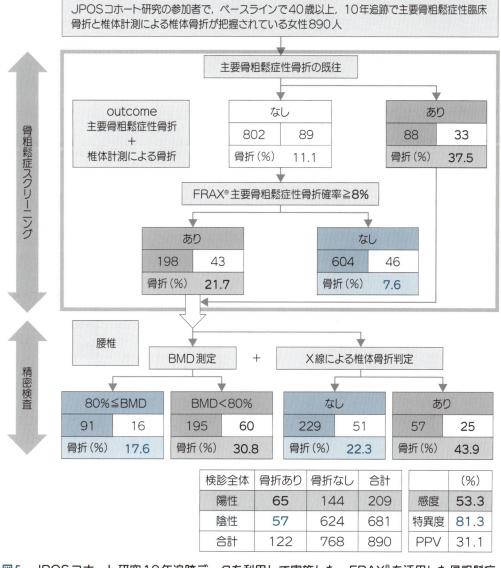

図5 JPOSコホート研究10年追跡データを利用して実施した，FRAX®を活用した骨粗鬆症スクリーニング法の有効性シミュレーション

各セルの中段左の数値は条件に当てはまった症例数で，右の数値は追跡10年間に起こった骨折数。下段の数値は骨折者の割合。
PPV：陽性反応的中度

(文献5より改変)

5 FRAX®の問題点は何か？

▶FRAX®で推定できる主要骨粗鬆症性骨折確率に含まれる椎体骨折は臨床骨折のみで，X線撮影で診断される椎体骨折は含まれていない。椎体骨折の2/3は不顕性であり[6]，同骨折は日本人に多いので，FRAX®はすべての骨粗鬆症性骨折のリ

スクを表すものではないことに注意が必要である。

▶続発性骨粗鬆症についてはFRAX®にその項目があり，これを「はい」とすると，骨密度が無効になる。確かに続発性骨粗鬆症においては骨密度では骨折リスクを過小評価することが多いが，影響がなくなるわけではない。また，FRAX®の続発性骨粗鬆症には2型糖尿病は含まれていないが，2型糖尿病では骨密度が通常よりも高いにもかかわらず，骨折リスクも高いことが知られている[7]。FRAX®では2型糖尿病の骨折リスクを過小評価するので，注意が必要である。

▶FRAX®は感度がやや低く，見逃しが多くなるので，さらなる改良が望まれる。2015年4月15日からFRAX®で骨折確率を計算すると，画面に「TBSで調整」というボタンが現れ，「はい」を選択すると海綿骨スコア（trabecular bone score；TBS）値の入力を求められる。

▶TBSは専用ソフトウェアTBS iNsight®（Medimaps，東洋メディック）によって二重エネルギーX線吸収法で撮った腰椎の画像を解析して，海綿骨の状態を評価するもので，値が大きいほど密な海綿骨微細構造であることを表す[8]。TBSは骨密度とは独立して骨折リスクを表し，またFRAX®の骨折予測性能を改善する[9, 10]。

▶2023年5月10日にFRAX®の新しいウェブサイト（www.fraxplus.org）が開設された。現在は英語のみだが，新サイトが現FRAX®で対応している言語，国・民族に対応した段階で新サイトのみの運用となる。新サイトでは今後も，現FRAX®は無料で使用できる。新サイトではFRAX®の後継ツールFRAXplus®のβバージョンが公開されており，既往骨折の時期，前年の転倒回数，TBS，グルココルチコイド服用量，2型糖尿病有病期間，腰椎BMD，大腿骨頸部長の調整を個別に行う。アカウント登録すると5回まで計算できるが，その後は有料となる。

文 献

1) Kanis JA, et al：Osteoporos Int. 2007；18(8)：1033-46.
2) Iki M, et al：Int J Epidemiol. 2015；44(2)：405-14.
3) Tamaki J, et al：Osteoporos Int. 2011；22(12)：3037-45.
4) 骨粗鬆症の予防と治療ガイドライン2015年版. 骨粗鬆症の予防と治療ガイドライン作成委員会, 編. ライフサイエンス出版, 2015.
5) 伊木雅之, 他：Osteoporo Jpn. 2013；21(3)：526-30.
6) Sambrook P, et al：Lancet. 2006；367(9527)：2010-8.
7) Vestergaard P：Osteoporos Int. 2007；18(4)：427-44.
8) Silva BC, et al：J Bone Miner Res. 2014；29(3)：518-30.
9) McCloskey EV, et al：J Bone Miner Res. 2016；31(5)：940-8.
10) McCloskey EV, et al：Calcif Tissue Int. 2015；96(6)：500-9.

伊木雅之

2章　診断と鑑別診断は？

05 「原発性骨粗鬆症の診断基準」はどのように使う？

Point

◉低骨密度をきたす続発性骨粗鬆症を除外することが大切。

◉腰背部痛をきたす脊椎疾患の合併に注意。

◉診断基準には脆弱性骨折の既往と骨密度が用いられる。

◉椎体骨折や大腿骨近位部骨折の既往があれば，骨密度が正常でも骨粗鬆症と診断される。

1　骨粗鬆症の定義と診断

▶骨粗鬆症は骨強度の低下によって骨折のリスクが高くなる骨障害である。すなわち，骨折や腰背部痛などの臨床症状を伴わない例でも「骨折しやすい」状態にあれば，骨粗鬆症と診断される。これは高血圧や糖尿病がそうであるように，骨粗鬆症は骨折が発生する以前に診断されるべきであるという考えに基づく。

▶多くの臨床疫学の知見が集積された結果，骨密度が骨折リスクをきわめて良好に説明することが明らかとなったことから，骨粗鬆症の診断基準の策定が可能となった。さらに脆弱性骨折の既往が骨密度と独立した骨折リスクの規定因子であることから，わが国の診断基準には骨密度と骨折の有無が用いられる[1]。

2　原発性骨粗鬆症と診断する前に注意すること

▶骨粗鬆症が疑われ，骨粗鬆症の診断が必要となるのは，骨折や腰背部痛などの臨床症状があって骨粗鬆症が疑われる例，骨粗鬆症検診で精密検査を要するとされた例，臨床症状を有さないが，やせや骨粗鬆症の家族歴などを有する例などである。

▶このうち，腰背部痛を有する例では変形性脊椎症，腰椎椎間板ヘルニア，脊柱管狭窄症などの脊椎疾患の合併の有無を確認する必要がある。したがって，診断にあたっては胸椎・腰椎の単純X線撮影を実施し，脊椎疾患の合併の有無を評価すると同時に，椎体骨折の診断を行う。骨密度測定の結果，骨密度値が低値の例で

は，骨密度低下をきたす続発性骨粗鬆症の原因疾患の鑑別が重要である[2]。

3　診断基準

▶原発性骨粗鬆症の診断基準を**表1**[1]に示す。

▶診断にあたっては脆弱性骨折の有無を確認する。脆弱性骨折とは骨強度の低下によって生じた骨折で，軽微な外力（立った姿勢からの転倒か，それ以下の外力）によって発生した骨折である。すなわち高所からの転落や交通事故が原因となる骨折は除外される。

▶脆弱性骨折の有無により以下のように診断するとされている。

1—脆弱性骨折のうち椎体または大腿骨近位部骨折がある場合

骨密度にかかわらず骨粗鬆症と診断される。

2—椎体または大腿骨近位部骨折以外の脆弱性骨折がある場合

骨密度がYAMの80％未満の例を骨粗鬆症と診断する。この「その他の脆弱性骨折」の部位は肋骨，骨盤（恥骨，坐骨，仙骨を含む），上腕骨近位部，橈骨遠位端，下腿骨である。これは，これらの部位の骨折に関する疫学的知見が豊富で，骨折リスク上昇をきたす脆弱性骨折であることが明らかであるためである。

3—脆弱性骨折の既往がない場合

骨密度がYAMの70％以下（または－2.5SD以下）の例を骨粗鬆症と診断する。

4　骨密度測定での注意点

1　測定部位

▶測定部位については**表1**[1]を参照。

2　QUS

▶定量的超音波測定法（quantitative ultrasound；QUS）は骨折リスクを予測し，骨密度と相関関係はあるが，骨密度そのものを測定しているわけではない。また測定誤差が大きいことも指摘されている。そこでQUSは骨粗鬆症のスクリーニングなどのための検査法と位置づけられ，診断基準には採用されていない[1]。

表1　原発性骨粗鬆症の診断基準（2012年度改訂版）

低骨量をきたす骨粗鬆症以外の疾患または続発性骨粗鬆症を認めず，骨評価の結果が下記の条件を満たす場合，原発性骨粗鬆症と診断する。

Ⅰ. 脆弱性骨折[注1]あり
1. 椎体骨折[注2]または大腿骨近位部骨折あり
2. その他の脆弱性骨折[注3]があり，骨密度[注4]がYAMの80％未満
Ⅱ. 脆弱性骨折なし
骨密度[注4]がYAMの70％以下または−2.5SD以下

YAM：若年成人平均値（腰椎では20〜44歳，大腿骨近位部では20〜29歳）
注1　軽微な外力によって発生した非外傷性骨折。軽微な外力とは，立った姿勢からの転倒か，それ以下の外力をさす。
注2　形態椎体骨折のうち，3分の2は無症候性であることに留意するとともに，鑑別診断の観点からも脊椎X線像を確認することが望ましい。
注3　その他の脆弱性骨折：軽微な外力によって発生した非外傷性骨折で，骨折部位は肋骨，骨盤（恥骨，坐骨，仙骨を含む），上腕骨近位部，橈骨遠位端，下腿骨。
注4　骨密度は原則として腰椎または大腿骨近位部骨密度とする。また，複数部位で測定した場合にはより低い％値またはSD値を採用することとする。腰椎においてはL1〜L4またはL2〜L4を基準値とする。ただし，高齢者において，脊椎変形などのために腰椎骨密度の測定が困難な場合には大腿骨近位部骨密度とする。大腿骨近位部骨密度には頸部または total hip（total proximal femur）を用いる。これらの測定が困難な場合は橈骨，第二中手骨の骨密度とするが，この場合は％のみ使用する。
表2[1)]に日本人女性における骨密度のカットオフ値を示す。
付記
骨量減少（骨減少）〔low bone mass（osteopenia）〕：骨密度が−2.5SDより大きく−1.0SD未満の場合を骨量減少とする。

（文献1，p11より引用）

③ YAMとSD値の違い

▶海外では骨粗鬆症診断にSD値が用いられることから，2012年度改訂版の診断基準からSD値も採用・併記された。腰椎と大腿骨近位部の骨密度はYAM70％値と−2.5SD値がほぼ同じであるため，用いることができる。しかしながら橈骨，第二中手骨の骨密度を用いる場合にはYAM％のみを用いる。

5　男性での診断

▶男性では骨粗鬆症症例のうち続発性骨粗鬆症の占める割合が女性に比べて高く，原発性骨粗鬆症の診断にあたっては除外診断がより重要である。

▶男性の原発性骨粗鬆症の診断基準は女性と同じである。ただし，そのカットオフ値には，腰椎と大腿骨近位部では原則として女性のYAMを使用することが勧められている[1)]。これは男性のYAMは算定に用いた症例数が少ないこと，骨密度の値と骨折リスクとの関係は，男女で差がないとの報告に基づいている[3)]。

表2　日本人における骨密度のカットオフ値（g/cm²）[注1]

女性

部位	機種	骨密度 （YAM ± SD）	YAMの80%に 相当する骨密度値	骨粗鬆症の カットオフ値[注2]
腰椎 （L1〜L4）	QDR*	0.989 ± 0.112	0.791	0.709
	DPX*	1.152 ± 0.139	0.922	0.805
	DCS-900*	1.020 ± 0.116	0.816	0.730
腰椎 （L2〜L4）	QDR	1.011 ± 0.119	0.809	0.708
	DPX	1.192 ± 0.146	0.954	0.834
	DCS-900*	1.066 ± 0.126	0.853	0.751
	XR	1.040 ± 0.136	0.832	0.728
	1X	1.084 ± 0.129	0.867	0.758
大腿骨頸部	QDR*	0.790 ± 0.090	0.632	0.565
	DPX*	0.939 ± 0.114	0.751	0.654
	DCS-900*	0.961 ± 0.114	0.769	0.676
Total hip	QDR*	0.875 ± 0.100	0.700	0.625
	DPX*	0.961 ± 0.130	0.769	0.636
	DCS-900*	0.960 ± 0.114	0.768	0.675
橈骨	DCS-600	0.646 ± 0.052	0.517	0.452
	XCT-960[注3]	405.36 ± 61.68	324.29	283.75
	pDXA	0.753 ± 0.066	0.602	0.527
	DTX-200	0.476 ± 0.054	0.381	0.333
第二中手骨	CXD[注4]	2.741 ± 0.232	2.193	1.919
	DIP[注4]	2.864 ± 0.247	2.291	2.005

男性

部位	機種	骨密度 （YAM ± SD）	YAMの80%に 相当する骨密度値	骨粗鬆症の カットオフ値[注2]
橈骨	DCS-600	0.772 ± 0.070	0.618	0.540
	DTX-200	0.571 ± 0.065	0.457	0.400
第二中手骨	DIP[注4]	2.984 ± 0.294	2.387	2.089

注1　1996年度改訂版診断基準のデータに2006年のデータ（＊印で示す機種）を追加，変更した。
注2　脆弱性骨折のない場合のカットオフ値（YAMの70%または−2.5SD）を示す。
注3　XCT-960：mg/cm³
注4　CXD，DIP：mmAl

（文献1，p12より引用）

6 骨粗鬆症診断のコツ

▶骨粗鬆症診断では，骨粗鬆症を疑わせる病歴，身体所見を見逃さないことがポイントである。それは，①椎体骨折のサイン，②脆弱性骨折治療の既往である。

▶脊椎椎体骨折や大腿骨近位部骨折が軽微な外力で生じた既往がある例は，骨密度の値にかかわらず，骨粗鬆症と診断される。胸部X線像で椎体骨折が同時に診断される例があるので，読影時に留意する。また，胸腹部疾患のために胸腹部CTを撮影した例では，脊椎椎体骨折を認めることがある。大腿骨近位部骨折は手術を必要とするため，病歴の聴取によってその既往が確認できる。その他の前腕骨，上腕骨近位端骨折などの治療歴があれば，受傷原因を聴取して脆弱性骨折と考えられれば，骨折リスクが高まっているので，必ず骨密度測定を実施する。

7 治療開始基準

▶「骨粗鬆症の予防と治療ガイドライン2015年版」[2]では，骨粗鬆症診断基準とは別に原発性骨粗鬆症の薬物治療開始基準が提示されている〔☞**1章04：図3（p25）**〕。この薬物治療開始基準は診断基準と同様に，男女で同じ基準が用いられる。まず，上記の原発性骨粗鬆症診断基準を満たす例が薬物療法の適応である。それ以外に，骨密度で評価した骨量減少者（YAMの80％未満）のうち，以下の例で薬物治療が推奨される。

①大腿骨近位部骨折の家族歴を有する例

②FRAX®による評価で主要骨折の10年間発生確率が15％以上（75歳未満に適応）の例

▶ここでFRAX®では糖質コルチコイド，関節リウマチ，続発性骨粗鬆症をリスク因子として入力するようになっているが，この薬物治療開始基準は原発性骨粗鬆症を対象としたものであるため，これらの項目がすべて「なし」である症例に限って適応される。

文献

1) 日本骨代謝学会，日本骨粗鬆症学会合同 原発性骨粗鬆症診断基準改訂検討委員会：Osteoporo Jpn. 2013；21(1)：9-21.

2) 骨粗鬆症の予防と治療ガイドライン2015年版. 骨粗鬆症の予防と治療ガイドライン作成委員会，編. ライフサイエンス出版，2015.

3) Kanis JA, et al：Osteoporos Int. 2011；22(11)：2789-98.

萩野　浩

2章　診断と鑑別診断は？

続発性骨粗鬆症を見つけるには？

Point

- 男性や閉経前女性の骨粗鬆症では，続発性骨粗鬆症を強く疑う．
- 閉経後女性の骨粗鬆症が常に原発性骨粗鬆症とは限らない．骨密度検査と生化学検査の所見を併せて解釈する．
- 原疾患の治療が続発性骨粗鬆症の改善にも有効であることが多い．

症例をもとに考えてみよう！

症例1　57歳女性

- 数年前から人間ドックで骨密度低下を指摘されていた．近医にて高カルシウム血症を指摘され受診．
- 初診時検査（表1）では，高カルシウム血症にもかかわらずintact PTHが高値であった．尿中Ca排泄が亢進していた．
- 副甲状腺 ^{99m}Tc-MIBIシンチグラフィー（図1）では，後期像で左上副甲状腺に一致した部位に集積増加を認めた（矢印）．

診断

- 高カルシウム血症にもかかわらずintact PTHが高値で，さらに尿中Ca排泄が亢進していた．骨吸収マーカーと骨形成マーカーの上昇を認め，腰椎骨密度は著明に低下していた．副甲状腺 ^{99m}Tc-MIBIシンチグラフィーで左上副甲状腺に集積を認め，**副甲状腺腺腫による原発性副甲状腺機能亢進症**と診断され，外科手術の方針となった．

▶ 原発性副甲状腺機能亢進症は，副甲状腺（1腺または複数腺）の腫大と，高カルシウム血症を特徴とする疾患である．その原因として，副甲状腺の腺腫が最も多く，次が過形成で，副甲状腺がんは稀である．

▶ 中年以降の女性に好発し，女性が男性の2倍の罹患率を示す．未治療の原発性副甲状腺機能亢進症は，骨粗鬆症および骨折のリスクとなる[1]．

▶ 閉経後女性の骨粗鬆症が常に原発性骨粗鬆症とは限らず，続発性骨粗鬆症を合併

している可能性がある。基本的にはすべての症例において，骨粗鬆症の治療開始前に続発性骨粗鬆症をきたす各種疾患（表2）を除外する必要がある。身体所見，生化学検査，合併症，併用薬について注意深く検討する。

表1 症例1の初診時検査結果

血液生化学		内分泌		骨代謝マーカー	
補正Ca	**10.2 mg/dL**〔8.4～9.7〕	intact PTH	**101 pg/mL**〔10～65〕	NTX（血清）	**38.8 nmol BCE/L**〔10.7～24.0：閉経後女性〕
P	*2.4 mg/dL*〔2.5～4.5〕	PTHrP	感度未満〔＜1.1 pmol/L〕	BAP	**25.7 μg/L**〔3.8～22.6：閉経後女性〕
Cr	0.42 mg/dL〔0.4～0.9〕	1,25(OH)$_2$D	**108 pg/mL**〔20～60〕		
ALP	250 IU/L〔115～357〕				

尿生化学		骨密度		
1日尿中Ca排泄量	**280 mg/日**〔200 mg未満〕	正常：YAM 80%以上あるいはTスコア −1.0以上		
FECa	3%〔高カルシウム血症時にFECa＞1%であれば原発性副甲状腺機能亢進症疑い〕	腰椎L2-L4	YAM	58%
			Tスコア	−4.0

〔 〕内は基準値
青太字：基準値より低値
黒太字：基準値より高値

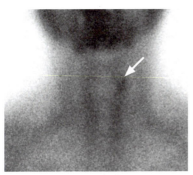

図1 症例1の副甲状腺^{99m}Tc-MIBIシンチグラフィー

表2 続発性骨粗鬆症の主な原因

内分泌性	原発性副甲状腺機能亢進症 甲状腺中毒症 性腺機能低下症 クッシング症候群
栄養性	吸収不良症候群 胃切除後 神経性やせ症
薬剤性	ステロイド（≒糖質コルチコイド） 性ホルモン低下療法（乳がん，前立腺がんなど）
先天性	骨形成不全症 マルファン症候群
その他	不動性 関節リウマチ 糖尿病 アルコール依存症 慢性腎臓病

症例2　55歳男性

- 1年前から腰背部痛を自覚し，近医で腰椎圧迫骨折と診断された。半年前に自宅で転倒してから寝たきりとなった。当院受診時，多発椎体骨折と著明な四肢の筋萎縮を認めた。
- 初診時検査（表3）では，白血球増多症，コルチゾール高値，ACTHの抑制を認めた。
- 腹部CTでは右副腎に3cm大の腺腫を認め（図2A白矢印），アドステロールシンチグラフィーで右副腎に集積増加を認めた（図2B青矢印）。

表3　症例2の初診時検査結果

血液検査		内分泌		骨密度		
白血球	14,300/μL〔3,300~8,600〕	ACTH（早朝）	感度未満〔7.0~56.0〕	正常：YAM 80％以上あるいはTスコア −1.0以上		
TP	5.8 g/dL〔6.3~8.1〕	コルチゾール（早朝）	57.8 μg/dL〔4.0~23.3〕			
Alb	3.3 g/dL〔3.9~4.9〕	骨代謝マーカー		左大腿骨近位部	YAM	52%
		NTX（血清）	30.7 nmol BCE/L〔9.5~17.7：男性〕		Tスコア	−3.5
		BAP	65.4 μg/L〔3.7~20.9：男性〕			

〔　〕内は基準値
青太字：基準値より低値
黒太字：基準値より高値

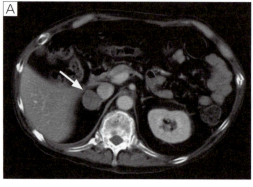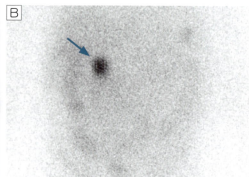

図2　症例2の腹部CT（A）およびアドステロールシンチグラフィー（B）所見

診断

- 白血球増多症，コルチゾール高値，ACTHの抑制を認めた。骨吸収マーカーと骨代謝マーカーは上昇し，多発椎体骨折に加えて，大腿骨近位部の骨密度の著明な低下を認めた。
- 腹部CTで右副腎に3cm大の腺腫を認め，アドステロールシンチグラフィーで右副腎に集積増加を認めたことから，**右副腎腺腫による副腎性クッシング症候群**の診断となった。

▶中年男性の腰背部痛の原因のひとつに，続発性骨粗鬆症による腰椎圧迫骨折がある。

▶クッシング症候群患者の7割以上に腰椎圧迫骨折が認められることが報告されている。クッシング徴候（満月様顔貌，中心性肥満，近位筋の萎縮，皮膚の菲薄化など）を呈する患者や糖質コルチコイド長期使用歴のある患者では，骨折や骨粗鬆症の合併に注意する。

▶糖質コルチコイドは，骨芽細胞や骨細胞のアポトーシスを誘導することにより骨強度を減少させる。糖質コルチコイド開始数カ月以内に骨折率が増加することが報告されており，「グルココルチコイド誘発性骨粗鬆症の管理と治療のガイドライン2023」[2]に沿った治療を行う。

症例3　37歳男性

- 検診で骨量低下を指摘された。既往歴に，頭蓋咽頭腫に対する外科手術と放射線照射（17歳時）があり，ヒドロコルチゾン，レボチロキシンを内服，デスモプレシン点鼻液を使用していた。
- 初診時検査（表4）では，中枢性の副腎皮質機能低下症，甲状腺機能低下症，性腺機能低下症，成長ホルモン（GH）分泌不全症を認めた。

表4　症例3の初診時検査結果

内分泌	
ACTH	6 pg/mL〔7.0～56.0〕
コルチゾール（治療中）	16.9 µg/dL〔4.0～23.3〕
TSH	0.20 µU/mL〔0.49～3.83〕
遊離T4（治療中）	0.93 ng/dL〔0.8～1.72〕
FSH	2.5 mIU/mL〔2.1～18.6〕
LH	0.6 mIU/mL〔1.7～11.2〕
遊離テストステロン	1.9 pg/mL〔7.6～23.1〕
GH	0.03 ng/mL〔0.0～0.64〕
IGF-1	68.4 ng/mL〔99～275：36歳男性〕

骨代謝マーカー	
NTX（血清）	18.3 nmol BCE/L〔9.5～17.7：男性〕
BAP	40.1 µg/L〔3.7～20.9：男性〕

骨密度		
正常：YAM 80％以上 あるいは Tスコア －1.0以上		
腰椎L2-L4	YAM	70％
	Tスコア	－3.0

〔　〕内は基準値
青太字：基準値より低値
黒太字：基準値より高値

診断

- 中枢性の副腎皮質機能低下症，甲状腺機能低下症，性腺機能低下症，GH分泌不全症を認めた。骨吸収マーカーと骨代謝マーカーは上昇し，腰椎骨密度は低下していた。これまで男性ホルモンやGH補充療法が行われていないことから，**続発性の性腺機能低下症とGH分泌不全症による続発性骨粗鬆症**の診断となった。

▶ 女性ホルモンであるエストロゲン，男性ホルモンであるアンドロゲンは，いずれも骨吸収抑制，骨形成促進作用を有している。

▶ 加齢，先天性疾患，視床下部・下垂体疾患に加え，各種の抗がん剤やホルモン除去治療が性腺機能を低下させる。ホルモン除去治療を受ける担がん患者の骨折予防については，日本骨代謝学会・臨床プログラム推進委員会による「癌治療関連骨減少症（CTIBL）診療マニュアル（2020年）」[3] を参照する。

▶ GHは，骨に対して直接的あるいはinsulin-like growth factor（IGF）-1を介して間接的に作用し，骨形成と骨吸収の両者を促進する[4]。成人においてもGHは生命維持に重要な役割を果たしており，成人のGH分泌不全症患者で骨密度の低下と骨折リスクの増加が報告されている。

1 　続発性骨粗鬆症の治療

▶ 続発性骨粗鬆症は，疑わなければ診断することができない。したがって，骨量低下や骨折歴のある患者には，治療開始前に続発性骨粗鬆症のスクリーニングを行う。

▶ 本症の多くは，原疾患の治療により骨粗鬆症が改善する。ただし，既存骨折がある場合や骨折リスクが高いと考えられる症例では，骨粗鬆症治療薬を早急に開始する。

2 　実際の治療薬の選択

▶ ビスホスホネート製剤やデノスマブが第一選択になると考えられる。以下に注意が必要と思われる疾患の例を挙げる。

- 原発性副甲状腺機能亢進症
  - ➡ 可能な限り原因となる副甲状腺腺腫を摘出することが望ましい。手術による根治後には骨密度が改善することが報告されている。手術が困難な症例では，天然型ビタミンＤサプリメント，ビスホスホネート製剤，カルシウム感知受容体作動薬（エボカルセト）などによる薬物療法[5] が行われるが，骨密度に関して外科手術ほどの効果は期待できないことに注意する。
- クッシング症候群
  - ➡ 「グルココルチコイド誘発性骨粗鬆症の管理と治療ガイドライン2023」[2] および **7章28（p172）** を参照。

- 胃切除の既往あり

  ➡ 経口ビスホスホネート製剤は吸収率低下や食道潰瘍のリスクがあることから，静注製剤（アレンドロン酸，イバンドロン酸，ゾレドロン酸）が勧められる。デノスマブは使用できるが，ビタミンD不足がある場合にはデノスマブ使用後の低カルシウム血症発症のリスクが高い。したがって，デノスマブ開始前にビタミンD（活性型ビタミンD_3製剤あるいは天然型ビタミンDサプリメント）を補充するとともに，デノスマブ初回投与2~4週後に血中Ca濃度の低下がないことを確認する。

- 閉経前女性

  ➡ 妊娠の可能性がある女性に対するビスホスホネート製剤やデノスマブの安全性は確立されていない。また，活性型ビタミンD_3製剤の一種であるエルデカルシトールによる催奇形性作用が動物実験において報告されていることから，エルデカルシトール服用中は妊娠を避けるように指導する。

文 献

1) El-Hajj Fuleihan G, et al：J Bone Miner Res. 2022；37(11)：2330-50.
2) 日本骨代謝学会，編：グルココルチコイド誘発性骨粗鬆症の管理と治療のガイドライン2023．南山堂，2023.
3) Fukumoto S, et al：J Bone Miner Metab. 2020；38(2)：141-4.
4) Locatelli V, et al：Int J Endocrinol. 2014；2014：235060.
5) Peacock M, et al：J Clin Endocrinol Metab. 2009；94(12)：4860-7.

木下祐加

2章　診断と鑑別診断は？

07 続発性とも違う「骨粗鬆症もどき」はどう見わけるか？

Point

◉原発性／続発性骨粗鬆症以外にも骨密度低下や易骨折性をきたす疾患群がある。

◉低リン血症性骨軟化症は非常に激しい疼痛を伴い，時に寝たきりに至る。

◉低リン血症性骨軟化症の鑑別には線維芽細胞増殖因子（fibroblast growth factor；FGF）23測定が有用。

◉ビタミンD欠乏症の診断は1,25（OH）$_2$D測定では不可能。

症例をもとに考えてみよう！

症例1　64歳女性

▪ 腰痛で近医を受診し，胸腰椎多発骨折と骨粗鬆症を指摘された。1年間テリパラチドで加療するも改善せず紹介受診。

▪ 初診時検査（**表1**）では高カルシウム血症，高カルシウム尿症，intact PTH（iPTH）の抑制，高度尿蛋白を認めた。本症例の骨X線像を示す（**図1**）。

▶補正Ca, P, iPTHの異常や著しい骨代謝マーカーの異常，骨粗鬆症として非典型的な骨画像所見などを認める場合には，積極的に続発性骨粗鬆症〔☞ **2章06（p34〜）**〕や骨粗鬆症もどき，すなわち骨粗鬆症類縁疾患（**表2**）を鑑別するようにしたい。

診断

▪ iPTH抑制を伴う高カルシウム血症，高カルシウム尿症や著明な尿蛋白，および骨X線での骨髄腔内の多発腫瘤性病変を疑う所見から多発性骨髄腫（multiple myeloma；MM）を疑った。尿蛋白免疫固定電気泳動法でベンスジョーンズ蛋白λが陽性であった。骨髄穿刺で確定診断し，血液内科へ転科して化学療法，自己末梢血幹細胞移植を施行した。

▶MMでは，炎症性サイトカインによる破骨細胞活性化で骨量が低下する。また腫瘍細胞が骨に直接浸潤することでも骨量低下，易骨折性が生じる。

▶検査，画像所見などからMMを強く疑う場合や，他の確定診断が得られず確実に

表1　症例1の初診時検査結果

血算		
WBC	2,900/μL	〔3,500～9,800〕
Hb	10.2 g/dL	
Plt	276,000/μL	

血液生化学	
TP	7.4 g/dL
Alb	4.9 g/dL
ALP	119 IU/L 〔38～113〕
Cr	0.61 mg/dL
Ca	11.5 mg/dL 〔8.4～10.2〕
P	3.7 mg/dL

骨代謝マーカー		
BAP	24.8 μg/L	〔3.8～22.6：閉経後女性〕
TRACP-5b	1,010 mU/dL	〔120～420：30～40歳の閉経前女性〕

尿生化学		
Ca	450 mg/gCr	〔＜200〕
TP	10,370.8 mg/gCr	〔＜150〕

〔　〕内は基準値
青太字：基準値より低値
黒太字：基準値より高値

内分泌		
intact PTH	12pg/mL	〔10～65〕
1,25(OH)₂D	6.8 pg/mL	〔20～60〕

甲状腺・副腎・性腺は正常範囲内

骨密度		
正常：YAM80%以上 あるいは Tスコア －1.0以上		
大腿骨頸部	YAM	66%
	Tスコア	－2.5

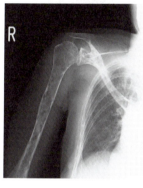
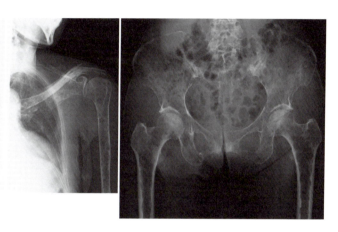

図1　症例1の骨X線像

表2　骨粗鬆症もどき─骨粗鬆症類縁疾患
原発性骨粗鬆症，続発性骨粗鬆症以外で骨密度低下または易骨折性を示す疾患

骨軟化症	FGF23関連低リン血症〔腫瘍性骨軟化症，X染色体連鎖性低リン血症性くる病（XLH）など〕 ファンコーニ症候群 ビタミンD依存症，欠乏症 低ホスファターゼ症　など
多発性骨髄腫	
線維性骨異形成症	
局所の骨密度低下，易骨折性をきたす疾患	悪性腫瘍の骨転移 強直性脊椎炎 脊椎血管腫，化膿性脊椎炎，脊椎カリエス　など
易骨折性をきたす骨代謝疾患，骨系統疾患	骨パジェット病 骨大理石病

MMを除外したい場合には，通常の電気泳動より感度の高い免疫固定電気泳動法を選択する。

症例2　66歳女性

- 15年前より全身の骨痛を認め，10年前より腎機能障害が増悪。1カ月前より車椅子移動となり紹介受診。
- 初診時検査（表3）では，低リン血症，iPTH高値，著明な高アルカリホスファターゼ血症，尿細管性アシドーシス，尿蛋白を認めた。本症の骨シンチグラフィー画像を示す（図2）。

▶骨軟化症は慢性低リン血症により骨を構成するハイドロキシアパタイトが産生できず，石灰化骨の減少と類骨の増生をきたす骨粗鬆症とは異なる病態である。低リン血症性骨軟化症では偽骨折，骨折による激しい骨痛を生じ，寝たきりとなる症例も多い。偽骨折は肋骨，骨盤，大腿骨頭，大腿骨／脛骨／腓骨骨幹部，踵骨，中足骨などの荷重骨に多発して生じることが特徴である。しかし関節リウマチ，

表3　症例2の初診時検査結果

血液生化学		骨代謝マーカー		血液ガス（静脈）	
Alb	3.6 g/dL	BAP	105.0 μg/L〔3.8～22.6：閉経後女性〕	pH	7.159〔7.35～7.45〕
ALP	436 IU/L〔38～113〕	TRACP-5b	563 mU/dL〔120～420：30～40歳の閉経前女性〕	PCO$_2$	35.4 mmHg
UA	1.7 mg/dL〔2.5～7.0〕			HCO$_3^-$	13.0 mmol/L〔23～28〕
Cr	1.99 mg/dL〔0.50～1.20〕	内分泌		AG	12 mmol/L
Ca	8.3 mg/dL〔8.4～10.2〕	intact PTH	116 pg/mL〔10～65〕		
P	2.5 mg/dL〔3.0～4.7〕	1,25(OH)$_2$D	31.6 pg/mL〔20～60〕		
尿定性		FGF23	5.0 pg/mL以下〔10～50〕		
蛋白	2+〔－〕				
糖	3+〔－〕				
汎アミノ酸	+〔－〕				

尿生化学		骨密度		
TP	2,300 mg/gCr〔＜150〕	正常：YAM80%以上あるいはTスコア－1.0以上		
FeUA	94.4%〔＜10〕	腰椎	YAM	54%
TmP/GFR	1.79 mg/dL〔2.3～4.3〕		Tスコア	－4.3

甲状腺・副腎・性腺は正常範囲内
〔　〕内は基準値
青太字：基準値より低値
黒太字：基準値より高値

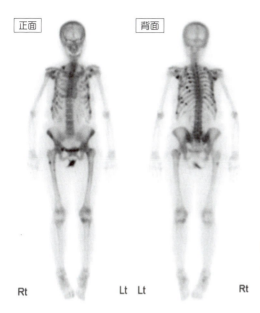

図2 症例2の骨シンチグラフィー画像
両側肋骨，両側肩甲骨，右寛骨，両側大腿骨近位に軽度〜中等度の集積増加域があり，骨軟化症として典型的な画像所見である。

強直性脊椎炎，線維筋痛症，その他神経筋疾患や心療内科/精神科疾患と誤診されている例が少なくない。低リン血症性骨軟化症であれば，活性型ビタミンDや経口リン製剤の投薬で症状は改善する。また，原因によっては腫瘍切除や抗FGF23抗体医薬，ALP酵素補充，原因薬剤の中止などで完治またはそれに近い状態までの改善が見込める。

▶慢性低リン血症の病因鑑別フローチャートを図3に示す。FGF23は血清Pの生理的調整ホルモンであり，尿細管P排泄促進と$1,25(OH)_2D$産生抑制を介して血清P濃度を低下させる作用を持つ。骨シンチでの明らかな骨軟化症所見を伴う慢性低リン血症下でFGF23が30pg/mL未満に抑制されていなければ，FGF23関連低リン血症（腫瘍性骨軟化症，XLHなど）を疑う。

診断

- FGF23抑制を伴う慢性低リン血症，腎性尿糖，汎アミノ酸尿，尿細管性アシドーシスから，ファンコーニ症候群と診断した（図3）。また，IgM高値，血清Cu高値から抗ミトコンドリアM2抗体（antimitochondrial antibody；AMA）を測定したところ強陽性であり，AMA関連ファンコーニ症候群[1]と診断した。活性型ビタミンDと経口リン製剤投与にて4カ月で自立歩行可能となった。

▶ファンコーニ症候群の原因疾患を表4に示す。最近ではB型肝炎やHIV感染症に対して使用されている抗ウイルス薬，アデホビル，テノホビル，デフェラシロクスな

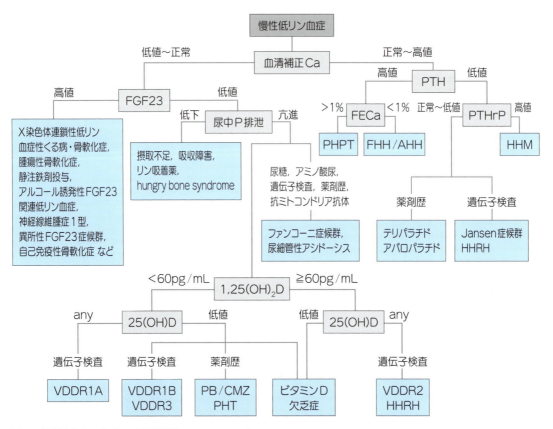

図3 慢性低リン血症の病因鑑別フローチャート
VDDR：vitamin D dependent rickets（ビタミンD依存性くる病）, PB：フェノバルビタール, CMZ：カルバマゼピン, PHT：フェニトイン, HHRH：hereditary hypophosphatemic rickets with hypercalciuria, PHPT：primary hyperparathyroidism（原発性副甲状腺機能亢進症）, FHH：familial hypocalciuric hypercalcemia（家族性低カルシウム尿性高カルシウム血症）, AHH：autoimmune hypocalciuric hypercalcemia（自己免疫性低カルシウム尿性高カルシウム血症）, HHM：humoral hypercalcemia of malignancy（悪性体液性高カルシウム血症）

表4 ファンコーニ症候群の原因疾患

先天性ファンコーニ症候群		デント病, シスチン症, チロシン症, ガラクトース血症, ウィルソン病, ロー症候群, ミトコンドリア病 など
後天性ファンコーニ症候群	疾患に続発するもの	アミロイドーシス, 間質性腎炎, 多発性骨髄腫, 軽鎖沈着症, シェーグレン症候群, 原発性胆汁性肝硬変, 抗ミトコンドリアM2抗体関連ファンコーニ症候群 など
	薬剤性/毒物によるもの	アザチオプリン, イホスファミド, シスプラチン, メルカプトプリン, シクロスポリン, ゲンタマイシン, アデホビル, シドホビル, テノホビル, デフェラシロクス, ジダノシン, タクロリムス, バルプロ酸, 漢方薬パラコート, 重金属（鉛, カドミウム, ウラニウム）など

どを5〜10年程度投与した後に発症する薬剤性ファンコーニ症候群の症例を散見する。

症例3　31歳女性

- 6年前より全身の骨痛，筋痛を認め，掌蹠膿疱症性関節炎，線維筋痛症としてメトトレキサートなどで加療されていた。iPTH著明高値から原発性副甲状腺機能亢進症を疑われ紹介受診。
- 初診時検査（**表5**）では低カルシウム血症，iPTH著明高値，著明な高アルカリホスファターゼ血症を認めた。1,25(OH)$_2$Dは軽度低値であった。

▶ iPTH高値のみでは原発性副甲状腺機能亢進症の診断には至らない。血清CaやPとの関係で鑑別診断を進める。

▶ 低カルシウム血症をきたす疾患の鑑別診断を**図4**に示す。

表5　症例3の初診時検査結果

血液生化学		骨代謝マーカー		尿生化学	
Alb	4.3 g/dL	BAP	94.8 µg/L〔2.9〜14.5：閉経前女性〕	Ca	60 mg/gCr〔<200〕
ALP	332 IU/L〔38〜113〕	TRACP-5b	1,170 mU/dL〔120〜420：30〜40歳の閉経前女性〕	骨密度	
Cr	0.39 mg/dL			正常：YAM80%以上 あるいは Tスコア −1.0以上	
Ca	6.7 mg/dL〔8.4〜10.2〕	内分泌			
P	2.9 mg/dL	intact PTH	624 pg/mL〔10〜65〕	腰椎 YAM	80%
		1,25(OH)$_2$D	14.0 pg/mL〔20〜60〕	腰椎 Tスコア	−1.9
		FGF23	5.0 pg/mL以下〔10〜50〕		

〔　〕内は基準値
青太字：基準値より低値
黒太字：基準値より高値

甲状腺・副腎・性腺は正常範囲内

診断

- **図4**に従うと本症例はP正常から，右側のPTH作用不全群に入るが，本群では骨密度低下はきたさない。本症例は骨密度低下，魚，きのこアレルギー，日光過敏症が存在し，血清25(OH)Dを測定したところ10.2ng/mLと絶対的なビタミンD欠乏症であった。

▶ ビタミンD欠乏症では低リン血症による骨軟化症と，iPTH上昇で破骨細胞が活性化されるための続発性骨粗鬆症が併存する。

▶ ビタミンD欠乏症の診断には詳細な問診が重要である。

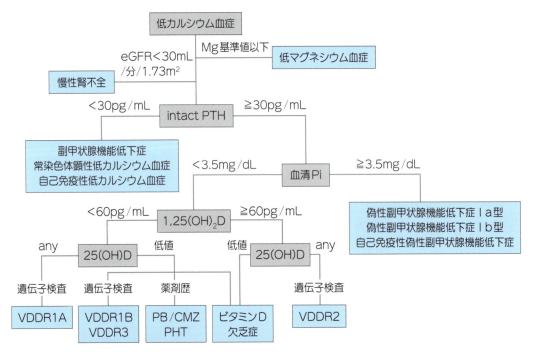

図4 低カルシウム血症の鑑別診断
VDDR：vitamin D dependent rickets（ビタミンD依存性くる病），PB：フェノバルビタール，CMZ：カルバマゼピン，PHT：フェニトイン

- ビタミンD欠乏症では，代償性に上昇したiPTHの作用により1,25(OH)₂Dが正常〜高値となっている症例が多い。血中の1,25(OH)₂Dは腎近位尿細管で活性化された1,25(OH)₂Dの量を表しているのみであり，実際に腸管に作用する1,25(OH)₂Dの量を表しているわけではない。腸管では25(OH)Dが局所で活性化されることが知られている。実際に25(OH)Dが不足することで低カルシウム血症や低リン血症まで生じるかは，腸管での25(OH)Dの活性化能によっても左右される。加齢やステロイド製剤の使用などは，この腸管での活性化能を下げることが知られている。したがってビタミンD欠乏症の診断には血中25(OH)Dを測定する必要があるが（<20pg/mL），25(OH)Dが低いからといって必ず続発性骨粗鬆症や骨軟化症を惹起するわけではなく，実際に東アジアの一般人口の50〜70％はビタミンD欠乏症である。
- 25(OH)Dが極度に欠乏すると，原因は不明だがPTH抵抗性を生じ，血清Pが正常化してくることがある[2]。

1 骨粗鬆症もどきの診断

▶骨シンチグラフィーでの荷重骨への多発集積とBAP高値から骨軟化症を疑った場合，図3に従って診断を進める。

▶FGF23の測定は2019年12月より保険適用となっている。25（OH）Dの測定も保険適用であるが，前述のようにビタミンD欠乏症はわが国の50〜70％の症例で認められるため，25（OH）Dが低値であるだけではビタミンD欠乏症性骨軟化症の診断には至らず，他の低リン血症性骨軟化症を惹起する疾患の丁寧な鑑別が必要である。

▶骨パジェット病は欧米では40歳以上で3％と高頻度だが，アジアでは有病率が低い（わが国では100万人に2.3人）。ALP高値，骨変形などで本症を疑う。

▶骨大理石病は破骨細胞機能障害により低身長，易骨折性を生じる。CLCN7変異による常染色体顕性遺伝のものは体型異常が軽微で，成人になり初めて骨折する症例もある。多発骨折の家族歴や骨密度の著明高値で診断する。

2 骨粗鬆症もどきの治療

▶FGF23関連疾患の腫瘍性骨軟化症は，FGF23産生腫瘍の局在を同定し拡大切除すれば完治する。FGF23産生腫瘍の局在診断法については，当研究室ホームページ（東京大学大学院医学系研究科 難治性骨疾患治療開発講座）をご参照頂きたい。

▶原因腫瘍が同定困難，手術不能，術後残存である腫瘍性骨軟化症や遺伝性FGF23関連低リン血症では，2019年12月より完全ヒト型FGF23抗体（ブロスマブ）の利用が保険適用となり，高い治療効果が示されている。従来の活性型ビタミンDや経口リン製剤では症状，骨所見の完全な正常化は困難であり，長期投薬による腎機能悪化も懸念される。軽症例での治療選択に関しては，依然議論の余地がある。

▶ファンコーニ症候群で根治不可のものでは，活性型ビタミンD製剤と経口リン製剤，ビタミンD依存症では活性型ビタミンD製剤を投与する。ビタミンD欠乏症では食生活，日光曝露の見直し，およびサプリメントのビタミンD（治療初期2カ月程度は3,000〜7,000IU/日，維持期は1,000〜2,000IU/日）を推奨している。

▶神経性やせなどが原因となっている場合，内服，通院自己中断のおそれがあるため心療内科，精神科などとの診療連携が重要である。

▶骨粗鬆症もどきの鑑別診断は臨床上大変重要である。低リン血症性骨軟化症は重篤な疼痛を生じ，寝たきりの原因にもなるが，治療により症状は劇的に改善する。

一方で，骨軟化症に対して骨粗鬆症と誤診し骨吸収抑制薬を使用してしまうと，低回転骨が増悪し，顎骨壊死や非定型骨折のリスクが非常に高くなってしまう。

▶また，骨折や骨密度低下を契機に多発性骨髄腫や他の悪性腫瘍，その他の脊椎疾患を診断することは原疾患の早期発見・治療介入に結びつく。よって，原発性／続発性骨粗鬆症では説明しがたい骨密度低下や易骨折性を示す症例では，骨粗鬆症もどきも積極的に疑い，鑑別診断を実施することが必要である。

文 献
1) Komatsuda A, et al：Nephrol Dial Transplant. 2010；25(11)：3575-9.
2) Seki T, et al：Endocr J. 2010；57(8)：735-44.

伊東伸朗

3章　検査はいつ，何の目的で，何を測るのか？

08 骨密度測定が必要なときと その方法は？

Point

- 骨粗鬆症診断の目的では，腰椎と大腿骨近位部の二重エネルギーX線吸収法（DXA）がゴールドスタンダードである。
- 皮質骨が主体である橈骨遠位1/3の骨密度は，副甲状腺機能亢進症などの評価に役立つ。
- 大腿骨近位部のDXAではスキャン時のポジショニングに注意する。
- 薬物治療による変化は腰椎や大腿骨近位部（total hip）でとらえやすい。

1　骨密度測定の目的

▶ 骨密度測定は以下のようなときに実施される。
- 骨粗鬆症のスクリーニング
- 骨粗鬆症の確定診断
- 続発性骨粗鬆症の評価
- 治療後などの経過観察

▶ 検診目的での骨密度測定の有効性は，**表1**に示す対象と方法で確認されている[1]。

▶ 原発性骨粗鬆症の診断基準では，腰椎または大腿骨近位部に既存の脆弱性骨折がある場合は，骨密度の値にかかわらず骨粗鬆症と診断される。このような場合でも，病態に応じた治療対策を講じるために骨密度の評価が有用である。

▶ ステロイドや糖尿病による続発性骨粗鬆症では骨密度低下がみられない，あるいは比較的軽度の段階でも骨折の発生頻度が高いが，この場合も骨密度低下が独立

表1　骨密度測定による骨粗鬆症検診の有効性

- ・65歳以上の女性については腰椎あるいは大腿骨近位部DXAによる骨粗鬆症検診の有効性が強く期待できる。
- ・男性では75歳以上で骨粗鬆症検診の有効性が期待できる。また，DXAは腰椎よりも大腿骨近位部が推奨される。
- ・65歳未満の閉経後女性や75歳未満の中高年男性では骨粗鬆症や骨折のリスク要因を持つ場合に，骨粗鬆症検診の有効性が期待できる。

した骨折リスク因子であることに違いはなく，骨粗鬆症の重要な評価指標となる。

2 骨密度測定の種類と特徴

▶骨は骨ミネラル（骨塩）と骨基質蛋白からなり，骨粗鬆症ではそれらを合わせた骨の量（骨量）が減少する。成人では骨の大きさ（外径）はほとんど変わらないので，骨量が減少すると骨の密度（bone density）も減少する。

▶骨量の測定法にはX線（初期の装置ではγ線）を用いる方法と超音波を用いる方法があり，測定部位も腰椎，大腿骨近位部，橈骨，踵骨など多岐にわたる。

▶X線を用いた方法では骨に含まれるミネラル量〔骨塩量（bone mineral content；BMC）〕が測定される。骨塩量を測定領域の骨の大きさで除した値が骨密度（bone mineral density；BMD）である。定量的超音波測定法（quantitative ultrasound；QUS）はX線を用いた方法と異なり，骨塩量を直接評価していないことから，厳密にはQUS指標と骨密度（BMD）は区別される。

▶骨密度測定にはそれぞれ特徴があり（**表2**），目的に応じて使いわけられる。

表2 主な骨密度測定法とその特徴

	利点	欠点
腰椎DXA	骨密度変化の検出感度が高い	骨折や退行性変化による誤差
大腿骨近位部DXA	大腿骨近位部骨折のリスク評価に優れる	測定の再現性が低くなりやすい
橈骨DXA	簡便，高い普及率	骨密度変化の検出感度が低い
中手骨RA	専用の骨量測定装置が不要	骨密度変化の検出感度が低い
踵骨QUS	被曝なし	骨塩量の直接測定法ではない
QCT	皮質骨と海綿骨の区別が可能	高いコスト，低い普及率

QCT：quantitative CT

3 どの部位の測定が診断に有用か

▶骨粗鬆症診断の目的では，腰椎と大腿骨近位部のDXAがゴールドスタンダードとされている[2~4]。原則としてDXAで腰椎と大腿骨近位部を測定し，低いほうの％YAM値を用いて判定する[5]。ただし高齢者の場合，腰椎では退行性変化などの影響で骨量の減少を正確に評価できないことも多く，注意を要する。

▶橈骨DXA，中手骨RA（radiographic absorptiometry），踵骨QUSなどの末梢骨の測定は，骨折のリスク評価や骨粗鬆症のスクリーニングに適しており，骨粗鬆症

診断では腰椎や大腿骨近位部のDXAが実施できない場合に採用される。

▶腰椎DXAではL1-L4またはL2-L4（前後方向）の骨密度を用いる[5]。

▶大腿骨近位部DXAでは，頸部とtotal hipの骨密度を用い，％YAM値が低いほう
を採用する。左右両側を測定した場合は低値側の値を診断に用いる[6]。

▶橈骨DXAで一般に測定される遠位1/3部位は皮質骨が主体であり，副甲状腺機
能亢進症などの評価に役立つ。

▶QUSは他の方法と違って骨密度を直接測定しているわけではなく，さらに，QUS
指標は骨微細構造などの骨の質的な側面も反映しているなどの理由から，現時点
では骨粗鬆症の確定診断のための骨量評価法としては推奨されていない。

4 骨密度測定で用いられる「YAM」「Tスコア」とは？

▶骨密度の値は，基準となる値と比較して，YAMに対する比率（％YAM）または標
準偏差（SD）スコア（TスコアやZスコア）で表される（表3）。

▶Tスコアは若年成人の値と，Zスコアは同年齢の値と比較した値を表す。骨粗鬆
症の診断目的の場合，成人，特に50歳以上ではTスコアまたは％YAM，小児では
Zスコアが用いられる。

▶Tスコアと％YAMは換算が可能で，日本人の腰椎や大腿骨では，「YAMの70％」
が「－2.5SD」にほぼ一致する。

▶％YAMやSDスコアを使う場合の注意点として，骨密度測定の部位によって，加
齢による変化量が％YAMとSDスコアで食い違うことが挙げられる。たとえば，
中手骨RAと橈骨DXAでは，Tスコアで表すと加齢に伴う減少量が％YAMの場合
よりも大きくなる[2]。

▶骨密度の絶対値は，同じ装置で測定すると高い再現性が得られるが，異なるメー
カーの装置間では値が異なる。

表3 ％YAM，Tスコア，Zスコアの定義

％YAM＝健常若年成人の平均値（YAM）に対する％ Tスコア＝（骨密度測定値－若年成人平均値）／若年成人のSD Zスコア＝（骨密度測定値－同年齢平均値）／同年齢のSD

男女別に対象集団の平均値と標準偏差（SD）を用いて計算する。
若年成人の年齢層は，腰椎は20～44歳，大腿骨近位部は20～
29歳である（わが国の診断基準[2]による）。

5 DXAで正確に骨密度を測定するための注意点

▶DXAでは，骨塩量を骨の大きさで補正する際に，X線の投影像（DXA画像）における骨面積を使っている。骨が二次元画像に投影されているので，スキャン時の骨のポジショニングが変わると，骨塩量はあまり変わらないが，骨面積が大きく変化することがある。たとえば，股関節の回旋状態の違いで，大腿骨近位部の投影像（すなわち骨面積）が大きく変わる。この影響は，骨密度の経時的変化をみるような，高い精度が必要とされる場合は特に注意が必要である。

▶大腿骨近位部の検査時には，大腿骨を前捻角の大きさだけ内旋させ，X線ビームが頸部軸に対して直角に入射するようなポジショニングをとるのが理想的である。

▶腰椎のDXAでは，退行性変化や圧迫骨折の影響で正確な骨密度を評価できないことがある。骨密度評価に適した椎体かどうかの判断基準として，下記①②の2つの方法が推奨されている[3, 4]。

　①各椎体の骨密度のTスコアが隣接椎体より1以上異なる場合は，その椎体を除外して残りの椎体の骨密度の平均値を採用する。

　②評価に適した椎体の数が2椎体未満の場合は，大腿骨近位部などの他の部位の骨密度を用いる。

▶経過観察の検査では，骨密度のほかに骨面積の変化の有無にも注意を要する。通常は骨面積の変化はみられないので，骨面積の変化が大きくみられる場合は，スキャン時のポジショニング，ROI設定の誤り，椎体圧迫骨折の発生などが原因となっている可能性がある。

6 異なる部位での骨密度の相関，脆弱性骨折との関連

▶骨密度の個体差は，遺伝的な要因が50〜85％で，残りが環境要因によって規定される[7]。このため，測定部位が異なっても互いに相関する。一方，加齢とともにみられる骨密度減少のパターンが骨の部位によって異なるため，部位間における骨密度の相関係数の大きさは，対象集団のとり方によって様々となる。

▶測定部位が異なっても骨密度は有意な相関を示すので，いずれかの部位の骨密度を測定することによって，骨粗鬆症性骨折のリスク評価が可能である。

▶もっとも，相関が非常に高いわけではないので，他部位の骨密度の予測には限界があり，将来の骨折を予測する目的では，予測したい部位またはその近くの骨密度が最も効率的である[8]。この傾向は，大腿骨近位部骨折の予測で最も強く，大

腿骨近位部骨折の予測には，その部位の骨密度測定が最も適している。

7 薬の効果を的確に評価するための骨密度測定部位は?

▶一般に，骨密度の経時的変化は，骨密度測定の再現性（coefficient of variation；CVで表される）と実際の骨密度変化率（変化量）を用いて，有意に変化したかどうかが判定される。たとえばCVの2.8倍以上の変化（最小有意変化）があれば有意な変化と判定される[3,4]。

▶骨密度測定のCVは装置の性能のほかに，測定部位によって大きく変わる。経過観察のための骨密度測定法としては，変化率が大きく，最小有意変化の小さい方法が適しており，腰椎正面DXAがよく用いられる。

▶腰椎の骨密度が骨折や変形のため評価しにくい場合や，大腿骨近位部骨折リスクの評価精度を上げたい場合は，大腿骨近位部の骨密度が適している。この場合，頸部よりもtotal hipが推奨されており，両側を測定した場合はtotal hipの両側平均骨密度を用いる[6]。

▶末梢骨の測定は，治療による変化率が小さいため経過観察には不利になる。たとえば，わが国ではその利便性から，中手骨や橈骨の測定が普及しているが，薬物治療効果の検出感度は腰椎や大腿骨近位部より劣る。橈骨などの末梢骨しか選択できない場合は，一般に用いられる橈骨遠位1/3よりも橈骨遠位端のほうが薬物治療効果の検出感度が高い傾向にある。

8 DXAで得られる骨密度以外の指標

▶最近の装置では，骨微細構造を反映した指標である海綿骨スコア（trabecular bone score；TBS）を腰椎DXA画像から求めることができる。TBSはBMDとは独立して骨粗鬆症性骨折の発生を予測し，TBSをFRAX®（骨折リスク評価ツール）に組み合わせることによってFRAX®骨折予測能が向上する[9]。このため，薬物治療開始判定での有用性が期待されている[9]。

▶大腿骨骨密度のDXAデータを利用した体積骨密度の推定（3D-SHAPER）や骨ジオメトリーおよび骨強度指標を算出する方法であるhip structure analysis（HSA）も開発されているが，いずれも研究ツールとしての利用が中心である。

文 献

1) 曽根照喜：骨粗鬆症のトータルマネジメント．遠藤直人，編．中山書店，2010, p56-65.

2) 日本骨代謝学会，日本骨粗鬆症学会合同 原発性骨粗鬆症診断基準改訂検討委員会：Osteoporo Jpn. 2013；21(1)：9-21.

3) Baim S, et al：J Clin Densitom. 2008；11(1)：75-91.

4) 骨粗鬆症の予防と治療ガイドライン2015年度版．骨粗鬆症の予防と治療ガイドライン作成委員会，編．ライフサイエンス出版，2015, p26-7.

5) Leib ES, et al：J Clin Densitom. 2004；7(1)：1-6.

6) Tanner SB, et al：J Clin Densitom. 2024；27(1)：101438.

7) Ralston SH, et al：Endocr Rev. 2010；31(5)：629-62.

8) Stone KL, et al：J Bone Miner Res. 2003；18(11)：1947-54.

9) Shevroja E, et al：Osteoporos Int. 2023；34(9)：1501-29.

曽根照喜

3章　検査はいつ，何の目的で，何を測るのか？

09 骨代謝マーカーを検査する目的は？いつ，何を測るか？

Point

- 骨粗鬆症の病態評価，薬物選択，治療効果判定に有用。
- 骨粗鬆症の診断には使用できない。
- 慢性腎臓病（CKD）や高齢による腎機能低下例では，腎機能の影響の少ない P1NP，BAP，TRACP-5bでの評価が望ましい。
- 著明な骨代謝マーカーの異常は原発性骨粗鬆症以外の代謝性骨疾患を疑う。

症例をもとに考えてみよう！

症例1　65歳女性

グルココルチコイド誘発性骨粗鬆症（表1，表2）

- 膠原病にてプレドニゾロン5mg/日を長期間内服している。ビスホスホネート製剤で治療されていたが，骨密度低下傾向（腰椎BMD L2-L4 Tスコア－3.1，大腿骨頸部BMD Tスコア－2.3）を示したため，デノスマブ60mgに治療変更。肝・腎機能異常なし。電解質異常なし。甲状腺ホルモン，副甲状腺ホルモンの亢進を認めない。骨折歴なし。

表1　症例1のデノスマブ治療前の検査結果

血液生化学		骨代謝マーカー	
Alb	3.9 g/dL	BAP	8.6 µg/L
Cr	0.55 mg/dL	OC	14.4 ng/mL
Ca	9.0 mg/dL	TRACP-5b	272 mU/dL
P	4.2 mg/dL		
ALP	160 IU/L		

表2　症例1のデノスマブ治療1カ月後の検査結果

血液生化学		骨代謝マーカー	
Alb	4.3 g/dL	BAP	8.9 µg/L
Cr	0.47 mg/dL	OC	15.5 ng/mL
Ca	8.8 mg/dL	TRACP-5b	110*mU/dL
P	3.3 mg/dL		
ALP	152 IU/L		

青太字：基準値より低値
＊：基準範囲
TRACP-5b：男性170〜590，
閉経前女性120〜420 mU/dL

- 本症例のように，骨代謝マーカーによって骨代謝を評価することは，骨粗鬆症の病態把握とともに薬物選択の指針として用いられる（**図1**）[1,2]。また，薬物治療による治療効果の予測にも役立つ（**図2**[2,3]，**表3**[2]）。
- 骨粗鬆症と診断された患者においては，診断時の病態の評価と骨粗鬆症治療開始6カ月以内の骨代謝マーカーの測定が健康保険で認められている（**表4**）[2,4]。

55

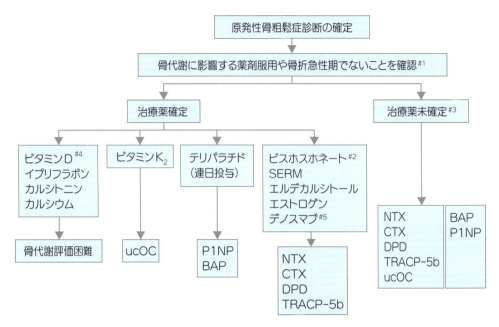

図1　骨粗鬆症診断時の骨代謝マーカー測定（文献1より引用改変）

#1：ビスホスホネート，デノスマブ服用者は少なくとも3カ月，その他の骨粗鬆症治療薬は1カ月間骨代謝マーカーへの影響がある。テリパラチド治療については3カ月との考えがある。骨折発生時には24時間以内であれば骨折の影響は少ない。
#2：長期（3～5年）ビスホスホネート治療中の患者は，骨吸収マーカーとBAPあるいはP1NPを測定（健康保険で制限がある場合あり。レセプトへの説明が必要）。#3：吸収マーカーと形成マーカーを1種類測定する。#4：エルデカルシトールを除く。#5：Eastell R, et al:J Bone Miner Res. 2011;26:530-7.

（文献2, p68より引用）

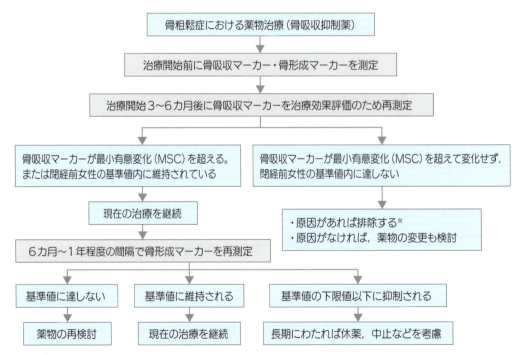

図2　骨代謝マーカーを用いた骨粗鬆症治療薬（骨吸収抑制薬）の治療効果判定のフローチャート（文献3より引用）

※表3参照。

（文献2, p71より引用）

表3　薬物治療で骨代謝マーカーが有意な変化を示さないときの考えられる原因

1. 測定の変動，検体採取に関連した原因
   - 治療開始時と測定時刻が異なっている
   - 長期にわたる測定のための誤差（季節変動，患者の状態の変化など）
   - 測定間隔が短すぎた
   - 測定を依頼した検査センターが変更になった
2. 不十分な服薬状況
   - 食事とのタイミング（ビスホスホネート）
   - 服薬に対する不良なコンプライアンス
3. 続発性骨粗鬆症を惹起する他の疾患の合併
4. 最近発生した骨折が存在する

（文献2，p71より引用）

表4　原発性骨粗鬆症診療で測定に健康保険が適用される骨代謝マーカー（文献4より引用）

	検体	マーカー名	略語	測定法	保険点数
骨吸収マーカー	血清	I型コラーゲン架橋 N-テロペプチド	NTX	EIA	160点
		I型コラーゲン架橋 C-テロペプチド	CTX	EIA，ECLIA	170点
		酒石酸抵抗性酸ホスファターゼ-5b	TRACP-5b	EIA	160点
	尿	デオキシピリジノリン	DPD	EIA，CLEIA	200点
		I型コラーゲン架橋 N-テロペプチド	NTX	EIA，CLEIA	160点
		I型コラーゲン架橋 C-テロペプチド	CTX	EIA	170点
骨形成マーカー	血清	骨型アルカリホスファターゼ	BAP	EIA，CLEIA	165点
		I型プロコラーゲン -N-プロペプチド	P1NP	RIA（intact P1NP）	168点
				ECLIA（total P1NP）	170点
骨マトリックス関連マーカー	血清	低カルボキシル化オステオカルシン	ucOC	ECLIA	167点

EIA：enzyme immunoassay，ECLIA：electrochemiluminescence immunoassay（電気化学発光免疫測定法），CLEIA：chemiluminescence enzyme immunoassay（化学発光酵素免疫測定法），RIA：radioimmunoassay（放射性免疫測定法）
DPD，NTX，CTX，ucOCはCKDステージ3以上の腎機能障害の影響を受ける。
※保険点数は2015年時点。

（文献2，p155より引用）

▶骨代謝マーカー低値の場合は骨形成促進作用を有するロモソズマブやテリパラチドを，高値の場合にはビスホスホネートやSERM，デノスマブなどの骨吸収抑制薬を，というように，骨代謝回転の状態に基づいて治療薬を選択することが可能である。ただし，骨形成促進薬の保険適用は「骨折の危険性の高い骨粗鬆症」であることに注意が必要である。

▶ビタミンD，イプリフラボン，カルシトニン，カルシウムなどの骨カルシウム代謝改善薬では，治療薬による代謝マーカーの変化が少ないため，評価が困難である（**図1**）[1,2]。

- ●ここに注意！
  - ➡骨吸収抑制薬は治療開始後1〜3カ月といった早期に骨吸収マーカーの低下によって，治療効果を予測することが可能である。
  - ➡骨吸収抑制薬投与における骨形成マーカーの変化は，骨吸収マーカーの低下から3カ月程度遅れて表れる。
  - ➡テリパラチドの連日投与後，骨形成マーカーが上昇する。骨形成マーカーの中ではP1NPの変化が著しく，治療開始から3〜6カ月程度の間隔をあけて2回目の測定を実施する。

症例2　65歳男性

高血圧性腎硬化症（表5）

- 骨密度（L2-L4 Tスコア−1.8，FN Tスコア−2.0）の低下を指摘され受診。受診時の検査結果（**表5**）では，肝機能障害，電解質異常，甲状腺および副腎皮質機能に異常を認めない。骨折歴なし。内服薬はアムロジピン5mg，オルメサルタン20mg，サプリメント摂取なし。

表5　症例2の受診時検査結果

血液生化学		骨代謝マーカー		内分泌	
Alb	4.3 g/dL	BAP	9.5 μg/L	intact PTH	86*pg/mL
Cr	1.89*mg/dL	OC	26.6 ng/mL		
eGFR	29.1*mL/分/1.73 m²	ucOC	11.4*ng/mL		
		TRACP-5b	290 mU/dL		
Ca	9.7 mg/dL	NTX（血清）	26.6*nmolBCE/L		
P	3.1 mg/dL				
ALP	90*IU/L				

青太字：基準値より低値
黒太字：基準値より高値

＊：基準範囲
Cr：0.50〜1.10 mg/dL（男性），eGFR：60 mL/分/1.73 m²以上（正常または軽度低下）
ALP：115〜359 IU/L，ucOC：4.5 ng/mL未満
血清NTX：男性9.5〜17.7，閉経前女性7.5〜16.5，閉経後女性10.7〜24.0 nmolBCE/L
intact PTH：15.0〜68.3 pg/mL

▶本症例のように，腎機能低下で血液中に蓄積する骨代謝マーカーは見かけ上増加を示すことがある。

▶腎機能低下時に影響の少ない骨代謝マーカーは，骨形成マーカーではBAP，P1NP，骨吸収マーカーではTRACP-5bである（**表6**）[2]。

▶eGFR＜60mL/分/1.73m²のCKDでは，続発性副甲状腺機能亢進症が生じることがあり，注意が必要である。

表6　骨代謝マーカーに対する腎機能の影響

	骨代謝マーカーの種類	腎機能低下の影響
骨形成マーカー	アルカリホスファターゼ（ALP）	−
	骨型アルカリホスファターゼ（BAP）	−
	オステオカルシン（OC）	＋
	I型プロコラーゲン-C-プロペプチド（P1CP）	−
	I型プロコラーゲン-N-プロペプチド（P1NP）	−
骨吸収マーカー	酒石酸抵抗性酸ホスファターゼ（TRACP）	−
	骨特異的酒石酸抵抗性酸ホスファターゼ（TRACP-5b）	−
	ピリジノリン（PYD）	＋
	デオキシピリジノリン（DPD）	＋
	I型コラーゲン-C-テロペプチド（1CTP）	＋
	I型コラーゲン架橋C-テロペプチド（CTX）	＋
	I型コラーゲン架橋N-テロペプチド（NTX）	＋

（文献2，p132より引用）

診断

- eGFR 29.1mL/分/1.73m^{2}と低下を認め，内分泌学的検査ではintact PTHの増加を認めたため，CKDによる二次性副甲状腺機能亢進症と診断した。BAP，TRACP-5bは正常範囲内であり，骨代謝回転はまだ亢進していないと考えられる。

- OCは正常範囲内だが比較的高値，ucOC，NTXは正常範囲より高値であった。また，骨密度の低下を認め，骨減少症と診断した。

●ここに注意！
➡腎機能低下により蓄積する骨代謝マーカーでは，見かけ上の増加を示すため，骨代謝回転を過大評価しないように注意して測定値を解釈する必要がある。腎機能の影響を受けない骨代謝マーカーの使用が推奨される。

症例3　54歳女性

- 健診で高カルシウム血症，高アルカリホスファターゼ血症を指摘され受診（**表7**）。肝・腎機能に異常なし。内服薬なし。

▶骨代謝マーカーが異常高値の場合は，原発性骨粗鬆症以外の骨代謝疾患の可能性を検討する[5]。

診断

- 骨型ALP高値および骨吸収マーカーの高値を認めた。問診にて腎結石，胃潰瘍の既往を認め

表7　症例3の初診時検査結果

血液生化学		骨代謝マーカー		内分泌	
Alb	3.5 g/dL	BAP	28.7*μg/L	intact PTH	386*pg/mL
Cr	0.76 mg/dL	OC	146*ng/mL	1,25 (OH)$_2$D	74*pg/mL
Ca	11.4*mg/dL	TRACP-5b	1,100*mU/dL		
P	2.5*mg/dL	NTX/Cr(尿)	170*nmolBCE/ mmol・Cr		
ALP	465*IU/L	DPD	10.2*nmol/mmol・Cr		

青太字：基準値より低値
黒太字：基準値より高値

＊：基準範囲
Ca:7.0～10.0 mg/dL, P:2.9～4.3 mg/dL, ALP:115～359 IU/L, BAP: 男性3.7～20.9, 閉経前女性2.9～14.5, 閉経後女性3.8～22.6 μg/L, OC:男性8.4～33.1, 閉経前女性7.8～30.8, 閉経後女性14.2～54.8 ng/mL, TRACP-5b: 男性170～590, 閉経前女性120～420 mU/dL, 尿NTX/Cr: 男性13.0～66.2, 女性閉経前9.3～54.3, 女性閉経後14.3～89.0 nmolBCE/mmol・Cr, DPD: 男性2.1～5.4, 女性2.8～7.6 nmol/mmol・Cr, intact PTH:15.0～68.3 pg/mL, 1,25(OH)$_2$D:20～60 pg/mL

た。副甲状腺ホルモンを測定したところ，386pg/mLと増加があり，原発性副甲状腺機能亢進症と診断された。同時に骨密度低下も認めており，続発性骨粗鬆症と考えられた。

> ●ここに注意！
> ➡骨代謝マーカーが著しく高値である場合，骨折や骨腫瘍などの局所的な骨代謝亢進，副甲状腺機能亢進症や甲状腺機能亢進症などの続発性骨粗鬆症，および骨軟化症などの骨粗鬆症類縁疾患〔☞**2章07：表2（p41），3章10：表2（p62）**〕の除外が重要となる。

1　骨代謝マーカーによる病態評価, 治療効果判定

▶薬物治療による病態改善効果を判断するためにも，できる限り治療開始前に骨代謝状態を評価することが望ましい。

▶臨床効果が骨代謝マーカーで評価可能な薬物は骨代謝状態に強い影響を持つ薬物のみで，ビスホスホネート，SERM，女性ホルモン，テリパラチド，エルデカルシトール，ビタミンK$_2$，デノスマブなどが挙げられる。ビタミンD$_3$，イプリフラボン，カルシウム，カルシトニンなどでは，骨代謝マーカーを用いた薬物治療の評価は困難である。

▶骨代謝マーカーでは最小有意変化（minimum significant change；MSC）を超える変化が認められて初めて効果ありと判定できる。このため治療薬の効果判定は，MSCを超える変化を示すかどうかが1つの基準となる（**表8**）[2]。

▶骨代謝マーカー異常高値のときは原発性骨粗鬆症以外の代謝性骨疾患も考慮する[5]（**表8**）[2]。

表8　骨代謝マーカーの基準値，カットオフ値，異常高値（文献4より引用）

項目	基準値	測定法	カットオフ値 骨量減少	骨折	異常高値 閉経前	閉経後	男性	最小有意変化（%）
尿DPD	2.8〜7.6[#1]nmol/mmol・Cr	EIA	5.9	7.6	7.6<	13.1<	5.6<	23.5
尿NTX	9.3〜54.3[#1]nmolBCE/mmol・Cr	EIA	35.3	54.3	54.3<	89.0<	66.2<	27.3
尿CTX	40.3〜301.4[#1]μg/mmol・Cr	EIA	184.1	301.4	301.4<	508.5<	299.0<	23.5
血清BAP	2.9〜14.5[#2]μg/L	CLEIA	−	−	14.5<	22.6<	20.9<	9
	7.9〜29.0[#2]U/L	EIA	21.1	29.0	29.0<	75.7<	44.0<	−
血清P1NP	14.9〜68.8[#1]μg/L	RIA	−	−	64.7<	79.1<	66.8<	12.1
	16.8〜70.1[#2]μg/L	ECLIA	−	−	−	−	−	27.1
血清NTX	7.5〜16.5[#3]nmolBCE/L	EIA	13.6	16.5	16.5<	24.0<	17.7<	16.3
血清CTX	0.100〜0.653[#1]ng/mL	EIA		0.653	0.653<	1.030<	0.845<	23.2
血清TRACP-5b	120〜420[#2]mU/dL	EIA	309	420	420<	760<	590<	12.4
血清ucOC	3.94[#2, 4]ng/mL	ECLIA	−	4.5	−	−	−	32.2

#1：30〜44歳の閉経前女性　#2：添付文書資料より　#3：40〜44歳の閉経前女性　#4：基準値としては設定されておらず，カットオフ値4.5ng/mL が用いられている。
骨量減少カットオフ値：閉経前女性平均＋1.0SD に相当
骨折カットオフ値：閉経前女性＋1.96SD に相当
異常高値：原発性骨粗鬆症以外の骨疾患も考慮する。
（注）最小有意変化：有意な変化があったと判断するのに必要な最小の変化　　　　　　　　（文献2，p155より引用）

2　CKDでの骨代謝マーカー

▶CKDに伴って続発性副甲状腺機能亢進症が生じ，PTHが上昇する。骨でのPTH反応性は個人差が大きく，骨代謝の評価には骨代謝マーカーの測定が有用である。

▶骨形成マーカーではBAP，P1NP，骨吸収マーカーではTRACP-5bが腎機能の影響を受けず，透析患者でも使用可能である。腎機能低下によって血液中に蓄積する骨代謝マーカーでは，骨代謝回転を過大評価することとなり，その数値に基づいて薬物治療を行うと，骨代謝回転を過剰に抑制する危険性がある。

文献

1) Nishizawa Y, et al：J Bone Miner Metab. 2013；31(1)：1-15.
2) 骨粗鬆症の予防と治療ガイドライン2015年版. 骨粗鬆症の予防と治療ガイドライン作成委員会，編. ライフサイエンス出版，2015.
3) 日本骨粗鬆症学会骨代謝マーカー検討委員会：Osteoporo Jpn. 2012；20(1)：31-55.
4) 骨粗鬆症の予防と治療ガイドライン2011年版. 骨粗鬆症の予防と治療ガイドライン作成委員会，編. ライフサイエンス出版，2011.
5) 今西康雄：日内会誌. 2022；111(4)：739-46.

今西康雄

3章　検査はいつ，何の目的で，何を測るのか？

10 骨代謝マーカー以外の血液・尿検査はいつ，何を目的に実施するのか？

Point

◉骨粗鬆症を診断する場合，安易に原発性としない。

◉骨粗鬆症の正確な診断には，骨代謝マーカー以外の血液・尿検査が必須である。

◉25-水酸化ビタミンDおよび線維芽細胞増殖因子（FGF）23の測定が保険収載となった。

1　施行のタイミングと目的

▶骨粗鬆症の診療を開始するにあたっては，必ず続発性骨粗鬆症（**表1**）[1]と骨粗鬆症類縁疾患（**表2**）[1]である可能性を念頭に置く。骨代謝マーカー以外の血液・尿検査は骨粗鬆症の鑑別診断に必要な検査であり，骨粗鬆症診断時点での施行が推奨される。

▶原発性骨粗鬆症として治療していたが，実はがんの骨転移であった，原発性副甲状腺機能亢進症であった，骨軟化症であったというような症例も決して稀ではない。

▶続発性骨粗鬆症の中には，多くの内分泌疾患が含まれる。内分泌疾患の場合は，

表1　続発性骨粗鬆症の原因

内分泌性	副甲状腺機能亢進症，クッシング症候群，甲状腺機能亢進症，性腺機能不全など
栄養性	胃切除後，神経性食欲不振症，吸収不良症候群，ビタミンC欠乏症，ビタミンAまたはD過剰
薬物	グルココルチコイド，抗痙攣薬，ワルファリン，性ホルモン低下療法治療薬，SSRI，メトトレキサート，ヘパリンなど
不動性	全身性（臥床安静，対麻痺，廃用症候群，宇宙旅行），局所性（骨折後など）
先天性	骨形成不全症，マルファン症候群
その他	糖尿病，関節リウマチ，アルコール多飲（依存症），慢性腎臓病（CKD），慢性閉塞性肺疾患（COPD）など

原発性骨粗鬆症と類似の骨代謝異常をもたらす原因は多彩である。これらの原因については，病歴聴取や診察ならびにスクリーニング検査などを駆使して，慎重に検討することが重要である。　（文献1，p126より引用）

表2　骨粗鬆症類縁疾患

骨軟化症
多発性骨髄腫
悪性腫瘍の骨転移
骨パジェット病
線維性骨異形成症
強直性脊椎炎

骨粗鬆症と同様に脆弱性骨折や骨密度低下をもたらす疾患の代表例を列挙する。脆弱性骨折や低骨密度の患者を診る場合には，これらの疾患も念頭に置くことが大切である。

（文献1，p127より引用）

原疾患の治療により骨粗鬆症が改善することが期待される。しかし，原発性骨粗鬆症に比した場合の有病率の低さから，全例に内分泌学的検査をすることは推奨されていない[1]。副甲状腺ホルモン（parathyroid hormone；PTH）に関しても，血清カルシウム（Ca）やリン濃度に異常を認めない限りはルーチンで検査することは不要である。さらに，高齢男性の性腺機能低下症による骨粗鬆症に関しても内分泌学的検査が必須である。ただし高齢男性への男性ホルモン補充療法は必ずしも一般的ではなく，こちらもスクリーニングとしての検査は推奨されていない[1]。したがって，内分泌疾患は疑うことが重要で，正確な診断・治療については専門医への紹介が望ましい。

▶ビタミンD欠乏は，くる病・骨軟化症の原因となるばかりでなく，骨粗鬆症の病態にも深く関連している。さらに，骨粗鬆症を治療する際にもビタミンDの充足状態が治療効果に大きく影響する。したがって，ビタミンDの充足状態を評価することは骨粗鬆症診断時に重要な情報である[2]。しかし，わが国ではビタミンDの充足状態を把握するのに有用とされる25-水酸化（ヒドロキシ）ビタミンD〔25-hydroxyvitamin D；25（OH）D〕の測定が長らく保険未収載であり，大きな問題であった。従来保険収載されていた1,25-水酸化（ジヒドロキシ）ビタミンD〔1,25-dihydroxyvitamin D；1,25（OH）$_2$D〕は，ビタミンDの欠乏状態を反映しないことに注意が必要である。2018年9月より，25（OH）Dの測定が骨粗鬆症に対して保険収載されており，25（OH）Dの測定はより身近なものになっている。

▶骨粗鬆症治療薬の使用により，血清Ca濃度や尿中Caが基準範囲を超えて変動することがある。これらの治療関連の異常を早期に発見するためにも，骨代謝マーカー以外の血液・尿検査が必要である。活性型ビタミンD$_3$製剤の使用では高Ca尿症，高Ca血症が出現することがある。尿路結石を未然に防ぐためにも，3カ月に1回程度のルーチン検査による経過観察が望まれる。尿中クレアチニン（Cr）比で0.3以上であれば薬剤の減量やサイアザイド系利尿薬の追加を考慮する。また，抗receptor activator of nuclear factor kappa-B ligand（RANKL）抗体のデノスマブでは，初回の皮下注後1週程度で一過性に低Ca血症を認めることが報告されている[3]。デノスマブは腎不全患者も使用可能であるが，特に腎不全患者では低Ca血症発症の頻度が高く，低Ca血症が遷延することが多い。したがって，初回デノスマブ皮下注後1週間の時点で血清Ca濃度を確認することが望ましい。

2 測定項目とその異常，鑑別疾患

▶実際の測定項目とその異常による鑑別疾患の一覧を**表3**に示す。

表3　血液・尿検査の項目と異常による鑑別疾患

検査の種類	測定項目	異常	鑑別疾患
血算	赤血球	正球性貧血	多発性骨髄腫
		小球性低色素性貧血	吸収不良症候群，摂食障害
	白血球	増加（顆粒球増加・好酸球とリンパ球減少）	クッシング症候群，グルココルチコイド内服
血液生化学	Ca	高値	原発性副甲状腺機能亢進症，悪性腫瘍の骨転移
		低値	ビタミンD欠乏
	リン	高値	慢性腎臓病（CKD），悪性腫瘍の骨転移
		低値	FGF23関連低リン血症性骨軟化症，ビタミンD欠乏，クッシング症候群
	ALP	高値	原発性副甲状腺機能亢進症，甲状腺機能亢進症，骨軟化症，骨パジェット病，悪性腫瘍の骨転移
	AST，ALT，γ-GTP	高値	肝硬変などの重症肝疾患
	eGFR	高値	慢性腎臓病（CKD）
	T-Chol	低値	甲状腺機能亢進症
	PG，HbA1c	高値	糖尿病
	TP	高値	多発性骨髄腫
	CRP	高値	関節リウマチおよびその他の慢性炎症性疾患
尿生化学	Ca	高値	原発性副甲状腺機能亢進症
その他	25 (OH) D	低値	ビタミンD欠乏
	FGF23	高値	FGF23関連低リン血症性骨軟化症

① 血算

▶**赤血球**：正球性貧血の場合には多発性骨髄腫による造血障害のことがある。小球性低色素性貧血では吸収不良症候群や摂食障害に伴う骨粗鬆症が考えられる。

▶**白血球**：白血球の増加，特に分画異常（顆粒球増加，好酸球・リンパ球減少）はグルココルチコイドによる骨粗鬆症の可能性がある。内因性ではクッシング症候群，外因性ではグルココルチコイドの内服によるグルココルチコイド誘発性骨粗鬆症が考えられる。

② 血液生化学

▶**Ca**：血清Caは約45％が蛋白結合，約5％が錯塩，約50％がイオン化Caとして存

在している。活性を有するものはイオン化Caであるが，一般的な血液生化学検査では総Ca濃度を測定する。血清アルブミン（Alb）濃度が4g/dL以下の場合には蛋白結合しているCa濃度が低下し，総Ca濃度が低値を示す。このため血清Ca濃度を評価するには必ずAlbで補正を行うことが前提となる。

補正Ca濃度（mg/dL）＝血清Ca濃度（mg/dL）＋［4－血清Alb濃度（g/dL）］

血清Ca濃度は健常者で8.5～10.2mg/dLの狭い範囲内でコントロールされているため，血清Ca濃度が基準範囲内を逸脱する場合には鑑別診断が必要である。高Ca血症では原発性副甲状腺機能亢進症，悪性腫瘍の骨転移，薬剤性などを，低Ca血症ではビタミンD欠乏などを考慮する。

▶ **リン**：Caと同様にリンにも注意を払う必要がある。リンも2.5～4.5mg/dLと狭い範囲でのコントロールがなされている。食後採血では，リンの細胞内移動により低リン血症を呈することがあるので注意を要する。

高リン血症では慢性腎臓病（chronic kidney disease；CKD），悪性腫瘍の骨転移などを，低リン血症ではFGF23関連低リン血症性骨軟化症，ビタミンD欠乏を含めたビタミンD作用障害の病態などを考慮する。2019年10月より，FGF23の測定がFGF23関連低リン血症性くる病・骨軟化症に対して保険収載となっている。クッシング症候群やグルココルチコイド誘発性骨粗鬆症においても低リン血症を呈する場合があるので注意を要する。また，低リン血症を示す場合は尿中リン排泄の評価を追加することが求められる。リンは腎臓糸球体で濾過された後，その後大部分が尿細管で再吸収される。尿細管リン再吸収率（tubular reabsorption of phosphate；TRP）を算出し，さらに尿細管リン最大吸収閾値（tubular maximum reabsorption of phosphate/glomerular filtration rate；TmP/GFR）を導き出し（**図1**）[4]評価する。血清リン濃度がTmP/GFRを超えると尿中にリンが排泄されることになる。TmP/GFRが2.5mg/dL未満であれば腎臓からのリン排泄亢進の病態が示唆される。

TRP＝1－尿中リン（mg/dL）×血清Cr（mg/dL）/尿中Cr（mg/dL）×血清リン（mg/dL）

▶ **アルカリホスファターゼ（ALP）**：アイソザイムの3型は骨型ALP（bone-type ALP；BAP）であり，代謝性骨疾患の診療に有用である。一般臨床では，アイソザイムの測定やBAPを直接測定する機会は少ない。肝胆道系由来のALPとの区別はγ-GTPとの比較の中で，γ-GTPに比してALPが高値である場合は骨型を疑う。ALPが4桁に届くような場合には，前立腺がんや乳がんなど骨転移の確率の高い悪性腫瘍を

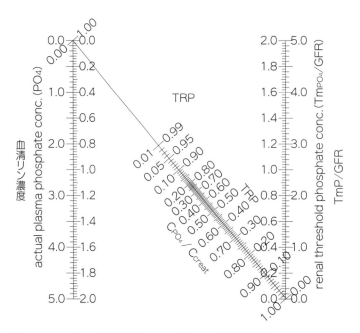

図1　ノモグラムを用いたTmP/GFRの算出方法
測定した血清リン濃度と計算したTRPを直線で結び，右縦軸との交点を読み取ることでTmP/GFRが算出できる。縦軸の外側はmg/dL，内側はnmol/Lの単位である。

（文献4より引用）

筆頭に骨転移の可能性を探るべきである。原発性副甲状腺機能亢進症，甲状腺機能亢進症では骨代謝回転の亢進を反映してALPは高値を呈する。その他，骨軟化症，骨パジェット病などでもALPは高値となる。2020年4月より，ALPの測定方法がJSCC法からIFCC法に変更となっているので，注意が必要である。IFCC法では，JSCC法と比べて測定値が約1/3であり，基準値も変更となっている。

- **AST, ALT, γ-GTP**：肝硬変などの重症肝疾患の存在は骨粗鬆症診断時に鑑別しておく必要がある。
- **推算糸球体濾過量（eGFR）**：CKDの存在も骨粗鬆症診断時に鑑別を要する。実際に骨粗鬆症を治療する場合にも腎機能の評価は重要である。血清Crと年齢，性別から算出する。
- **総コレステロール（T-Chol）**：低値の場合，甲状腺機能亢進症が鑑別に挙がる。
- **血糖（PG），HbA1c**：糖尿病の合併の評価も必須である。特に，8.0％以上のコントロール不良の2型糖尿病の中に高率に骨粗鬆症患者が含まれているとの報告があり[5]，疾患頻度の高さからも注意が必要である。
- **総蛋白（TP）**：特にAlbとの乖離を認める場合には多発性骨髄腫を疑う契機となる。

▶ **C反応性蛋白（CRP）**：関節リウマチおよびその他の慢性炎症性疾患の鑑別に必要である。

③ 尿生化学

▶ **Ca**：一般的には尿中Ca 200mg／日以上ないしCr比で0.2以上をきたす場合には高Ca尿症とみなす。家族性低Ca尿性高Ca血症という特殊な病態を除いては，多くの高Ca血症を呈する疾患で高Ca尿症を呈する。骨吸収が増大するような場面では，骨からのCa動員を反映して高Ca血症に先んじて高Ca尿症が生じてくる。原発性副甲状腺機能亢進症の鑑別に有用である。

④ その他

▶ **25（OH）D**：ビタミンD欠乏を診断する唯一の検査である。ビタミンD欠乏を含めたビタミンD不足の病態は，きわめて頻度が高いことが明らかとなってきている[2]。20ng／mL未満はビタミンD欠乏とされ，30ng／mL未満はビタミンD不足とされる[6]。

▶ **FGF23**：FGF23関連低リン血症性骨軟化症の診断のための検査である。骨軟化症を疑う場合，血清リン濃度が低値かつFGF23が30pg／mL以上であれば，FGF23関連低リン血症性骨軟化症と診断する[7]。

文 献

1) 骨粗鬆症の予防と治療ガイドライン2015年版. 骨粗鬆症の予防と治療ガイドライン作成委員会, 編. ライフサイエンス出版, 2015.
2) Holick MF, et al：J Clin Endocrinol Metab. 2011；96（7）：1911-30.
3) 第一三共株式会社：プラリア®皮下注60mgシリンジ市販後調査. 2014, p1-12.
4) Singh J, et al：Arch Dis Child. 2003；88（5）：403-7.
5) Catargi B, et al：J Clin Endocrinol Metab. 2003；88（12）：5808-13.
6) 一般社団法人日本内分泌学会, 他：日内分泌会誌. 2017；93（Suppl）：1-10.
7) 一般社団法人日本内分泌学会, 他：日内分泌会誌. 2015；91（Suppl）：1-11.

髙士祐一

4章　いつ治療薬を始めるか，いつまで続けるのか？

11 いつ治療薬を始めるのか？その目的と目標は？

Point

◉骨粗鬆症治療の目標は骨折を予防すること。

◉骨粗鬆症は予防することが重要！

◉生活習慣の是正が骨粗鬆症予防につながる。

1 治療の目標

▶骨粗鬆症の治療の目標は，骨折を予防し骨格の健康を保って，生活機能とQOLを維持することである。中でも生活機能やQOLの悪化を引き起こす大腿骨近位部骨折，椎体骨折の予防がその中心に位置づけられる[1]。

2 いつ治療を始めるか？

① 骨粗鬆症を予防するために

▶骨粗鬆症の治療を開始する前から骨粗鬆症にならないように予防しておくことが大切となる（図1）[1]。そこで，予防する上での日常生活における注意点を項目にわけて説明する。

▶**若年期からの食習慣と運動習慣**は，成人後の生活習慣に多大な影響を及ぼすとされる。若年期からより良い生活習慣を身につけることは骨粗鬆症の予防にとって重要で，特にカルシウムとビタミンDの欠乏がないよう注意する。

▶**糖尿病などの生活習慣病**を合併している場合は，若年のうちからしっかりコントロールし，若年期に高い骨密度と骨質を維持しておくことが重要となる（図2）[2]。ただし，2型糖尿病患者では，骨密度は維持されているにもかかわらず骨質の脆弱性により骨折リスクが増大する（図3）[2]ので注意が必要である[3,4]。

▶**体重**と骨折に関するコホート研究は多数行われており，やせは骨粗鬆症性骨折のリスクを上昇させるという結果が出ている。一方で，肥満は椎体骨折や上腕骨骨折のリスクを上昇させると言われている。ダイエット行動は骨密度を低下させ

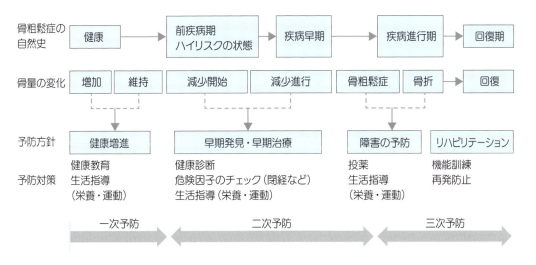

図1 骨粗鬆症の自然史と骨折の予防 (文献1より一部引用)

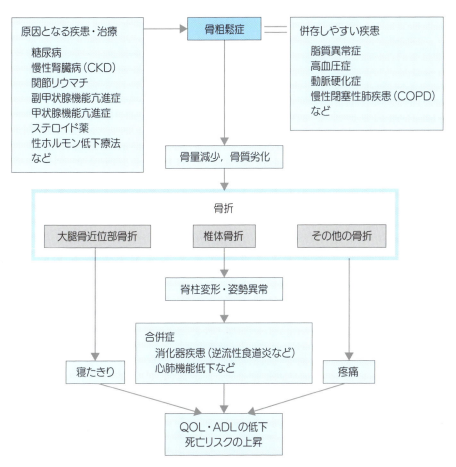

図2 骨粗鬆症の臨床像 (文献2, p21より引用)

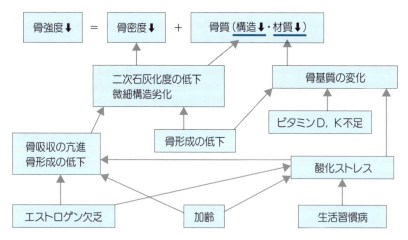

図3 骨強度の低下要因の多様性
骨質は，骨の素材としての質である材質特性と，その素材を元に作り上げられた構造特性（微細構造）により規定される。エストロゲン欠乏や加齢に伴い骨吸収が亢進し骨密度が低下し，骨の微細構造が破綻する。また，エストロゲン欠乏や加齢，さらには生活習慣病の罹患により，酸化ストレスが増大し，骨吸収の亢進を助長する。酸化ストレスは，骨密度のみならず骨質に対しても悪影響をもたらす。骨質の良し悪しは，骨の新陳代謝機構である骨リモデリングや，細胞機能の良し悪し，基質周囲の環境（酸化や糖化のレベル），ビタミンDやビタミンKの充足状態によって制御されている。
（文献2，p9より引用）

ることも報告[5]されており，適切な体重を維持することが骨密度維持および骨折予防につながると考える。

▶**喫煙および飲酒**と骨粗鬆症に関するコホート研究も多数行われており，喫煙および過度の飲酒は骨折リスクを上昇させることが示されている。

2 薬物治療をいつ開始するか

▶ここからは「骨粗鬆症の予防と治療ガイドライン2015年版」[2]に沿って，原発性骨粗鬆症の薬物治療開始基準について述べる。

▶はじめに脆弱性骨折（大腿骨近位部骨折または椎体骨折）が既往にある場合，骨密度の結果を問わず骨粗鬆症と診断され，薬物治療開始となる。脆弱性骨折がない場合は，骨密度が若年成人平均値（YAM）の70％以下または−2.5SD以下で骨粗鬆症と診断され，薬物治療の対象にもなる。その他の骨折，すなわち肋骨，骨盤，上腕骨近位部，橈骨遠位端，下腿骨の脆弱性骨折がある場合は，骨密度がYAMの80％未満であるときに骨粗鬆症と診断される。

▶なお，FRAX®については既存骨折がなく骨密度がYAMの70％より大きく80％未満の場合に，診断基準を補う骨折リスクに関する情報として用いる〔☞**1章04：図3 (p25)**〕。

文 献

1) 鈴木隆雄：日臨. 2004；62（増2）：225-32.
2) 骨粗鬆症の予防と治療ガイドライン2015年版. 骨粗鬆症の予防と治療ガイドライン作成委員会, 編. ライフサイエンス出版, 2015.
3) Hofbauer LC, et al：J Bone Miner Res. 2007；22(9)：1317-28.
4) Ohira M, et al：Am J Med Sci. 2020；360(5)：552-9.
5) Shapses SA, et al：J Nutr. 2006；136(6)：1453-6.

大平征宏, 龍野一郎

4章　いつ治療薬を始めるか，いつまで続けるのか？

12 休薬するのか変更するのか？ その判断時期は？

Point

- 骨粗鬆症治療薬の中でもビスホスホネート（BP）薬は，骨密度増加・骨折予防効果に優れ日常診療で汎用されているが，長期の使用により顎骨壊死や非定型大腿骨骨幹部骨折などの有害事象の発現リスク増大が危惧される。

- BP薬は骨への親和性が高く，臨床試験の結果から休薬後もその効果が残存することが示されており，欧米のガイドラインを中心に静注薬で3年間，経口薬で5年間の治療後に休薬を検討することが推奨されている。一方，静注薬で6年間，経口薬で8年間の治療後に休薬を検討するのがよいとする意見もある。

- BP薬休薬後の骨折リスクを予測する因子としては大腿骨近位部骨密度が優れており，休薬前の大腿骨頸部または全大腿骨近位部骨密度 Tスコア≦−2.5SDの低骨密度患者は休薬後の骨折高リスク群とされている。一方，腰椎骨密度は休薬後の骨折リスクを十分に予測できない可能性がある。

- その他のBP薬休薬後の骨折予測因子としては高齢，低体重，既存骨折または治療中の新規骨折に加えて，リアルワールドでは服薬アドヒアランスが重要な因子と考えられ，骨折リスクが高いと判断される患者では治療継続が推奨される。

- 一方，BP薬以外の骨粗鬆症治療薬では遷延効果（tail effect）が期待できないため，安易に休薬すべきでない。特に強力な骨吸収抑制効果のあるデノスマブは，治療中止後に急激に骨代謝回転が高まり多発椎体骨折を起こす可能性があり注意が必要である。

1 BP薬はなぜ休薬するのか？

▶BP薬は骨粗鬆症治療において標準的な薬剤となっているが，顎骨壊死（osteonecrosis of the jaw；ONJ）や非定型大腿骨骨幹部骨折（atypical femoral fracture；AFF）などの，頻度は低いが重篤な副作用[1]に対する懸念がある。特にAFFについては長期間の投与によって発症率が増加する傾向にあることから，一定期間のBP薬治療の後に休薬期間（drug holiday）を設けることが提唱されている[2~5]。また，AFFについてはアジア人を祖先に持つ人々で発症リスクが高い可能性がある[2]。

一方，BP薬を休薬すると3〜15カ月の休薬でAFF発症リスクが48%減少し，翌年には79%のリスク減少がみられたとの報告がある[6]。

2　どのような患者にどのくらいの期間で休薬が可能か？

▶これについては，2つの主なBP薬に対するランダム化比較試験〔アレンドロネート（ALN）におけるFLEX（the Fracture Intervention Trial Long-term Extension）trial[7]，ゾレドロネート（ZOL）に対するHORIZON-PFT（the Health Outcomes and Reduced Incidence with Zoledronic acid Once Yearly-Pivotal Fracture Trial）[8]〕のデータを中心に議論されている。

▶5年間のALN投与後にさらに5年間実薬を継続した群と5年間プラセボを使用した群を比較したFLEX trialでは，大腿骨近位部Tスコアが−2.5以下の患者において実薬投与群で有意に大腿骨骨折発症率が低いことが示されたが，Tスコアが−2.5を超える患者では実薬投与群とプラセボ投与群に有意な差は認められなかった[8]。

▶3年間のZOL投与後にさらに3年間実薬を継続した群と3年間プラセボを使用した群を比較したHORIZON-PFTにおいては，非椎体骨折，臨床的な椎体骨折，ならびにすべての臨床的骨折の発症率は実薬投与群とプラセボ投与群で有意な差は認められなかった[7]。

▶これらの結果から，英国のグループ（National Osteoporosis Guideline Group；NOGG）[9]や米国骨代謝学会の専門委員会（ASBMR task force）[2]で，BP薬の休薬についてのリコメンデーションが提示された。

▶NOGGによるリコメンデーションでは，ZOLで3年，ALNを含めたその他のBP薬で5年治療を継続した後に評価し，脆弱性骨折がなく，骨折リスク評価ツール（FRAX®）[10]で治療介入基準に該当せず，大腿骨骨密度がTスコア−2.5を超える場合には休薬を検討し，その後1.5〜3年後に再評価をすることが推奨されている（図1）[9]。

▶ASBMR task forceでのリコメンデーションでは，経口BP薬を5年以上，静注BP薬を3年以上継続した患者において，大腿骨・椎体骨または他の部位における脆弱性骨折がなく，大腿骨Tスコアが−2.5を超える，または骨折リスクが高くない症例（70歳未満，FRAX®で低リスクなど）では休薬を考慮可能であるとし，再評価については2〜3年ごとに行うことが推奨されている（図2）[2]。

▶しかし，リセドロネートやイバンドロネートにおいては同様のランダム化比較試験がなく，ALNやZOLより骨代謝マーカーの再上昇が速く，骨密度の低下が速い傾向が

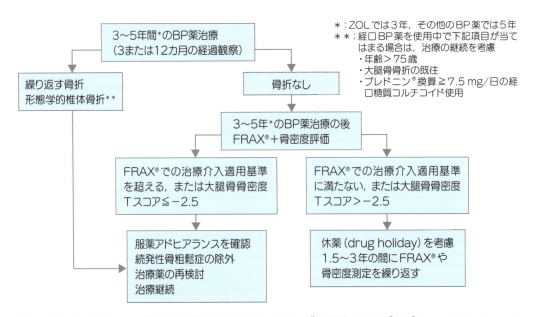

図1 ビスホスホネート（BP）薬の長期投与とモニタリングに関するアルゴリズム （文献9より改変）

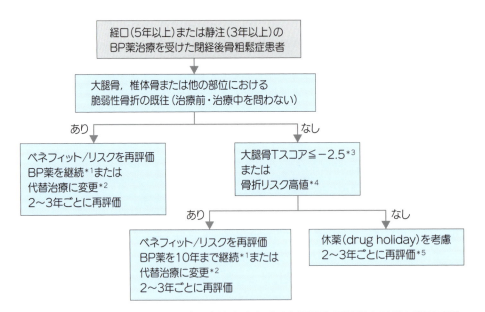

図2 長期間のビスホスホネート（BP）薬治療を受けた閉経後骨粗鬆症患者の管理手順

*1：治験（registration trials）のデータから，5年間の骨粗鬆症治療で得られる利益（benefits）はリスクを上回ることが示されている。10年間の経口BP薬治療（FLEX extension）と6年間の静注BP薬治療（HORIZON extension）については，より少ないデータをもとに検討されている。骨粗鬆症治療中に骨折を発症した患者においては，服薬アドヒアランスについて検証するとともに続発性骨粗鬆症の鑑別を行う。
*2：長期BP薬使用後の代替治療への変更については，十分な検討がなされていない。
*3：FLEXやHORIZON延長試験は白人女性を対象として施行されており，他の人種においては適用できないかもしれない。
*4：高齢女性（70〜75歳），他の（影響力の強い）骨折リスクを持つ，またはFRAX®（骨折リスク評価ツール）で骨粗鬆症治療開始基準を上回る値を示す，などの場合に高骨折リスク者と判断される。
*5：再評価においては，骨折リスク因子の検討，DXAでの骨密度測定などを行う。DXAでの評価が必要とされる理由として，客観的な評価が可能で骨折リスクと強く関連することが挙げられる。新規の骨折発症時，骨量の減少が予想される際（たとえば，アロマターゼ阻害薬の開始時や糖質コルチコイド治療開始時）には，2年未満での再評価が必要である。

（文献2より改変）

あり[11, 12)]、これらのリコメンデーションは同様に適用できないという意見がある[4)]。

▶また、ALNやZOLの延長試験（FLEX trialやHORIZON-PFT）においても、サンプル数が少ないこと、研究デザインに差異があること、post-hoc試験であることなどから、休薬（drug holiday）の根拠となる十分なデータとは言えないとされている。

▶HORIZON-PFTの延長試験では、ZOLを6年間継続後に3年間休薬した群と9年間継続した群で比較したところ、骨密度増加効果は6年間で頭打ちであり、症例数が少なかったものの骨折リスクも両者で変わらなかったため[13)]、6年間の静注BP薬継続後に休薬を検討するという意見もある[14)]。

▶経口BP薬を使用した患者の前腸骨稜の骨生検組織を用いて機械学習による骨質の評価を行った研究[15)]では治療期間8年を境に有意な骨質の変化がみられたとされる。また、治療中に骨折を起こした患者すべてが8年以上BP薬を服用しており、BP薬治療中の骨折を最も予測したのは大腿骨近位部骨密度でなく治療期間であり、経口BP薬投与期間は8年間が最もよいと報告している。

▶一方、リアルワールドのデータでは服薬アドヒアランスの評価も重要であるが、50％以上の服薬アドヒアランスで3年以上BP薬（経口または静注薬）を継続し12カ月以上の休薬期間を設けた群とBP薬継続群との比較では、骨折リスクに有意差はみられなかったとの報告がある[16)]。

▶FLEX[7)]やHORIZON-PFT[8)]を含め、多くの研究で大腿骨近位部骨密度はBP薬休薬後の骨折リスクを予測する効果に優れていることが示されているが、腰椎骨密度は加齢に伴う変化などの影響で予測効果に乏しい可能性がある[17)]。また高齢者や低体重者、既存骨折や治療中の新規骨折のある患者は高リスクと考えられ、BP薬を継続するか他の治療への変更を検討すべきと考えられる[7, 8, 14, 18)]。

▶BP薬以外の薬剤〔抗RANKL阻害薬デノスマブ、抗スクレロスチン抗体ロモソズマブ、副甲状腺ホルモン薬テリパラチド、副甲状腺ホルモン関連蛋白質類縁体アバロパラチド、選択的エストロゲン受容体モジュレーター（SERM）など〕は、BP薬のような遷延効果がないため休薬すべきでなく、ロモソズマブ、テリパラチド、アバロパラチドはそれぞれ定められた投与期間があり、その期間が過ぎたら他の薬剤へ変更する。また、デノスマブは休薬後8〜16カ月にかけて多発椎体骨折を発症する症例が報告されており、注意が必要である[19)]。

症例をもとに考えてみよう！

症例　72歳女性

- 既往歴：高血圧，脂質異常症のほかなし。
- 家族歴：大腿骨近位部骨折の家族歴なし。
- 内服薬：アムロジピン（5mg）1錠/日，アトルバスタチン（5mg）1錠/日，サプリメント摂取なし。
- 嗜好：喫煙・飲酒なし。
- 閉経：49歳
- 病歴：高血圧・脂質異常症にて治療中に低骨密度を指摘され（**表1**，**図3**，**図4**），2000年よりエチドロン酸，2003年よりALN（5mg）連日製剤＋アルファカルシドール1μg/日，2007年12月よりALN（35mg）週1回製剤＋アルファカルシドール1μg/日を投与されている。

1 本症例で休薬期間（drug holiday）を設けることは可能か？

▶ 本症例は72歳で，ASBMR task forceの基準（70～75歳）では骨折高リスクとされるため意見のわかれる部分があるが（NOGGでは，75歳を超える年齢で高リスクとされる），FRAX®では10年以内の主要骨粗鬆症性骨折発症リスクは13％と計算され，15％を下回っており（大腿骨頸部骨密度のデータがないため骨密度のデータを省いて計算），骨折リスクは高くないと判断される。

▶ また，5年以上のALN使用歴があり，骨折リスクを有意に予測する大腿骨近位部骨密度は測定されていないが，腰椎骨密度はYAM 75％，Tスコア－2.3であり，椎体骨X線写真では明らかな脆弱性骨折を認めていない。このことから，休薬期間（drug holiday）を設けることは可能かもしれない。

2 本症例での休薬期間はどの程度まで延長できるか？

▶ NOGG[9]やASBMR task force[2]で提唱されている内容をまとめると，休薬後1.5～3年の間は特別な理由（アロマターゼ阻害薬の開始や糖質コルチコイド治療の開始など）がなければ経過観察し，その後に骨密度や骨代謝マーカー，その他骨折リスクの再評価を行い，適宜治療（通常はBP薬）を再開するとされている。骨密度については通常5％以上の骨密度低下がみられた場合は治療の再開を考慮すべきとする意見がある（FLEX trialで休薬群に組み込まれた1/3の患者において，休薬後5年間で5％以上の骨密度低下が認められたとの報告がある[20]）。

▶ 休薬1年後の骨密度測定や1～2年後の骨代謝マーカーの変化ではBP薬休薬後の骨折を予測できないとの報告もあり[21]，休薬2～3年後に2箇所以上で骨密度の明らかな減少がみられた場合は治療を再開すべきという意見もあるが[22]，適切な

表1 検査結果の推移

年齢	67	68	70	71	72
日付	2010年4月	2011年5月	2012年8月	2013年11月	2015年2月
投薬内容	ALN（35 mg）週1回＋アルファカルシドール1μg連日 2007年12月より服用				
身長（cm）	157	157	157	157	157
体重（kg）	48	49	49	49	49
血液生化学	基準値				
Alb	3.8〜5.2 g/dL	4.6	4.3		4.3	4.4
ALP	115〜359 IU/L	138	136		140	138
Ca	8.7〜10.3 mg/dL	10.1	9.7		9.9	10.1
P	2.5〜4.5 mg/dL	4.5	4.5		4.3	3.9
Cr	0.47〜0.79 mg/dL	**0.8**	**0.8**		**0.9**	**0.8**
Na	138〜146 mEq/L	143	141		141	141
K	3.6〜4.9 mEq/L	4.6	4.9		4.9	**5.0**
骨代謝マーカー	基準値				
BAP（EIA法）	9.6〜35.4 U/L	13.8	14.2		16.1	17.0
NTX（血清）	10.7〜24.0 nmolBCE/L（閉経後）	23.2	19.0		20.6	19.2
骨密度	基準値				
腰椎L2-L4	YAM（%）80%以上	67	72	70	72	75
	Tスコア −1.0以上	−3	−2.5	−2.7	−2.6	−2.3

青太字：基準値より低値，黒太字：基準値より高値

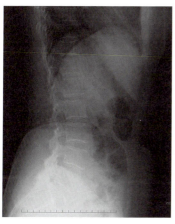

図3 腰椎X線写真

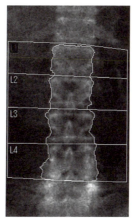

図4 腰椎DXA

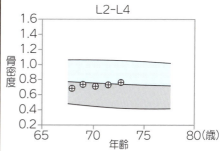

休薬期間やモニタリングの方法について明確な指標がないのが現状である。

❸ もしBP薬以外の薬を使用して，同様の所見であった場合は休薬可能か？

▶ BP薬以外の薬剤で，休薬後も骨代謝への好影響が持続する薬剤はなく，基本的には休薬すべきでないとされている。SERMでは，休薬後2～3週間で骨代謝マーカーはベースラインに戻り，増加した骨密度は約1年で元に戻る[23]。デノスマブでは休薬後に著明な骨代謝マーカーのリバウンドがみられ，ベースラインの値を上回る状態が2～3カ月続く。骨密度は12カ月でベースラインの値に戻る[24]。

▶ 特にデノスマブの休薬後には急激な反跳性骨量減少と多発性椎体骨折リスクの増加が報告されており，BP薬へ変更するなどの対処が必要である[25]。

文 献

1) Kuehn BM：JAMA. 2006；295(24)：2833-6.

2) Adler RA, et al：J Bone Miner Res. 2016；31(1)：16-35.

3) Black DM, et al：N Engl J Med. 2012；366(22)：2051-3.

4) Black DM, et al：N Engl J Med. 2016；374(3)：254-62.

5) Whitaker M, et al：N Engl J Med. 2012；366(22)：2048-51.

6) Black DM, et al：N Engl J Med. 2020；383(8)：743-53.

7) Black DM, et al：JAMA. 2006；296(24)：2927-38.

8) Black DM, et al：J Bone Miner Res. 2012；27(2)：243-54.

9) Compston J, et al：Maturitas. 2013；75(4)：392-6.

10) Kanis JA, et al：Osteoporos Int. 2008；19(10)：1395-408.

11) Ravn P, et al：Bone. 1998；22(5)：559-64.

12) Watts NB, et al：Osteoporos Int. 2008；19(3)：365-72.

13) Black DM, et al：J Bone Miner Res. 2015；30(5)：934-44.

14) Wang M, et al：JBMR Plus. 2022；6(6)：e10629.

15) Malluche HH, et al：JBMR Plus. 2021；5(11)：e10549.

16) Adams AL, et al：J Bone Miner Res. 2018；33(7)：1252-9.

17) Xu LH, et al：Osteoporos Int. 2016；27(5)：1701-8.

18) Sølling AS, et al：Osteoporos Int. 2021；32(6)：1103-15.

19) Cummings SR, et al：J Bone Miner Res. 2018；33(2)：190-8.

20) McNabb BL, et al：J Bone Miner Res. 2013；28(6)：1319-27.

21) Bauer DC, et al：JAMA Intern Med. 2014；174(7)：1126-34.

22) Khan TS, et al：Cleve Clin J Med. 2023；90(3)：173-80.

23) Naylor KE, et al：Bone. 2010；46(3)：592-7.

24) Bone HG, et al：J Clin Endocrinol Metab. 2011；96(4)：972-80.

25) Tsourdi E, et al：Bone. 2017；105：11-7.

吉田知彦

4章 いつ治療薬を始めるか，いつまで続けるのか？

13 ビスホスホネートをいつ休薬するか？

Point
- ビスホスホネートを用いた治療開始時には長期治療計画を念頭に置く。
- 継続使用においては，経口薬は5年，注射薬は3年で治療効果の評価を行う。
- 長期継続使用ではベネフィットとリスクを考える。
- 長期継続使用と休薬の調節が可能である。

1 骨粗鬆症治療薬の長期継続使用

▶骨粗鬆症は代謝疾患であり，運動器疾患であるが，完治することは困難で，基本的には加齢とともに進行する。そのため，薬物治療を行う場合には，長期間の継続治療を念頭に計画を立てるべきである。特に，超高齢社会のわが国では，75歳以上の後期高齢者においても10年以上の薬物治療の必要性を考える必要がある。

2 ビスホスホネートの有用性と問題点

▶ビスホスホネートは骨粗鬆症治療薬として多くの高いエビデンスを有する骨吸収抑制薬であり，薬物治療の第一選択薬として広く使用されている。また，長期間の継続使用においても有意な骨密度上昇と高い骨折予防効果が保持されることが報告されている[1,2]。一方，長期継続使用患者において，非定型大腿骨骨折や顎骨壊死などの重篤な合併症の発生が報告されている[3,4]。

3 非定型大腿骨骨折と顎骨壊死

▶ビスホスホネートの長期使用で問題となる非定型大腿骨骨折と顎骨壊死の発生頻度や継続使用によるベネフィットとリスクに関しては，これまでに数多くの研究がある。

① 非定型大腿骨骨折

▶非定型大腿骨骨折の発生頻度は非常に低く，ビスホスホネートを使用している骨粗鬆症患者10万人・年当たり3.2～50例と報告されている[3]。一方，継続使用でその発生頻度は上昇し，3～5年間で1万人・年当たり2.5例となり，8年以上の継続使用では13例まで上昇することが報告されている[5]。さらに1年間の休薬でそのリスクは半減し，3年以上の休薬で80%以上の低下を認めることが指摘されている[5]。

▶このことは，ビスホスホネートの長期継続使用患者において"drug holiday"が推奨される根拠のひとつとなっている。しかし，高い骨折リスクを有する閉経後骨粗鬆症患者において，ビスホスホネート使用患者の非定型大腿骨骨折の発生リスクは，非使用患者の大腿骨近位部骨折発生リスクの1/100未満であり[6]，休薬を検討する際は患者の状態を評価した上で慎重な判断が必要である。

② 顎骨壊死

▶顎骨壊死の診断基準では，病変部における骨露出が8週間以上継続して認められることが挙げられている[7]。しかし，実臨床においてはこの基準があいまいとなる症例があることに留意する。また，ビスホスホネートを使用している骨粗鬆症患者での発生頻度は非常に低く，0.01～0.025%と推定されている[7]。そのため，ビスホスホネート以外に顎骨壊死のリスク因子を有しない原発性骨粗鬆症患者では，休薬に伴う骨折リスクを考慮した上でビスホスホネートの使用継続を検討するべきである[8]。

4 骨粗鬆症治療薬の選択

▶ビスホスホネートに限らず，骨粗鬆症の薬物治療では，治療開始時に各患者で個別に治療ゴールを設定することが推奨されている。具体的には，薬物治療開始後3～5年の間で脆弱性骨折の発生を認めないことや，Tスコア＞－2.5（%YAM＞70）などの目標が挙げられている[9]。また，治療開始後3～5年で目標に到達する可能性が50%以上の薬物を選択することや，目標達成後には休薬や治療継続，薬物変更などを検討することが推奨されている[9]。

▶一方，このような条件を考えて薬物治療を開始する場合，骨折予防効果において高いエビデンスを有するビスホスホネート，抗RANKL抗体（デノスマブ），副甲状腺ホルモン（テリパラチド），抗スクレロスチン抗体（ロモソズマブ）を選択す

る症例が多くなると考える。また，骨折発生リスクが高い原発性骨粗鬆症患者に対して，3～5年間の継続した薬物治療を計画する場合には，ビスホスホネートとデノスマブが第一選択薬となる。一方，テリパラチドとロモソズマブは継続使用に制限があるため，薬物切り替え（逐次療法）を前提とした治療計画が必要となる。

5 ビスホスホネートの休薬時期

▶骨折予防効果が高いデノスマブ，テリパラチド，ロモソズマブの共通の問題として，いずれも休薬後比較的早期に薬物治療開始前の状態に戻ってしまうことが挙げられる。そのため，上記の薬物治療開始時には，必ず薬物変更時の治療計画を立てる必要がある。特にデノスマブは，休薬後すぐに，著明な骨吸収亢進と椎体多発骨折が高頻度に発生することが報告されている[10]。また，その傾向は使用期間が長くなるほど強くなることが指摘されている[10]。さらに，長期継続使用ではビスホスホネートと同様の重篤な副作用の発生を念頭に置く必要がある。デノスマブの長期継続使用症例では，休薬後は可及的早期に他の骨粗鬆症治療薬の開始が必須となる。

▶以上より，骨折予防効果において高いエビデンスを有する骨粗鬆症治療薬の中で，ビスホスホネートは長期継続使用と休薬が可能であり，そのベネフィットとリスクを考慮しながらの使用調節が可能で，有用な治療薬であると考える。

▶他の薬物と同様に，ビスホスホネートにおいても継続使用中に副作用を認めた場合には，使用期間に関係なく休薬や薬物の変更を検討する。非定型大腿骨骨折や顎骨壊死などの重篤な合併症以外にも，胃腸障害や腎機能障害を認めた場合には慎重な検討が必要である。特に腎機能障害を認めた場合には，患者が高齢であることやビスホスホネートが腎から排泄されることを考慮して休薬や薬物変更を早急に判断することが重要である。また，治療継続中に脆弱性骨折の発生を認めた場合，骨折予防効果の限界を考慮して薬物の変更を検討する。

▶米国骨代謝学会では，ビスホスホネートの薬物治療を経口薬で5年以上，注射薬で3年以上継続した症例において，治療期間中に脆弱性骨折の発生を認めず，股関節骨密度のTスコアが－2.5より大きく，高い骨折リスクを有しない場合には休薬を検討すること（**図1**）[2]，休薬後は骨折リスクや骨密度評価を2～3年おきに行うことを推奨している。

▶一方で脆弱性骨折を認めた場合には，ビスホスホネートの継続使用や薬物変更について，そのベネフィットとリスクを再評価して薬物治療を継続する。また，骨

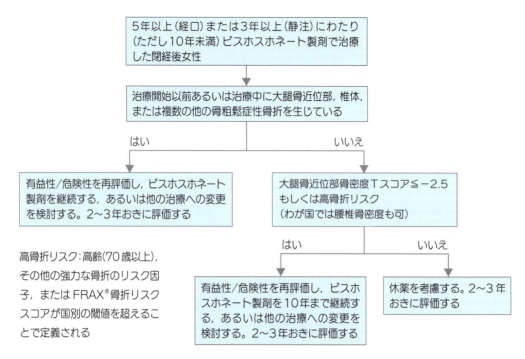

図1 ビスホスホネート製剤の長期投与に関する診療アルゴリズム

(文献2より改変)

折を認めなかった場合においても，Tスコアが−2.5以下や高い骨折リスクを認める場合は10年間までのビスホスホネート継続使用や薬物変更による治療継続を行うことが推奨されている。いずれの場合においても2〜3年おきの再評価が必要である[2]。また，他の研究においても5年間のビスホスホネート使用継続と1〜2年間の休薬が推奨されている[11]。一方，2年以上の休薬は骨折リスクを増加させることが指摘されている[12]。

6 薬物変更の問題点

▶ビスホスホネートを長期使用した患者では，その後の治療において，テリパラチドやロモソズマブ，デノスマブを含め，いずれの骨粗鬆症治療薬も骨折予防効果について十分なエビデンスがないことに留意する[2]。また，強い骨吸収抑制効果を有するデノスマブに変更する場合は，非定型大腿骨骨折などの重篤な副作用のリスクはビスホスホネートと同様に経時的に高くなる可能性があることも念頭に置くべきである。一方，他の骨粗鬆症治療薬を使用した後のビスホスホネートの効果について，短・中期成績の報告を認める[13]が，長期成績についてはエビデンスが少ない。

7 長期薬物治療におけるビスホスホネートの必要性

▶骨折リスクの高い原発性骨粗鬆症患者の薬物治療では，使用する薬物の選択が重要となる。テリパラチドやロモソズマブは骨折予防効果の高い有用な骨形成促進作用を有するが，使用期間に制限がある。10年以上の骨粗鬆症薬物治療を考えた場合，前者は2年間のみの使用となり，8年間以上は他の薬物による治療が必要となる。また，後者においては，他の薬物治療と交互に複数回の使用が可能であるが，長期効果についてのエビデンスは少ない。

▶デノスマブは長期継続使用が可能な骨折予防効果の高い有用な薬物であるが，休薬後のリバウンドが大きな問題となる。そのため，長期使用中に重篤な副作用を認めた場合には休薬が困難である。その後の使用薬物としては，ビスホスホネートが推奨されている[14]。

▶以上より，骨折リスクの高い原発性骨粗鬆症患者において，10年間以上の長期薬物治療を計画する上でビスホスホネートは有用な薬物であると考える。

8 ビスホスホネートをいつ休薬するか

▶これまでのエビデンスの高い研究において，10年間のアレンドロン酸継続使用は，5年間で休薬した群と比較して，有意な椎体骨折の抑制と骨密度の上昇を認めたことが報告されている[1]。また長期継続使用における効果と重篤な副作用の発生について，ベネフィットとリスクを考慮した場合においても，10年以上の継続使用は有用であることが報告されている[15]。

▶これまでに筆者らは閉経後骨粗鬆症患者55例を対象に，経口アレンドロン酸またはリセドロン酸の10年間継続使用を行い，その治療成績を報告した[16]。10年間で腰椎骨密度の継続的な上昇を認めた（**図2**）[16]。一方，股関節と橈骨遠位端では有意な変化を認めなかった。骨吸収マーカーは薬物使用開始後2年以内に基準値まで改善し，その後8年間は安定していた。10年間で6例の新規脆弱性骨折を認め，全例でリセドロン酸からアレンドロン酸への薬物変更を行い，再骨折を認めなかった。また，非定型大腿骨骨折や顎骨壊死などの重篤な副作用を認めた症例はなかった。

▶経口ビスホスホネートの継続使用については，ベネフィットとリスクを考えて，基本的には5年間での休薬を検討することが推奨されている。しかし，骨粗鬆症の診断基準を満たす患者に対して，筆者は経口ビスホスホネートの10年間の継続使用は有用な治療法のひとつであると考えている。

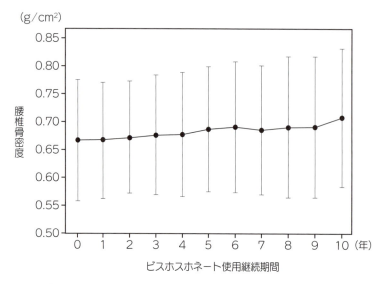

図2 ビスホスホネート10年間継続使用による腰椎骨密度変化

(文献16より改変)

文献

1) Black DM, et al：JAMA. 2006；296(24)：2927-38.
2) Adler RA, et al：J Bone Miner Res. 2016；31(1)：16-35.
3) Shane E, et al：J Bone Miner Res. 2014；29(1)：1-23.
4) Chen JS, et al：Nat Rev Endocrinol. 2011；8(2)：81-91.
5) Black DM, et al：N Engl J Med. 2020；383(8)：743-53.
6) Edwards BJ, et al：J Bone Joint Surg Am. 2013；95(4)：297-307.
7) Khan AA, et al：J Bone Miner Res. 2015；30(1)：3-23.
8) Japanese Allied Committee on Osteonecrosis of the Jaw；Toshiyuki Yoneda, et al：J Bone Miner Metab. 2017；35(1)：6-19.
9) Cummings SR, et al：J Bone Miner Res. 2017；32(1)：3-10.
10) Cummings SR, et al：J Bone Miner Res. 2018；33(2)：190-8.
11) Naylor KE, et al：Osteoporos Int. 2018；29(6)：1407-17.
12) Curtis JR, et al：Med Care. 2020；58(5)：419-26.
13) Kendler DL, et al：Osteoporos Int. 2019；30(12)：2437-48.
14) Tsourdi E, et al：J Clin Endocrinol Metab. 2020；dgaa756.
15) Abrahamsen B, et al：BMJ. 2016；353：i3365.
16) Iba K, et al：J Bone Miner Metab. 2020；38(2)：240-7.

射場浩介

4章　いつ治療薬を始めるか，いつまで続けるのか？

14 二次性骨折予防に どう取り組むか？

Point

◉令和4年度の診療報酬改定において，大腿骨近位部骨折患者に対して二次性骨折予防継続管理料が新設された。

◉高齢化によって脆弱性骨折が増加し，骨折に伴う医療費や介護費の負担が激増しているため，医療政策として初めて二次性骨折予防に焦点が当てられた。

◉急性期病院で術後早期に骨折リスクの評価と骨粗鬆症治療を開始し，外来診療を担当する医療機関が連携して治療継続することで，加算の対象になる。

◉骨折リエゾンサービス（FLS）とは二次性骨折予防を目的とした多職種連携と地域連携の医療システムであり，その行動指針となるFLSクリニカルスタンダードが公開されている。

◉二次性骨折予防の地域での広がりは整形外科医と内科かかりつけ医との協働が不可欠であり，一次予防への波及効果をもたらすことが期待される。

1 なぜ二次性骨折予防が重要か？

▶二次性骨折予防とは新鮮骨折を発症した患者に対する骨粗鬆症治療介入を指す言葉で，令和4年度の診療報酬改定に大腿骨近位部骨折患者に対する二次性骨折予防継続管理料として初めて登場した[1]（**表1**）[2]。

表1　大腿骨近位部骨折二次性骨折予防の評価

（新）二次性骨折予防継続管理料
イ　二次性骨折予防継続管理料1　1,000点（入院中1回・手術治療を担う一般病棟において算定）
ロ　二次性骨折予防継続管理料2　750点（入院中1回・リハビリテーション等を担う病棟において算定）
ハ　二次性骨折予防継続管理料3　500点（1年を限度として月に1回・外来において算定）

2024年3月に正式に通達された文書では継続管理料という言葉が示すように急性期の管理料1，回復期の管理料2，外来における管理料3とクリニカルスタンダードにのっとった流れで評価されることが決定された。
対象患者，算定要件，施設基準に関する詳細は文献2を参照。

（文献2より引用）

85

▶「骨粗鬆症の予防と治療ガイドライン2015年版」では大腿骨近位部骨折および椎体骨折患者は骨粗鬆症治療の開始基準となっており[3]，「大腿骨頚部/転子部骨折診療ガイドライン2021」では大腿骨頚部/転子部骨折後の二次性骨折予防は推奨度1，エビデンスレベルAとなっている[4]。

▶脆弱性骨折患者は次の骨折リスクが高いことや早期に二次性骨折が発症することが報告されているにもかかわらず[5]，これまで二次性骨折予防が実施されず，2006年に導入された大腿骨近位部骨折の地域連携パスでは骨折後の骨粗鬆症治療は低迷していた[6]。

▶高齢化が進み，脆弱性骨折の増加は医療費増大や介護負担の面からも対策が急務となり，医療政策として二次性骨折予防の評価新設につながった。

2 骨折リエゾンサービス (FLS) とは何か？

▶骨折リエゾンサービス（Fracture Liaison Service；FLS）は1990年代に英国で始まった二次性骨折予防を目的にした医療サービスで，看護師がコーディネーターとして多職種連携を主導して二次性骨折予防を開始し，かかりつけ医とともに治療を継続するシステムである[7]。

▶FLSは薬物治療とともに転倒予防や運動指導，教育まで包括的な患者ケアによって二次性骨折予防を達成する。FLSによって骨折抑制のみならず医療費抑制効果が報告されて国際的に普及してきた[8]。

▶わが国において日本脆弱性骨折ネットワークと日本骨粗鬆症学会が協働して「骨折リエゾンサービス（FLS）クリニカルスタンダード」を策定した[9]。

3 FLSクリニカルスタンダードの概要

▶FLSは5つのステージからなり，①骨折患者の特定，②二次性骨折リスクの評価，③骨粗鬆症薬を含む治療の開始，④患者フォローアップ，⑤患者家族および医療従事者の教育と情報提供となっている[10]（図1）。

▶①骨折患者の特定では，骨折患者が入院後すぐにチームメンバーに認識されてFLS介入がスタートする。今回の診療報酬改定は大腿骨近位部骨折のみ対象であるが，椎体骨折など他の部位の脆弱性骨折への運用も考慮する。

▶②二次性骨折リスクの評価では，骨折後90日以内に骨密度検査と血液検査によ

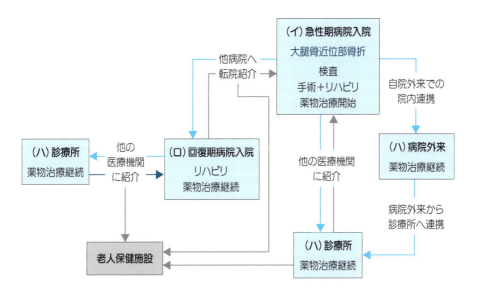

図1 地域における大腿骨近位部骨折患者の継続管理

る鑑別診断や転倒リスク評価が必須であり，認知機能，サルコペニアの評価も推奨されている。骨脆弱性をきたす疾患は多様であり，鑑別診断として代謝性疾患や悪性腫瘍などを除外することが求められる。

▶③治療は，薬剤治療が必須項目である。リハビリテーションおよび転倒予防指導も重要項目である。多職種の視点で骨折患者の最大限の回復と二次性骨折の徹底を目的に連携する。

▶④患者フォローアップは退院後1年間の追跡が推奨され，他施設との連携を図りながら患者の長期的な管理を実施する[11]。

▶ステージ①〜④に並行して，⑤患者家族および医療従事者への教育と情報提供に取り組むことが重要である。資材などを用いてわかりやすい言葉で二次性骨折予防の重要性を伝える。施設内の研修会が算定要件になっていることから，積極的にスタッフ教育に取り組むことが必須となる。

4 二次性骨折予防継続管理料の算定

▶加算の算定はイ，ロ，ハの施設に分類され，イは手術治療を実施した患者に対して急性期病院で管理料1（1,000点），ロは急性期病院から回復期病院に転院して継続治療した場合に管理料2（750点），ハは外来診療において月1回1年間まで

継続的な二次性骨折予防に係る評価の新設

骨粗鬆症の治療による二次性骨折予防のために，骨粗鬆症を有する大腿骨近位部骨折患者に対する早期からの治療介入を評価する

（イ）二次性骨折予防継続管理料1…1,000点

大腿骨近位部骨折に対する手術を行ったものに対して，二次性骨折の予防を目的として，骨粗鬆症の計画的な評価及び治療等を行った場合に，当該入院中1回に限り算定する

（ロ）二次性骨折予防継続管理料2…750点

他の保険医療機関においてイを算定したものに対して，継続して骨粗鬆症の計画的な評価及び治療等を行った場合に，当該入院中1回に限り算定する

（ハ）二次性骨折予防継続管理料3…500点

入院中の患者以外の患者であって，イを算定したものに対して，継続して骨粗鬆症の計画的な評価及び治療等を行った場合に，初回算定日の属する月から起算して1年を限度として，月1回に限り算定する

図2　二次性骨折予防継続管理料の実際

診療報酬改定のポイントは，イの医療機関では手術を実施した大腿骨近位部骨折のすべてに管理料1が算定でき，管理料2と3はイを算定した場合のみ算定できるという連携を必要としていることである。

(文献2，12より作成)

管理料3（500点）が算定可能である（**図2**）[2, 12]。

▶施設基準として，医師，看護師，薬剤師の配置と院内の教育研修体制を事前に地方厚生局に届け出する必要がある。実際の診療内容については「FLSクリニカルスタンダード」および「骨粗鬆症の予防と治療ガイドライン2015年版」に沿った適切な評価と治療を実施する。

▶薬剤選択については指定や推奨はされておらず，ガイドラインに基づいて患者の状態を考慮して適切な薬剤が処方される。管理料3の維持期の施設は整形外科だけでなく内科かかりつけ医も関わることから，退院支援と医療連携が重要である。

▶2024年5月末の段階で管理料1の届け出を行った病院は全国で約1,900になっており二次性骨折予防に向けて多くの病院が骨粗鬆症治療を開始していることから，診療所の役割が重要となっている。また現在，管理料3については5,200を超える病院および診療所が届け出を行っており，二次性骨折予防は維持期へと広がっている。

5 二次性骨折予防の工夫

- 大腿骨近位部骨折における二次性骨折予防は，入院での急性期治療を担当する病院が骨折リスク評価と骨粗鬆症治療を開始することが前提となる。今回の診療報酬改定を契機に院内のクリニカルパスの導入や見直しなど患者の特定，評価と治療開始が適切に行われるシステムを構築する[13]。
- 薬剤治療は骨吸収抑制薬の内服や注射薬および骨形成促進薬を用いて個々の病状や患者背景に基づいて選択される[14]。
- 退院後の治療継続を念頭に置いて，治療継続のための地域連携を強化する。各病院では退院後の患者フローを事前に把握しておくことで適切な退院支援が可能となる。イ，ロ，ハ，と複数の医療機関が連携するために管理料1，2の算定状況を次の医療機関に伝える連絡票を活用する[15]（**図3**）。

二次性骨折予防継続管理料算定連絡票

令和 4 年度の診療報酬改定にて大腿骨近位部骨折を発症し、手術治療を行った患者に対する二次性骨折予防継続管理料 1，2，3 が算定可能になりました。
下記に従って治療継続をお願いいたします。（＊事前の届け出が必要です）

患者名＿＿＿＿＿＿＿＿　生年月日　　年　　月　　日

【診断名】□大腿骨頸部骨折
□大腿骨転子部骨折
□大腿骨転子下骨折

【手術日】令和　　年　　月　　日
□骨接合術
□人工骨頭挿入術
□人工股関節置換術

【検　査】
骨密度検査　□済（　　月　　日実施）　□未
血液検査　□済（　　月　　日実施）　□未
└→内、骨代謝マーカー　□済　□未

【治療薬】＿＿＿＿＿＿＿＿＿＿＿＿

二次性骨折予防継続管理料の算定について

（イ）＿＿＿＿＿＿＿＿病院にて　　年　　月に
二次性骨折予防継続管理料 1 を算定しました。

（ロ）＿＿＿＿＿＿＿＿病院にて　　年　　月に
二次性骨折予防継続管理料 2 を算定しました。

（ハ）二次性骨折予防継続管理料 3

□　当院外来初回算定日　　年　　月　　日
貴院にて　　年　　月～　　年　　月まで月 1 回の算定が可能です。

□　当院外来での算定無し
貴院受診後、1 年間、月 1 回の算定が可能です。

貴院での骨粗鬆症治療につきまして継続していただきますようお願い申し上げます。
-----連絡事項-----------------------------------

図3　二次性骨折予防継続管理料算定の連絡票

当院では，継続管理料についての情報文書と管理料算定連絡票を同封している。管理料の算定情報を伝達する方法として，このような連絡票を用いることで紹介先の医療機関と情報共有をして，スムーズな算定につなげている。（新潟リハビリテーション病院提供）

▶かかりつけ医での患者管理がスムーズに実施されるために，地域での二重エネルギーX線吸収法（dual-energy X-ray absorptiometry；DXA）の共同利用が有効となる。DXA検査の施設間連携を地域医師会が主体的に構築することは一次性骨折予防にも波及効果を持つと考えられる。

▶管理料算定の施設基準では骨粗鬆症の研修会を実施することが要件になっており，急性期病院を中心として地域での病診連携を広げるチャンスととらえる[16]。

▶高齢者の骨折患者では老人保健施設に入所する段階で，薬剤費用負担の問題から骨粗鬆症薬が中止される場合があるが，転倒・骨折のリスクの高い骨折後患者においては二次性骨折予防の意義や施設にとっての利点を伝えることで安易な中止を回避することができる[17]。

▶今回の改定は大腿骨近位部骨折患者の二次性骨折予防を通じて病院と診療所，医療と介護，整形外科と内科が新たな連携を構築するターニングポイントとなり，この一点突破によって骨粗鬆症全体の診療の向上という全面展開に波及効果を持つことが期待される[18]。

6 二次性骨折予防の今後

▶今回の改定は医療費抑制や介護予防を見据えた脆弱性骨折診療や骨粗鬆症治療における医療政策の転換で，大腿骨近位部骨折に焦点が当てられた。

▶安全な早期手術のための周術期管理と，重症化させないための二次性骨折予防が組み合わせて評価されている[19]。

▶高齢者の脆弱性骨折に関わるすべての医療機関，医療従事者が二次性骨折予防を確実に実施することで患者にとって最大限のベネフィットをもたらすことが期待される。

▶今後は転倒予防を含めたリハビリテーションの効果，他の脆弱性骨折の二次性骨折予防を広げるために，われわれが躊躇することなくFLSに取り組むことが求められている[20]。

文 献

1) 山本智章：整・災外. 2024；67(8)：921-5.
2) 厚生労働省保険局医療課：令和4年度診療報酬改定の概要. 令和4年3月4日版.（2024年11月閲覧）
   https://www.mhlw.go.jp/content/12400000/001079187.pdf
3) 骨粗鬆症の予防と治療ガイドライン2015年版. 骨粗鬆症の予防と治療ガイドライン作成委員会，編. ライフサイエンス出版, 2015.

4) 大腿骨頚部／転子部骨折診療ガイドライン2021（改訂第3版）：日本整形外科学会, 他, 監. 日本整形外科学会診療ガイドライン委員会, 他, 編. 南江堂, 2021.

5) Yamanashi A, et al：Osteoporos Int. 2005；16(10)：1239-46.

6) 宮腰尚久, 他：日整会誌. 2012；86(10)：913-20.

7) McLellan AR, et al：Osteoporos Int. 2003；14(12)：1028-34.

8) Wu CH, et al：Bone. 2018；111：92-100.

9) 山本智章：整・災外. 2019；62(13)：160912.

10) 山本智章：日医師会誌. 2023；151(11)：1933-6.

11) 山本智章：MED REHABIL. 2023；283：20-4.

12) 厚生労働省：診療報酬の算定方法の一部を改正する件. 令和4年厚生労働省告示第54号.（2024年11月閲覧）
https://www.mhlw.go.jp/content/12404000/000907834.pdf

13) 山本智章, 他：日骨粗鬆症会誌. 2019；5(4)：679-86.

14) Conley RB, et al：J Bone Miner Res. 2020；35(1)：36-52.

15) 山本智章：骨粗鬆症治療. 2014；13(3)：186-90.

16) 山本智章：MED REHABIL. 2023；295：64-9.

17) 石井光一：骨粗鬆症治療. 2009；8(1)：25-31.

18) 山本智章：臨整外. 2023；58(3)：239-44.

19) 山本智章：臨整外. 2023；58(1)：93-8.

20) 山本智章：日骨粗鬆症会誌. 2022；8(1)：15-9.

山本智章

4章　いつ治療薬を始めるか，いつまで続けるのか？

15 国際骨粗鬆症財団が推進する Capture the Fracture® とは？

Point

- ◉脆弱性骨折発生例では引き続いて骨折を発生するリスクが高い。
- ◉"Capture the Fracture®（CTF）"は国際骨粗鬆症財団（IOF）が「最初の骨折を最後の骨折にしよう」をキャッチフレーズに掲げた二次性骨折予防プログラムである。
- ◉骨折リエゾンサービス（FLS）は整形外科医ではなく，看護師を中心とするコーディネーターがリエゾンとなって二次性骨折予防を実施する仕組みで，費用対効果に優れる。
- ◉世界各国で取り組んで成功したFLSに対して，IOFが「CTFベストプラクティス認定」を授与していて，わが国は世界で最も多くの施設が認定を得ている。

1 はじめに

▶骨粗鬆症の診療では，二次性骨折予防がきわめて効率の良い治療戦略であることが明らかとなっている。

▶二次性骨折予防では橈骨遠位端骨折や椎体骨折はセンチネル骨折と呼ばれ，次に発生する脆弱性骨折を予防するために，漏らさず骨折リスク評価が実施される必要がある。このセンチネル骨折を"捕まえる"のが"Capture the Fracture®"である。国際骨粗鬆症財団（International Osteoporosis Foundation；IOF）は「最初の骨折を最後の骨折にしよう」をキャッチフレーズに掲げて，"Capture the Fracture®（CTF）"というプログラムを展開している。

2 国際骨粗鬆症財団（IOF）

▶IOFは，1988年に設立された，骨粗鬆症と関連する骨疾患の研究，予防，治療の向上に取り組む組織である。IOFはアフリカ，アジア太平洋，中東，ラテンアメリカの4つの指定地域における地域評議会を通じて，各地域での骨粗鬆症関連のプ

ログラムや政策を推進する加盟学会を支援している。

▶IOFの目標は次の通りである。①一般の人々，医療専門家，政策立案者に対して骨粗鬆症の重要性を教育し，骨の健康と骨折予防の重要性を啓発する，②骨粗鬆症および関連する骨疾患に関する科学的研究の支援，③政府や健康機関と協力し，骨健康の向上と骨粗鬆症対策に関する政策やプログラムの改善，④教育資料，臨床実践のガイドライン，医療提供者および患者向けのツールなどの提供，⑤専門家，団体，利害関係者の連携，知識の共有，活動の調整，効果的な戦略の実施。

3 Capture the Fracture® (CTF)

① 開発の経緯

▶脆弱性骨折例では，引き続いて骨折を発生するリスクが高い。メタアナリシスの結果では，手関節部骨折既往例や椎体骨折既往例で，大腿骨近位部骨折の発生リスクがそれぞれ1.9倍，2.3倍高くなっていた[1]。したがって脆弱性骨折を生じた例を対象にした骨折の防止（二次性骨折予防）は，治療効率に優れる。これに加えて脆弱性骨折例は骨折治療を受けていて，医療施設での管理下にあるので把握が容易であり，さらに骨折に伴う疼痛や機能制限を自ら経験しているため，骨折予防のための骨粗鬆症治療に対する理解が得られやすい。

▶しかしながら，脆弱性骨折例に対する二次性骨折予防の実施率はきわめて低く，中でも大腿骨近位部骨折，橈骨遠位端骨折，上腕骨近位端骨折などでは，整形外科医によって骨折治療が実施された例のうち，1/5以下にしか骨粗鬆症治療が実施されていないことが知られている[2]。この理由は骨折治療を実施する整形外科医が，二次性骨折予防，すなわち骨粗鬆症治療に対して関心が低く，そのため骨折患者への適切な対応がなされていないためである。

▶このような背景から欧州では，骨折リエゾンサービス（Fracture Liaison Service；FLS）が1990年代末から試みられた。FLSは骨折治療を実施する整形外科医ではなく，看護師を中心とするコーディネーターがリエゾンとなって二次性骨折予防を実施する仕組みである[3]。FLSではリエゾンが5つのiステップ（5i），①すべての脆弱性骨折患者を見つけ出す（identification），②骨折リスクの評価（investigation），③適切な介入を実施する（intervention），④患者のフォローアップ（integration），⑤教育と情報提供（information）を実施する[4]。

▶FLSの最大の特徴は，脆弱性骨折が効率良く予防される結果，費用対効果に優れ

る点である。わが国での費用対効果分析結果では100人当たり118,279ドルの治療費削減がもたらされることが明らかとなっている[5]。

▶Capture the Fracture®（CTF）はFLSを支援するためIOFが開発したもので，FLSの認知度アップ，リソース，トレーニングツールを世界中に提供するプログラムである（https://www.capturethefracture.org/）。国際的な協力と情報共有を図り，医療提供者による一貫したケアの実現のための取り組みを行っている。具体的には，二次性骨折予防に関する標準的なプロトコル（ベストプラクティスフレームワーク〔Best Practice Framework；BPF〕）や骨折後ケアコーディネートプログラムとその普及のためのメンターシップ制度，ガイドラインの提供を実施している。

❷ ベストプラクティスフレームワーク（BPF）

▶BPFは，世界各国で取り組んで成功したFLSに対して，IOFが「CTFベストプラクティス認定」を授与するための評価・認定ツールである（https://www.capturethe-fracture.org/best-practice-framework）。BPFは世界のリーダーからの意見に基づいて作成されており，FLS実施のためのガイドにもなっている。

▶脆弱性骨折の治療を行うすべての病院やクリニックにおいてFLSが実施されれば，その実施内容に応じて申請が可能で，この分野の専門家による評価を受けることができる。BPFの評価はFLSの成功に必須の13の基準で評価される（**表1**）。各々の評価基準には3つのレベルにわかれる判定基準と目標が示されている。BPFのサイトには13の基準のそれぞれのレベルについて，日本語の説明書がアップされていてダウンロード可能である。

表1 BPF評価での基準

基準1	患者の特定
基準2	患者の評価
基準3	骨折後リスク評価実施期間
基準4	椎体骨折の評価
基準5	評価ガイドライン
基準6	続発性骨粗鬆症との鑑別診断
基準7	転倒予防サービス
基準8	健康状態および生活習慣におけるリスク因子の評価
基準9	薬物治療開始に関する基準
基準10	治療経過の確認
基準11	情報共有システム
基準12	骨折リスクの長期的管理
基準13	データベース登録

▶認証される大まかな目安は，以下の通りである。年間症例数100例以上が必要で，【銅】大腿骨近位部骨折あるいは脊椎骨折どちらかを対象に実施している，【銀】入院患者の大腿骨近位部骨折と脊椎骨折を対象に実施している，【金】入院・外来患者の大腿骨近位部骨折と脊椎骨折を対象とし，組織的に高い精度で実施している（その他組織の活動などの項目も加味して集計される）。

③ ベストプラクティスマップ

▶各施設での取り組みを入力すれば，その内容に応じてIOFによってその施設のFLSが評価される。ステップ1：各FLS実施施設から申請書を送付，ステップ2：各FLSが地図上に緑色でマークされ評価を受ける，ステップ3：各FLSのBPFにおける到達レベルが指定される，ステップ4：各FLS到達レベル（金銀銅）とともに地図上に示される（https://www.capturethefracture.org/map-of-best-practice）。

▶2024年7月現在，わが国には世界最多の100本の星が付けられている。金の数も21と世界最多である。

④ メンターシッププログラム

▶IOFではFLSを世界中で実施できるようにするため，メンターシッププログラムを進めている（https://www.capturethefracture.org/mentorship）。このプログラムは，経験豊富なFLS実施経験医師（チャンピオン）と，新たにFLSを開始したいという意欲のある施設とを結びつけるものである。メンターシッププログラムではオンサイトトレーニング（メンターが施設訪問して指導），ワークショップ開催，金賞獲得プログラムなどが進められている。

4 骨粗鬆症リエゾンサービス®（OLS®）とFLS

▶骨粗鬆症リエゾンサービス®（Osteoporosis Liaison Service；OLS®）は日本骨粗鬆症学会が2011年に策定・定義した名称である。わが国にFLSを導入するにあたり，そのコーディネーターである骨粗鬆症マネージャー®を育成するための仕組みづくりを実施するために命名された。

▶FLSの目的が骨折患者の二次性骨折予防のみであるのに対し，OLS®は二次性骨折予防に加えて，診療所や地域での一次性骨折予防もその活動に包含すると定義される（**図1**）[6]。

▶骨粗鬆症マネージャー®はOLS®の役割を担う骨粗鬆症に関する知識を有するメ

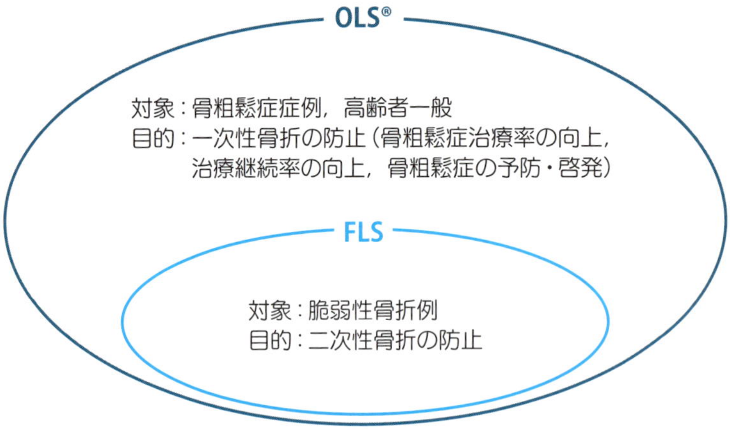

図1 OLS®とFLSの関係を示すベン図
FLSの目的が二次性骨折予防のみであるのに対し，OLSは二次性骨折予防に加えて，一次性骨折予防も包含する。 〔文献6より改変〕

ディカルスタッフで，2015年から日本骨粗鬆症学会でその認定制度が開始された。認定対象は，病院・診療所・介護サービス施設などに所属し，実際に医療・保健・教育活動に従事する者である。したがって骨粗鬆症マネージャー®は看護師のみでなく，理学療法士，薬剤師，栄養士など多職種が担い，急性期病院や回復期病院では主に骨折治療後のFLSに携わる。骨粗鬆症マネージャー®が活躍した結果，わが国の多くの施設でCTFの金銀銅を受賞することができた。

5 おわりに

▶FLSによる二次性骨折予防は，骨粗鬆症治療における最も重要な治療戦略である。

▶わが国では令和4年度の診療報酬改定で，大腿骨近位部骨折治療例でのFLSに二次性骨折予防継続管理料が算定できるようになった。しかしながら大腿骨近位部骨折は骨粗鬆症の終末像で，この骨折を予防するために骨粗鬆症の診断と治療が行われていると言える。

▶したがってFLSでは椎体骨折，橈骨遠位端骨折などのセンチネル骨折を対象とした二次性骨折予防による大腿骨近位部骨折の予防が重要である。CTFはそれを実施するためのきめ細かいサポートプログラムである。

文 献

1) Klotzbuecher CM, et al：J Bone Miner Res. 2000；15(4)：721-39.
2) Hagino H, et al：Arch Osteoporos. 2023；18(1)：23.
3) Mitchell PJ：Osteoporos Int. 2011；22 Suppl 3：487-94.
4) National Osteoporosis Society. Effective secondary prevention of fragility fractures：Clinical standards for Fracture Liaison Services. 2014.
5) Kobayashi S, et al：Arch Osteoporos. 2022；17(1)：64.
6) Hagino H, et al：Osteoporos Sarcopenia. 2019；5(3)：65-8.

萩野　浩

5章　治療薬の選択は？

16 治療開始時の薬剤選択の根拠は何か？

Point

● 70歳未満では椎体骨折，より高齢では大腿骨近位部骨折の予防をめざす。

● それぞれの骨折抑制効果のエビデンスを考慮して薬剤を選択する。

● 骨密度増加効果および骨折抑制効果の発現時期も考慮して薬剤を絞り込む。

● 骨折の危険性が高い例では，骨形成促進薬から骨吸収抑制薬への逐次療法を考慮する。

1　骨粗鬆症に対する治療薬選択の基本的な考え方

▶ 骨粗鬆症の最も重要な治療目的は，骨粗鬆症に伴う脆弱性骨折の予防である。そのため，明確な骨折抑制効果のエビデンスを有する薬剤を選択することが最も大切である。一方，薬剤には種々の有害事象があるため，その点も考慮した薬剤選択が必要である。

▶ さらに，骨粗鬆症の薬物療法は長期にわたることが少なくないことから，薬剤の使用方法の遵守とその継続も重要となる。同程度の有効性を有する薬剤間では，それぞれの薬剤の投与ルートと投与間隔を患者に説明し，患者が最も受け入れやすい薬剤を選択することも考慮すべきである。

2　予防すべき脆弱性骨折

▶ FRAX® により個々の患者の10年間における大腿骨近位部骨折の絶対骨折危険率を算定することが可能であるが，わが国ではそのカットオフ値が決められていないため，年齢で予防すべき骨折を決定せざるをえない。

▶ 日本人の骨粗鬆症に伴う脆弱性骨折の発生数をみると，最も頻度が高いのは椎体骨折であり，50歳以降徐々に発生率が増加するが，大腿骨近位部骨折は70歳以降に発生率が増加する（**図1**）[1]。

▶ これらの骨折は寝たきりにつながるとともに，いずれも生命予後を悪化させる[2]。

98

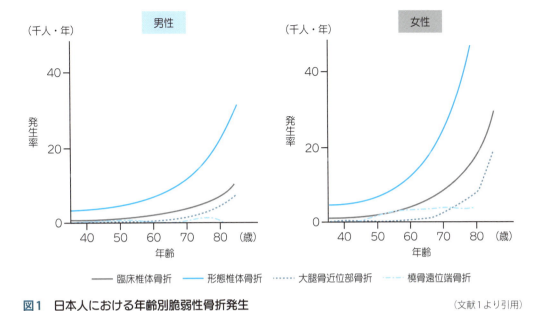

図1 日本人における年齢別脆弱性骨折発生 （文献1より引用）

▶以上より，70歳までは椎体骨折，それ以降では大腿骨近位部骨折を抑制すべきである。

3 骨折抑制効果のエビデンスと薬剤選択

▶表1に閉経後骨粗鬆症において少なくとも確実な椎体骨折抑制効果が確認されている薬剤について，各種脆弱性骨折抑制効果のエビデンスの有無を示す。
▶70歳以上の症例に対しては，大腿骨近位部骨折抑制効果が明確なビスホスホネート製剤の一部，デノスマブ，ロモソズマブの選択が望ましい。
▶70歳未満の症例に対しては表1のいずれの薬剤も椎体骨折抑制効果が確認されているが，既存椎体骨折のない例に対する一次予防効果のエビデンスはアレンドロネート，ラロキシフェン，デノスマブに限られる。
▶そして，表2に示す各薬剤の有害事象も考慮して薬剤選択を行う。

4 骨折の危険性の高い骨粗鬆症への治療

▶わが国では，テリパラチド，アバロパラチド，ロモソズマブの適応は骨折の危険性の高い骨粗鬆症とされる。

表1　主な骨粗鬆症治療薬の骨折予防効果のエビデンス

分類	薬物名	椎体骨折	非椎体骨折	大腿骨近位部骨折
活性型ビタミンD₃薬	エルデカルシトール	＋	－	－
ビスホスホネート薬	アレンドロネート	＋	＋	＋
	リセドロネート	＋	＋	＋
	ミノドロネート	＋	－	－
	イバンドロネート	＋	－	－
	ゾレドロネート	＋	＋	＋
SERM	ラロキシフェン	＋	－	－
	バゼドキシフェン	＋	－	－
副甲状腺ホルモン薬	遺伝子組換えテリパラチド	＋	＋	－
	テリパラチド酢酸塩	＋	－	－
副甲状腺ホルモン関連蛋白アナログ薬	アバロパラチド	＋	＋	－
抗RANKL抗体薬	デノスマブ	＋	＋	＋
抗スクレロスチン抗体薬	ロモソズマブ	＋	＋	＋

表2　主な骨粗鬆症治療薬の有害事象

分類	有害事象
活性型ビタミンD₃薬	高カルシウム血症
ビスホスホネート薬	顎骨壊死，非定型大腿骨骨折，上部消化管障害，急性期反応
SERM	深部静脈血栓症，インフルエンザ様症状，ほてり，下肢の痙攣，末梢性浮腫
副甲状腺ホルモン薬	悪心，嘔吐，頭痛，腹部違和感，浮動性めまい，筋痙攣
副甲状腺ホルモン関連蛋白アナログ薬	一過性の頻脈，軽度の血圧低下
抗RANKL抗体薬	顎骨壊死，非定型大腿骨骨折，低カルシウム血症
抗スクレロスチン抗体薬	虚血性心疾患，脳血管障害，顎骨壊死，非定型大腿骨骨折

▶ロモソズマブ以外の添付文書には，「本剤の適用にあたっては，低骨密度，既存骨折，加齢，大腿骨頸部骨折の家族歴等の骨折の危険因子を有する患者を対象とすること」と記載されている。

▶ロモソズマブの添付文書には，日本骨代謝学会・日本骨粗鬆症学会の診断基準における以下の重症度に関する記載などを参考に，骨折の危険性の高い患者を対象とすることが記載されている。

①骨密度値が－2.5SD以下で1個以上の脆弱性骨折を有する

②腰椎骨密度が−3.3SD未満

③既存椎体骨折の数が2個以上

④既存椎体骨折の半定量的評価法結果がグレード3

▶一方，最近の海外の閉経後骨粗鬆症患者の管理指針をみると，スイスの管理アプローチ[3]では，骨折の高リスクの条件に大腿骨近位部骨折や椎体骨折の既往，大腿骨頸部骨密度−2.5SD未満などが挙げられており，いずれもわが国の原発性骨粗鬆症の診断基準の対象と合致している。

▶同様に，米国内分泌学会による閉経後骨粗鬆症の管理アルゴリズム[4]でも，高リスクは「大腿骨近位部または椎体骨折の既往があるか，大腿骨近位部または腰椎の骨密度が−2.5SD以下か，FRAX®による10年の大腿骨近位部骨折リスクが3％以上または主要骨粗鬆症性骨折リスクが20％以上」とされ，FRAX®の条件以外はわが国の診断基準の対象と合致する。一方，重度リスクは「複数の椎体骨折および大腿骨近位部または腰椎の骨密度が−2.5SD以下」とされ，WHOの重症骨粗鬆症に合致する。そして，第一選択薬としてビスホスホネート製剤，デノスマブ，テリパラチド，アバロパラチド，ロモソズマブが挙げられている。

▶さらに，米国臨床内分泌学会による閉経後骨粗鬆症の管理アルゴリズム（**図2**）[5]でも，高リスク例は腰椎または大腿骨頸部またはtotal hipの骨密度が−2.5SD以下，または，高いFRAX®骨折確率（米国内分泌学会と同基準）とされ，非常に高いリスクは「さらに脆弱性骨折を有する場合」となっている。第一選択薬は既存骨折がなければアレンドロネート，リセドロネート，ゾレドロネート，デノスマブ，既存骨折があればゾレドロネート，デノスマブ，テリパラチド，アバロパラチド，ロモソズマブとされる。

▶つまり，本来わが国の診断基準の対象となる骨密度が骨粗鬆症領域にある例や大腿骨近位部骨折または椎体骨折の既往がある例は既に骨折の高リスク群であり，わが国のテリパラチド，アバロパラチド，ロモソズマブの適応である骨折の危険性が高い骨粗鬆症については，海外の管理指針の非常に高リスクあるいは重度リスクを有する例を示していることになる。

▶そして，最近の海外の指針[6~8]では非常に高い骨折リスク例（わが国の骨折の危険性の高い骨粗鬆症にほぼ一致）に対しては骨形成促進薬を先に使用し，骨吸収抑制薬による逐次療法を行うことが勧められている。

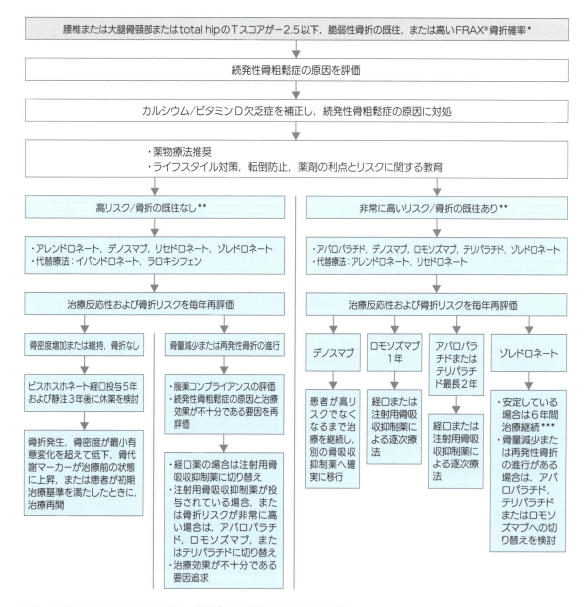

図2 閉経後骨粗鬆症の管理アルゴリズム（米国臨床内分泌学会）

＊：10年の主要骨粗鬆症性骨折リスク20%以上または大腿骨近位部骨折リスク3%以上。米国以外の国/地域では，基準値が異なる場合がある。

＊＊：骨密度が低い患者の骨折リスクが非常に高い因子には，高齢，虚弱，グルココルチコイド，非常に低いTスコア，転倒リスクの増加などがある。

＊＊＊：ゾレドロネート静注6年後に休薬を検討。休薬中は，同化作用のある薬剤またはラロキシフェンなどの弱い骨吸収抑制薬を使用することができる。

（文献5より改変）

5　骨粗鬆症の治療目標

▶わが国も委員を出している，米国骨代謝学会と米国骨粗鬆症財団を中心とした骨粗鬆症の治療目標設定の国際委員会から見解が示され[9]，骨密度減少で治療を開始した場合には，骨密度が骨粗鬆症領域を脱することを治療目標とするとされた。

▶治療薬選択に際して，最近骨折した患者に対しては骨折リスクを急速に低減できる薬剤を選択することが望ましいとされた。

▶同じく治療薬選択に関して，3〜5年で治療目標を達成できる可能性が50％となるような選択を行うとされた。

▶さらに，ビスホスホネート製剤以外の薬剤は，いずれも休薬により急速にその効果が失われることから，何らかの継続治療が必要であることも示された。

▶これらの治療目標の考え方に従えば，骨密度増加効果および骨折抑制効果発現時期も考慮して薬剤を絞り込む必要がある。

6　二次骨折予防

▶骨折をきたした患者において，次の骨折リスクは骨折後1カ月で最も高く，その後リスクは減少して，4カ月以降はほぼ横ばいであることが最近報告された[10]。

▶その後，米国骨代謝学会を中心とするグループより二次骨折予防に関する推奨が発表され，65歳以上の大腿骨近位部骨折または椎体骨折を有する患者に対しては，骨折リエゾンサービスなどの集学的サービスを実施すること，経口ビスホスホネート製剤を数日以内に投与開始すること，ビスホスホネートの注射製剤やデノスマブなら骨折後2週で開始すること，骨折リスクが高い患者，特に椎体骨折例に対しては骨形成促進薬も考慮すること，などが示された[11]。

7　実際の薬剤選択

▶これまで述べてきたことを考慮した実際の薬剤選択を図3に示す。

▶70歳以上で大腿骨近位部骨折を抑制したい場合で，骨折リスクが高い条件に当てはまれば，骨密度増加効果，骨折抑制効果が最も強力な薬剤選択はロモソズマブである。

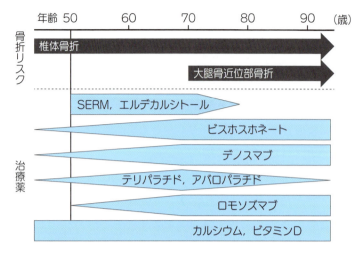

図3 各年齢，骨折種からみた治療薬の選択

文献

1) 藤原佐枝子：診断と治療のABC. 2016；110（別冊）：19-24.
2) Cauley JA, et al：Osteoporos Int. 2000；11(7)：556-61.
3) Meier C, et al：Swiss Med Wkly. 2017；147：w14484.
4) Shoback D, et al：J Clin Endocrinol Metab. 2020；105(3)：dgaa048.
5) Camacho PM, et al：Endocr Pract. 2020；26(Suppl 1)：1-46.
6) Curtis EM, et al：Aging Clin Exp Res. 2022；34(4)：695-714.
7) LeBoff MS, et al：Osteoporos Int. 2022；33(10)：2049-102.
8) Gregson CL, et al：Arch Osteoporos. 2022；17(1)：58.
9) Cummings SR, et al：J Bone Miner Res. 2017；32(1)：3-10.
10) Banefelt J, et al：Osteoporos Int. 2019；30(3)：601-9.
11) Conley RB, et al：J Bone Miner Res. 2020；35(1)：36-52.

宗圓　聰

5章　治療薬の選択は？

17 どのような患者に骨形成薬 ファーストを推奨するか？

Point

◉骨形成促進薬であるテリパラチド，アバロパラチド，ロモソズマブは骨折の危険性の高い骨粗鬆症（**表1**）に対して使用する。

◉各薬剤の投薬期間はテリパラチドが2年，アバロパラチドは1年半，ロモソズマブは1年までに限定されており，いずれの薬剤も終了後は骨吸収抑制薬による後治療が必要である。

◉テリパラチドやアバロパラチドは大腿骨近位部骨折の抑制効果が実証されていないため，主に椎体骨折と非椎体骨折の予防に用いる。

◉ロモソズマブは椎体骨折と非椎体骨折に加え，アレンドロン酸による後療法を加えた逐次療法において大腿骨近位部骨折の抑制効果が示されている。

表1　骨折の危険性の高い骨粗鬆症の基準

- 骨密度が−2.5SD以下で1個以上の脆弱性骨折を有する
- 腰椎骨密度が−3.3SD未満
- 既存椎体骨折の数が2個以上
- 既存椎体骨折の半定量的評価法結果がグレード3

症例をもとに考えてみよう！

症例1　67歳男性

- COPD（GOLD 3期）で7年前から在宅酸素療法中，肺炎球菌性肺炎で入院。BMI 15.9kg/m² と著明なるい痩を認めた。62歳時に左肋骨骨折の既往があり，入院時のX線で椎体骨折が判明した（**図1**矢印）。

- 血液生化学検査では，明らかな内分泌代謝異常は認めない（**表2**）。

- 喫煙歴は20本/日，20〜62歳。機会飲酒。

- β_2刺激薬とステロイドの吸入薬を使用中。

▶75歳未満の男性で骨折や骨密度低下を認め，骨粗鬆症と診断された場合，続発性骨粗鬆症を考慮する。逆に，一般に有病率の高い糖尿病やCOPD，慢性腎臓病

105

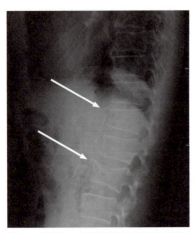

図1 症例1の胸腰椎移行部の側面X線写真

表2 症例1の検査所見

血液生化学	
Alb	4.3 g/dL
Cr	0.9 mg/dL
Ca	9.1 mg/dL
IP	2.8 mg/dL

尿生化学	
Ca	0.22 g/gCr

〔　〕内は基準値
青太字：基準値より低値

内分泌	
intact PTH	46 pg/mL
1,25(OH)$_2$D	46.8 pg/mL
25(OH)D	11 ng/mL

骨代謝マーカー	
BAP	12.6 μg/L 〔3.7〜20.9〕
P1NP	29.7 μg/L 〔18.1〜74.1〕
TRACP-5b	288 mU/dL 〔170〜590〕

骨密度			
腰椎(L1-L4)	YAM	73%	
	Tスコア	−1.9	
大腿骨近位部	YAM	54%	
	Tスコア	−3.3	
大腿骨頸部	YAM	47%	
	Tスコア	−3.6	

（chronic kidney disease；CKD）など，明らかな骨粗鬆症の原因疾患については積極的に骨粗鬆症合併の可能性を検討する。

診断

- 75歳未満の男性で椎体および肋骨骨折の既往とともに低骨密度を認め，骨粗鬆症の診断基準を満たす。続発性骨粗鬆症の原因疾患としてCOPDが考えられる。
- 骨代謝マーカーについては，骨吸収，骨形成マーカーともに基準値内であった。
- ビタミンD 11 ng/mL（＜20 ng/mL）とビタミンD欠乏を合併している。
- 既に禁煙しているが，過去の喫煙も骨粗鬆症のリスクとなる。
- 呼吸不全を合併するような重症COPDでは，やせの頻度が高く，本症例にみられた著明な低体重は骨密度低値に関連していると考えられる。

治療

- ビタミンD欠乏に対しては，サプリメントによる天然型ビタミンDの補充を指導した。
- 本症例では骨形成促進薬で治療を開始し，骨吸収抑制薬への変更が望ましい。

症例2　59歳女性

- 好酸球性多発血管性肉芽腫症，糸球体腎炎に対して約5年前にグルココルチコイド使用歴（パルス療法＋後療法）があり，現在は生物学的製剤（リツキシマブ）のみ使用し寛解している。
- 40歳代前半に2型糖尿病と診断され，現在は持効型インスリンおよびGLP-1受容体作動薬で治療中である。血糖マネジメント不十分のため紹介受診した（**表3**）。

▶ 閉経後女性でグルココルチコイド使用歴があり，2型糖尿病やCKDなども合併していることから骨粗鬆症スクリーニングは必須である。

▶ グルココルチコイド使用中の骨粗鬆症に対する予防的治療は不十分であった可能性がある。

▶ 閉経後6年，2型糖尿病およびBMI 31.2kg/m^{2}の肥満にもかかわらず骨密度は低値であった。

▶ ビタミンD欠乏および続発性副甲状腺機能亢進症も合併している。

▶ eGFR 30mL/分/1.73m^{2}台であり，今後使用できる骨粗鬆症治療薬は限定される。

表3　症例2の検査所見

血液生化学	
Alb	4.3 g/dL
CK	62 U/L
TG	192 mg/dL
HDL-chol	60 mg/dL
LDL-chol	154 mg/dL
Cr	1.30 mg/dL
eGFR	33.4 mL/分/1.73 m^2
Ca	9.8 mg/dL
IP	3.5 mg/dL
Glu	113 mg/dL
HbA1c	7.4%

尿生化学	
Ca	0.19 g/gCr
Prot	1.4 g/gCr

内分泌	
intact PTH	96 pg/mL 〔10〜65〕
25(OH)D	15.7 ng/mL

免疫血清的検査	
CRP	1.0 mg/dL
MPO-ANCA	1.2(<3.5)U/mL
GADAb	<5.0 U/mL

骨代謝マーカー	
BAP	13.8 μg/L 〔3.8〜22.6〕
P1NP	42.6 μg/L 〔26.4〜98.2〕
TRACP-5b	298 mU/dL 〔120〜420〕

骨密度		
腰椎(L1-L4)	YAM	59%
	Tスコア	−4.1
大腿骨近位部	YAM	75%
	Tスコア	−2.0
大腿骨頸部	YAM	61%
	Tスコア	−2.8

〔　〕内は基準値
青太字：基準値より低値
黒太字：基準値より高値

診断

- 骨折既往はないが，著明な骨密度低下から骨粗鬆症と診断した。
- 閉経後間もない時期にグルココルチコイド使用歴があり，骨密度低下が進行したものと考えられる。
- 2型糖尿病やCKD，ビタミンD欠乏，続発性副甲状腺機能亢進症はすべて骨粗鬆症の増悪因子と考えられた。

治療

- サプリメントによる天然型ビタミンD補充とともに骨形成促進薬での治療開始が望ましい。
- eGFR 35mL/分/1.73m^{2}前後で推移しているため，骨形成促進薬終了後の後療法としては，ビスホスホネート（BP）製剤を使用可能な期間で用いる予定である。
- その他，骨代謝に悪影響を与えているであろう血糖マネジメントの改善を図るとともに，CKDに対する治療強化も必要である。

1 骨形成薬の種類

① PTH1受容体作動薬

▶原発性副甲状腺機能亢進症における持続的な副甲状腺ホルモン（parathyroid hormone；PTH）作用の過剰状態は骨密度減少をもたらす。しかし，テリパラチド〔ヒトPTH1-34〕やアバロパラチド（ヒトPTH関連蛋白誘導体）の間欠的投与は骨密度を増加させ，骨折を抑制する。

▶テリパラチドには1日1回の皮下注射製剤である遺伝子組換えテリパラチドとわが国で開発された週1回または週2回の皮下注射製剤であるテリパラチド酢酸塩がある。週1回製剤は医療機関での実施が必要だが，他の薬剤は自己注射が可能である。

▶アバロパラチド酢酸塩は遺伝子組換えテリパラチドと同様に1日1回の自己皮下注射製剤である。

▶遺伝子組換えテリパラチド[1]，テリパラチド酢酸塩[2]，アバロパラチド[3]のすべてのPTH1受容体作動薬で，腰椎および大腿骨頸部骨密度の有意な増加が示されている。また，男性の原発性骨粗鬆症に対しても有効である[4,5]。

▶PTH1受容体作動薬による椎体骨折および非椎体骨折の抑制効果は示されているが，大腿骨近位部骨折単独での抑制効果は証明されていない。

▶PTH1受容体シグナル活性化作用の違いによりアバロパラチドはテリパラチドより骨密度増加および骨折抑制効果が大きい可能性がある[3]。

② ロモソズマブ

▶医療機関での月1回の皮下注射で，1年間使用可能である。

▶椎体・非椎体骨折だけではなく，大腿骨近位部骨折の抑制効果が示されている[6]。

▶ロモソズマブは1つの治験における重大な有害事象として心血管関連死や非致死性の心筋梗塞，脳卒中の発生が報告されている[6]。因果関係は確立されてはいないが，少なくとも過去1年以内の虚血性心疾患または脳血管障害の既往歴のある患者に対しては，使用を避ける。

▶PTH1受容体作動薬とは異なり再投与が可能である。BP製剤使用後のロモソズマブ使用でも骨密度増加効果は示されているため，症例によっては反復使用も検討する。

③ 共通事項

▶骨吸収抑制薬であるデノスマブの使用後にテリパラチドを使用した場合，かえって骨密度を低下させる可能性がある[7]。また，骨吸収抑制薬による治療後に骨形成薬を用いた場合も効果が減弱することが知られている。そのため，著しい骨密度低下を示すようなハイリスク症例に対しては，骨形成薬を初期治療薬として用いるのがベストである[8]。

2 実際に骨形成薬を選択するポイント

▶PTH1受容体作動薬やロモソズマブは骨折の危険性の高い骨粗鬆症が適応となる（**表1**）。ロモソズマブで推奨されている使用適応基準が目安となる。

▶年齢や骨密度，既存骨折などの骨折リスク関連因子だけではなく，自己注射が可能か，頻回の通院が可能かなどの治療環境も治療法を選択する際に考慮する。

- ●骨密度が著しく低値（骨密度Tスコア<−3.3），治療目標となるTスコア>−2.5への到達には大幅な骨密度増加が必要
  - ➡PTH1受容体作動薬，ロモソズマブ
- ●骨折の危険性が高い，ただし転倒歴がなく大腿骨近位部骨折のリスクは高くない
  - ➡PTH1受容体作動薬
- ●骨折の危険性が高い，特に大腿骨近位部骨折のリスクが高い
  - ➡ロモソズマブ

文 献

1) Neer RM, et al : N Engl J Med. 2001 ; 344(19) : 1434-41.

2) Sugimoto T, et al : Adv Ther. 2017 ; 34(7) : 1727-40.

3) Miller PD, et al : JAMA. 2016 ; 316(7) : 722-33.

4) Finkelstein JS, et al : N Engl J Med. 2003 ; 349(13) : 1216-26.

5) Czerwinski E, et al : J Bone Miner Res. 2022 ; 37(12) : 2435-42.

6) Saag KG, et al : N Engl J Med. 2017 ; 377(15) : 1417-27.

7) Leder BZ, et al : Lancet. 2015 ; 386(9999) : 1147-55.

8) Curtis EM, et al. Aging Clin Exp Res. 2022 ; 34(4) : 695-714.

井上玲子, 井上大輔

5章 治療薬の選択は？

18 治療薬の有効性をどう評価するのか？

Point
- 治療経過中の脆弱性骨折の発生は，治療薬の有効性を判定する上で最も重要。
- 骨密度は骨量のサロゲートマーカーとして使用されている。再現性の高い検査だが，その限界を理解しておくこと。
- 二重エネルギーX線吸収法（DXA）の長所を活かすためには再現性の高い撮像が行えるように配慮する。また，最小有意変化（LSC）を超えなければ有効と判定できない。
- 骨形成マーカーや骨吸収マーカーにより治療薬が機能しているか否かが予測できるが，日内変動や摂食の影響に配慮し再現性を高める。
- 治療の目的は，閉経や加齢による原発性骨粗鬆症もしくは他の疾患や薬剤により続発した骨粗鬆症による脆弱性骨折の発生防止と生活の質（QOL）の維持・増進であり，副作用発現の有無，QOLの変化にも考慮する必要がある。

1 骨折判定

1 治療経過中の骨折を確認する意義

▶脆弱性骨折の抑制が骨粗鬆症治療の目的である。治療経過中に骨折が発生した場合，これまでの治療薬が患者の病態に対して有効に機能したか否か検討する上で最も重要な情報である。骨折発生の確認と脊椎X線撮影による椎体骨折判定を定期的に行う。患者に自覚のない椎体骨折（形態学的椎体骨折）が発生している場合や，陳旧性骨折の変形が増悪している場合がある。

▶一度骨折が発生すると，引き続き骨折を生じる危険性が高く，治療期間中であっても重症度を再検討しなければならない。既存骨折による危険率の上昇は前腕骨遠位端骨折では，反対側の骨折が2.1～24.1倍，椎体骨折が1.7～10.7倍，大腿骨近位部骨折が1.4～2.7倍，椎体骨折では，それぞれ1.4～3.3倍，3.9～33倍，1.7～4.7倍，大腿骨近位部骨折では，椎体骨折が1.6～2.4倍，反対側が1.6～2.3倍と報告されている[1]。

❷ 脊椎X線撮影を行う意義

▶椎体骨折を正確に評価する上で，再現性の高いX線撮影は必須である。「骨粗鬆症の予防と治療ガイドライン2015年版」では，第8胸椎と第3腰椎を中心にしてX線を入射させて撮影することを推奨しているが，胸腰椎移行部が脊椎弯曲の変曲点であることや，骨折頻度が高いこと，高齢者には弯曲異常が多いことを考慮すると，さらに第12胸椎もしくは第1腰椎を中心とした撮影を加えるとよい。角度の異なる入射角での撮影を比較することで，評価はより正確になる。また，終板の変形は前後像で判定しやすく，2方向の撮影が好ましい。

▶椎体骨折は，疼痛を伴う臨床骨折（clinical fracture）と臨床症状の有無にかかわらずX線学的に椎体変形の程度で判断する形態骨折（morphometric fracture）に分類される。また，経過観察時には新規椎体骨折（incident vertebral fracture）と陳旧性骨折椎体の変形増悪（worsening vertebral fracture）の発生に注意する。

▶椎体骨折の評価は，椎体前縁もしくは後縁の高さと椎体中央の高さの比，もしくは後縁と前縁の高さの比で評価する定量的評価法（quantitative measurement；QM法）と，椎体変形の程度によって3段階（グレード）に分類する半定量的評価法（semiquantitative method；SQ法）がある[2]〔☞**1章02：表2（p12），図2（p13）**〕。脆弱性椎体骨折が1椎体増加するごとに新規椎体骨折が発生する危険率は3.81倍，非椎体骨折は1.48倍，大腿骨近位部骨折は1.72倍に上昇すると報告されている[3]。

▶SQ法は簡便であるばかりでなく，少しトレーニングをすると誰でも高い再現性で椎体骨折とグレードを判断できることが証明されており，骨粗鬆症診療においてはSQ法が推奨されている[4]。骨折がなければグレード0，隣接椎体と比較して20〜25％の減高があればグレード1，25〜40％であればグレード2，40％以上であればグレード3とする[2]。年齢・骨密度が同様の集団で比較した研究によると，骨折がない場合と比較して新規椎体骨折を生じる危険率はグレード1の骨折であれば約2.4倍，グレード2であれば約5.5倍，グレード3であれば約8.9倍である[4]。

2 骨密度測定

❶ DXA, quantitative CT（QCT）

▶骨量を直接測定することは現時点では難しく，DXAもしくはQCTがサロゲートマーカーとして用いられる。いずれも，関心領域（region of interest；ROI）に沈着しているミネラル（骨塩）の総量を骨塩量（bone mineral content）と言い，骨密度は単位面積もしくは体積当たりの骨量と石灰化度により規定される。

▶高い再現性があることがDXA法の利点であり，適切な条件で検査を行わなければならない。姿勢に影響を受けやすい腰椎骨密度の測定では，股関節を屈曲することにより腰椎前弯を減少させ，骨折などによる変形椎体，骨棘，骨硬化像のある椎体は除いて解析する。大腿骨近位部・頸部の測定では，大腿骨を体幹に平行にして，股関節の回旋に注意する。また，変形のある股関節は測定に適さない。

▶最小有意変化（least significant change；LSC）を超えると治療薬の効果ありと判定できる。橈骨遠位部は測定誤差も少なく診断に用いることは可能だが，治療効果の判定は難しい。また第二中手骨の濃度をアルミニウム板と比較するmicro densitometry（MD法）は診断基準に採用されているが，やはり治療効果の評価には適さない。DXAの測定には腰椎，大腿骨近位部，大腿骨頸部が推奨されている。なお，腰椎のLSCは5.3％，大腿骨近位部は5.0％，大腿骨頸部は6.9％である[5]。

▶骨密度低下による骨折危険率の高さは年齢によって異なり，年齢とともに1SD当たりの骨折危険率の上昇は小さくなる[6]。また，骨密度上昇率当たりの骨折抑制率は治療薬の作用機序によって異なる[7]。

▶骨吸収抑制薬投与により，骨吸収・骨代謝が抑制され，その結果，二次石灰化が進行し骨密度は増加する。一方，テリパラチド，アバロパラチドは骨量が増加しても古い骨が石灰化度の低い新しい骨に置き換わるので骨量増加作用は骨密度に反映されにくい[8]。なお，抗スクレロスチン抗体は古い骨を置き換えずに骨を添加するので骨密度上昇が著明になる。

▶QCTでは，ファントムのCT値〔単位：Hounsfield unit（HU）〕を参照しROIのCT値を骨密度に換算する。しかし，撮像時にファントムを用いなくとも日常診療で得られた腰椎もしくは大腿骨近位部のCT像のCT値でも骨密度の予測が可能であると報告されている[9]。QCTの利点はDXAと異なり立体的に密度を評価できる他，皮質骨と海綿骨の分離測定が可能であることである。また，有限要素法による骨強度評価にも応用できるが，組織の石灰化度の影響を受け，石灰化度の低い低石灰化骨が評価対象から外れるのはDXAと同様である[3]。橈骨や末梢骨を対象としたものをperipheral QCT（pQCT）と言い，高分解能のhigh resolution pQCT（HRpQCT）による研究結果が注目されている[10, 11]。

▶実地臨床の参考のため，それぞれの治療薬の骨密度増加効果と骨折抑制効果を一覧にした（**表1**）[12～40]。治験の対象となった患者の年齢や骨折歴などの背景，治療薬に併用されたカルシウムおよび天然型ビタミンDの投与量についても確認することは重要である。

113

表1　骨粗鬆症治療薬と骨密度増加効果・骨折抑制効果に関する論文

薬剤	対象の年齢(歳)	既存骨折との関連	薬物投与量	補助薬剤 カルシウム(mg) 天然型ビタミンD(IU)	骨密度増加効果, %(期間) 腰椎	大腿骨頸部
アレンドロン酸	63.53±0.72	検討なし	5 mg/D	300 0	3.5(12W), 5.4(24W), 5.9(36W), 6.2(48W)	
		検討なし	5 mg/D[1]		8.7(96W)	
	63±6.0	検討なし	10 mg/D[1]	500 permitted	13.7(10Y)	5.4(10Y)
	70.7±5.6	椎体骨折後二次予防	5 mg/D(2年)+ 10 mg/D(1年)	500 250	6.2(36M)[2]	4.1(36M)[2]
	71.2±5.7	椎体骨折後二次予防	5 mg/D	200 not supplied	9.2(36M)	
リセドロン酸	68.5±7.9	検討なし	2.5 mg/D	200 not supplied	5.87(48W)	
	66.3±7.8	検討なし	17.5 mg/W	200 not supplied	5.36(48W)	
	67.6±6.73	検討なし	75 mg/M[1]	200 not supplied	5.98(12M)	
	69±7.7	椎体骨折後二次予防	5 mg/D[1]	500 500	5.4(3Y)	1.6(3Y)
	71±7.0	椎体骨折後二次予防	5 mg/D[1]	1,000 ~500	5.9(3Y)[2]	3.1(3Y)[2]
	74±3	一次予防・二次予防	2.5 or 5 mg/D	1,000 ~500		3.4(5mg, 3Y)
イバンドロン酸	72.2±6.38	椎体骨折後二次予防	1 mg/M i.v.[1]	305 200	5.11(6M), 6.51(12M), 7.96(24M), 9.02(36M)	
				610 400		1.52(6M), 2.40(12M), 3.08(24M), 3.12(36M)[4]
ミノドロン酸	71.1±0.4	椎体骨折後二次予防	1 mg/D	600 200	3.27(12W), 4.59(24W), 5.48(48W), 10.37(36M)	
	71.4±6.0	椎体骨折後二次予防	1 mg/D	600 200		
	63.9±6.4	脆弱性骨折後二次予防	1 mg/D	200 not supplied	5.86(12M)	
ゾレドロン酸	73.1±5.3	検討なし	5 mg/Y	1,000~1,500 400~1,200	6.71(36M)	5.06(36M)
	74.4±9.5	大腿骨近位部骨折後二次骨折予防	5 mg/Y	1,000~1,500 800~1,200		0.8(12M), 2.2(24M), 3.6(36M)
テリパラチド 毎日製剤	70.4±5.4	検討なし	20 μg/D	610 400	10.04(12M), 11.93(18M), 13.42(24M)	
	69±7	椎体骨折後二次予防	20 μg/D	500~1,000 400~800		
テリパラチド 週1回製剤	75.5±5.8	椎体骨折後二次予防	56.5 μg/W	610 400	6.7(72W)	3.1(72W)
テリパラチド 週2回製剤	74.1±5.9	椎体骨折後二次骨折予防	28.2 μg×2/W	610 400	5.0(24W), 7.5(48W)	1.3(24W), 1.8(48W)
ラロキシフェン	65.2±6.5	検討なし	60 mg/D[1]		3.3(24W), 3.5(52W)	
	66.4±7.1	一次予防・二次予防	60 mg/D[1]	500 400 +	2.6(4Y)	2.1(4Y)
バゼドキシフェン	63.0±6.4	検討なし	20 mg/D[1]	610 400	2.43(104W)	1.73(104W)
	66.5±6.5	一次予防・二次予防	20 mg/D[1]	<1,200 400 +	2.21(36M)	
デノスマブ	69.9±7.36	椎体骨折後二次予防	60 mg/6M	600 400	9.1(24M)	4.0(24M)
	72.3±5.2	検討なし	60 mg/6M	>1,000 400~800	9.2(36M)	
ロモソズマブ	70.9±7.0	検討なし	210 mg/M	500~1,000 600~800	9.7(6M), 13.3(12M)	2.3(6M), 5.2(6M)
アバロパラチド	68.9±6.5	脆弱性骨折後二次骨折予防	80 μg/D	500~1,000 400~800	6.58(6M), 9.77(12M), 11.20(18M)	1.72(6M), 2.65(12M), 3.60(18M)

日本の報告を中心にした。治療効果の判定時に参照するとよいが，治験の対象年齢も考慮するとよい。なお，活性型ビタミンD製剤，カルシトニン製剤は割愛した。

薬剤	骨密度増加効果, %（期間）	骨折抑制効果			出典（文献番号）
	大腿骨近位部トータル	椎体	非椎体	大腿骨近位部	
アレンドロン酸					12
					13
	6.7（10Y）				14
	4.7（36M）[2]	RR：0.53	RR：0.80	RR：0.49	15
		RR：0.42 [3]			16
リセドロン酸					17
					17
					18
		RR：0.59	RR：0.6		19
		RR：0.51	RR：0.67		20
				RR：0.7	21
イバンドロン酸	1.73（6M），2.60（12M），3.15（24M），3.09（36M）	HR：0.95 [4]			22
			HR：0.88 [4]		23
ミノドロン酸					24
		RR：0.411（24M）			25
	3.47（12M）				26
ゾレドロン酸	6.02（36M）	RR：0.3（3Y）	HR：0.75	HR：0.59	27
	2.6（12M），4.7（24M），5.5（36M）	HR：0.64	HR：0.73	HR：0.70	28
テリパラチド毎日製剤					29
		RR：0.347（1椎体），0.229（2椎体以上）	RR：0.645		30
テリパラチド週1回製剤		RR：0.46（<24W），0.18（24~48W），0.00（48~72W）			31
テリパラチド週2回製剤	1.6（24W），2.1（48W）				32
ラロキシフェン					33
		VF（+）；RR：0.70（<3Y），0.62（3~4Y）VF（-）；RR：0.45（<3Y），0.5（3~4Y）			34
バゼドキシフェン	1.10（104W）				35
	0.27（36M）	VF（+）；HR：0.55VF（-）；HR：0.65			36
デノスマブ	4.6（24M）	HR：0.343	HR：0.260		37
	6.0（36M）	RR：0.32	HR：0.80	HR：0.60	38
ロモソズマブ	4.7（6M），6.8（6M）	RR：0.27	HR：0.75*	HR：0.54*	39
アバロパラチド	2.32（6M），3.41（12M），4.18（18M）	RR：0.14	HR：0.57，HR：0.79 [5]		40

D：day，W：week，M：month，Y：year，RR：relative risk，HR：hazard risk
1) 他の設定あり，2) プラセボ対照，3) アルファカルシドール1 μg対照，4) リセドロン酸2.5 mg対照，5) テリパラチド20 μg/D対照
＊：有意差なし

3 骨代謝マーカーおよび血液・尿生化学

① 骨代謝マーカー測定の意義

❶ 治療前であれば代謝状態を評価することにより骨折の危険性予測および治療薬選択の参考になる

▶骨代謝マーカーの上昇が骨密度とは独立した骨折の危険因子であることが報告されている[41]。また，閉経後骨粗鬆症では骨形成・吸収マーカーがともに上昇しており，骨の新陳代謝が亢進した状態にある。病態把握と骨吸収抑制薬（リモデリング抑制薬）投与の意義を患者に説明できる。

❷ 骨腫瘍による病的骨折との鑑別や骨脆弱性をきたす他疾患との鑑別に有用である

▶高齢者の病的骨折は単純X線撮影のみでは診断できない場合もある。骨吸収マーカーや骨形成マーカーが異常に高値である場合や，骨吸収抑制薬を投与しても高値が持続している場合は悪性腫瘍の骨転移，副甲状腺ホルモン関連蛋白分泌腫瘍や副甲状腺機能亢進症である可能性があり，鑑別が必要になる。

▶尿中Ⅰ型コラーゲン架橋N-テロペプチド（NTX）が100 nmolBCE／mmol・Cr以上であれば，悪性腫瘍の骨転移である可能性が高い。さらに進んだ画像診断を行う必要がある。また，血中アルカリホスファターゼ（ALP）の上昇は，悪性腫瘍の骨転移のほか，肝硬変・肝がんなどの肝疾患や胆道系疾患との鑑別が必要になる。骨軟化症ではALPの上昇に加えて血中P濃度が低下する。

❸ 骨密度の上昇がある場合は関連づけて理解できる

▶骨密度の変化ではとらえにくい治療薬の効果判定やアドヒアランスの推測，薬物の吸収状態の推定，治療の意義を患者に説明するのに役立つ。

▶薬剤によっては骨密度の上昇ではとらえにくく，骨代謝マーカーの変化で効果を説明する必要が生じる。ビスホスホネートやデノスマブ，テリパラチド，ロモソズマブ投与により，腰椎骨密度は12カ月で約5〜10％上昇し，変化をとらえやすい。一方，日本人を対象にした報告では，ラロキシフェン投与による腰椎骨密度の上昇は52週で3.5％，バゼドキシフェンは104週で2.43％であり，4〜12カ月ごとの骨密度検査には反映されないこともある。しかし，尿中NTXは24週以降で前値より約30％低下し，効果判定に有用である[33, 35]。

▶検査部位によっては治療効果を骨密度上昇でとらえることが難しく，橈骨遠位端の骨密度上昇はデノスマブ投与でも1年で0.2％であり[37]，やはり，骨代謝マーカーで効果を判断せざるをえない。この場合，個々のマーカーで算出された最小有意変化（minimum significant change；MSC）を超える変化が認められて初めて

表2 午前中に採血および採尿を行った場合の骨代謝マーカーの日間変動と最小有意変化（%）

項目	血中TRACP-5b	血中NTX	尿中DPD	尿中NTX	尿中CTX	血中BAP
日間変動	8.1	17.5	17.4	32.7	29.9	6.4
MSC	16.2	34.9	34.8	65.4	59.9	12.9
LSC	22.4	48.4	48.3	90.6	82.9	17.8

MSC：minimum significant change，最小有意変化
LSC：least significant change，最小有意変化（MSCよりさらに信頼性が高い）

（文献42，p900より引用）

効果ありと判定できる（**表2**）[42]。

❹—CaやPの体内動態の変化による多臓器への影響を未然に防ぐことができる

▶デノスマブやロモソズマブ投与により低カルシウム血症を起こす危険性があることは周知であるが，エルデカルシトールの投与により高カルシウム血症を起こす危険性も少なからず報告されている。Ca代謝の恒常性に影響を与え，腎のCa負荷が上昇する。尿中Ca/尿中Cr比を測定し0.3を超える場合は治療を見直す必要がある。また，腎からのCa排泄機能が低下した患者では血中Caが上昇し，早急な対応が必要になる。

▶アルブミン，血中Ca，血中P，尿中Ca，尿中P，ALP，Cr値をはじめ肝機能，腎機能などの血液・尿生化学検査も副作用発現防止のために定期的に行うべきである。

❷ 実地臨床での検査

▶一般に骨代謝マーカーの値には日内変動があり，朝高く，午後低下する。日本人の基準値は早朝空腹時に採血・採尿した検体によるもので，尿中マーカーの測定には朝食抜きの検体採取（早朝第二尿）が勧められる。

▶なお，BAP，P1NP，TRACP-5bなどの血清マーカーは食事の影響を受けにくいが，血清CTXは食事の影響を受けるので早朝空腹時の検体採取が原則である。

▶DPD，NTX，CTX，ucOCは腎機能の影響を受けるため，慢性腎臓病ステージ3以上の患者では正確に新陳代謝を反映していない可能性がある。一方，TRACP-5b，P1NP，BAPは腎機能の影響，日内・日間変動が少ない（**表2**）[42]。

4 生活の質（QOL）評価

▶骨粗鬆症治療の究極の目的は健康寿命の延伸であり，骨密度の上昇は手段にすぎない。QOL評価が重要だが，数十問程度の選択式設問でも高齢の患者にとっては苦痛を伴う場合もあり，スタッフの手を煩わせてしまうことから消極的になりがちである。しかし，医師が選択した治療や現在推奨されている治療が適切であるか否かを明らかにするには，患者立脚型のQOL評価は有用である。QOL維持・増進のための投薬だが，患者が服薬に苦痛を感じたり，副作用によってむしろQOLが低下することもある。治療方針を評価・再検討する上でも，QOL評価は重要である。

▶健康関連QOL尺度としてプロファイル型の包括的尺度〔Short Form 36（SF-36）など〕と，選好による尺度（preference-based measure）であるEuro QOL（EQ-5D），HUI（Health Utilities Index）がある。EQ-5Dは「生活の質で調整した生存年（quality adjusted life years；QALYs）」にも変換可能であり，費用効用分析を行う上で有用である[43]。

▶日本骨代謝学会が作成したJOQOL（Japanese Osteoporosis Quality of Life Questionnaire）は，①痛み，②日常生活動作（身の回りのこと，家事，移動），③娯楽・社会的活動，④総合的健康度，⑤姿勢・体型，⑥転倒・心理的要素に加えて，家族支援，総括の全40問から構成されている[44]。長期の時間スケールでの質問によって，短期的な治療効果判定が反映されにくい場合もあるが，日本独自の生活習慣を考慮しており，骨粗鬆症患者のQOL評価，薬物治療効果の指標としては有用である。

文 献

1) Klotzbuecher CM, et al：J Bone Miner Res. 2000；15(4)：721-39.

2) Genant HK, et al：J Bone Miner Res. 1993；8(9)：1137-48.

3) Black DM, et al：J Bone Miner Res. 1999；14(5)：821-8.

4) Delmas P, et al：Bone. 2003；33(4)：522-32.

5) Lewiecki EM, et al：J Clin Densitom. 2016；19(2)：127-40.

6) Fujiwara S, et al：J Bone Miner Res. 2003；18(8)：1547-53.

7) Bouxsein ML, et al：J Bone Miner Res. 2019；34(4)：632-42.

8) Paschalis EP, et al：J Clin Endocrinol Metab. 2005；90(8)：4644-9.

9) Aggarwal V, et al：Ther Adv Musculoskelet Dis. 2021；13：1759720X211024029.

10) Zebaze RM, et al：Bone. 2014；59：173-9.

11) Chiba K, et al：Bone. 2022；160：116416.

12) Shiraki M, et al：Osteoporos Int. 1999；10(3)：183-92.

13) 岸本英彰, 他：診療と新薬. 1998；35(1)：19-41.

14) Bone HG, et al：N Engl J Med. 2004；350(12)：1189-99.

15) Black DM, et al：Lancet. 1996；348(9041)：1535-41.

16) Kushida K, et al：J Bone Miner Metab. 2004；22(5)：462-8.

17) Kishimoto H, et al：J Bone Miner Metab. 2006；24(5)：405-13.

18) Hagino H, et al：Bone. 2014；59：44-52.

19) Harris ST, et al：JAMA. 1999；282(14)：1344-52.

20) Reginster J, et al：Osteoporos Int. 2000；11(1)：83-91.

21) McClung MR, et al：N Engl J Med. 2001；344(5)：333-40.

22) Nakamura T, et al：Calcif Tissue Int. 2013；93(2)：137-46.

23) Ito M, et al：J Bone Miner Metab. 2017；35(1)：58-64.

24) Hagino H, et al：Bone. 2009；44(6)；1078-84.

25) Matsumoto T, et al：Osteoporos Int. 2009；20(8)：1429-37.

26) Ito M, et al：J Bone Miner Metab. 2010；28(3)：334-41.

27) Black DM, et al：N Engl J Med. 2007；356(18)：1809-22.

28) Lyles KW, et al：N Engl J Med. 2007；357(18)：1799-809.

29) Miyauchi A, et al：Bone. 2010；47(3)：493-502.

30) Neer RM, et al：N Engl J Med. 2001；344(19)：1434-41.

31) Nakamura T, et al：J Clin Endocrinol Metab. 2012；97(9)：3097-106.

32) Sugimoto T, et al：Osteoporos Int. 2019；30(11)：2321-31.

33) Morii H, et al：Osteoporos Int. 2003；14(10)：793-800.

34) Delmas PD, et al：J Clin Endocrinol Metab. 2002；87(8)：3609-17.

35) Itabashi A, et al：J Bone Miner Res. 2011；26(3)：519-29.

36) Silverman SL, et al：J Bone Miner Res. 2008；23(12)：1923-34.

37) Nakamura T, et al：J Clin Endocrinol Metab. 2014；99(7)：2599-607.

38) Cummings SR, et al：N Engl J Med. 2009；361(8)：756-65.

39) Cosman F, et al：N Engl J Med. 2016；375(16)：1532-43.

40) Miller PD, et al：JAMA. 2016；316(7)：722-33.

41) Ivaska KK, et al：J Bone Miner Res. 2010；25(2)：393-403.

42) 望月善子, 他：医学と薬学. 2005；54(6)：895-902.

43) Tsuchiya A, et al：Health Econ. 2002；11(4)：341-53.

44) 高橋栄明, 他：日骨代謝会誌. 1999；17：65-84.

田中伸哉

6章　治療薬の切り替えは？

19 治療効果が不十分と判断するのは どのような場合か？ 切り替えはどうするか？

Point

- ◉続発性骨粗鬆症ではないか，再考してみる。

- ◉きちんと服薬しているか，確認する。

- ◉ビタミンD欠乏がないか，確認する。

- ◉骨折予防効果が実証されている薬剤に変更する。

症例をもとに考えてみよう！

症例1　55歳女性

- 48歳のとき腰痛で近医を受診した。胸腰椎X線撮影で椎体骨折を認めなかったが，前腕骨の骨密度低下を認め（**表1**），骨粗鬆症と診断された。ビスホスホネートによる治療を受けていたが，仕事中に荷物を持ち上げた際に腰痛を生じたため来院した。

- 腰椎X線撮影において第1腰椎に叩打痛を伴うグレード3の圧迫骨折あり。

表1　症例1の受診時検査結果

血液生化学	
Alb	4.2 mg/dL
ALP	312 IU/L
Cr	0.64 mg/dL
Ca	10.5 mg/dL 〔8.8〜10.1〕
P	2.0 mg/dL 〔2.7〜4.6〕

尿生化学	
Ca/Cr	0.35〔<0.3〕
%TRP	77.6% 〔81〜90〕

骨代謝マーカー	
BAP	21.4 µg/L 〔≦22.6：閉経後女性〕
NTX（尿）	95.4 nmolBCE/mmol·CrL 〔≦89：閉経後女性〕

内分泌	
intact PTH	151.6 pg/mL 〔10〜65〕
25 (OH) D	19.6 ng/mL 〔20未満は欠乏〕

骨密度		
正常：YAM80%以上 　　　あるいは 　　　Tスコア −1.0以上		
腰椎	YAM	84%
	Tスコア	−1.4
大腿骨頸部	YAM	74%
	Tスコア	−1.9
橈骨前腕遠位1/3	YAM	68%

〔 〕内は基準値
青太字：基準値より低値
黒太字：基準値より高値

120

▶骨粗鬆症治療の主要な目的は，生活機能とQOLを損なう最大の合併症である骨折の予防である。新規骨折を認めた場合，治療効果が十分に得られていない可能性がある。続発性骨粗鬆症を含め，骨粗鬆症の診断が適切で，病因に適した治療法・治療薬を選択し，実施されているか見直しをする必要がある。

▶続発性骨粗鬆症の場合〔☞3章10：表1（p62）〕，基礎疾患ごとに骨粗鬆症に至る原因は異なる。各疾患固有の機序に応じた治療介入を行わなければ，十分な治療効果は得られない。

▶治療薬の生物学的な反応を評価できる適切な骨代謝マーカーの上昇〔☞3章09：図1（p56）〕は，骨密度と独立した骨折の危険因子である[1, 2]。骨吸収抑制薬の場合，骨密度増加効果や非椎体骨折抑制効果と関連があり[3, 4]，骨折の発生や骨密度の増加が計測可能となる以前に，治療効果が評価できる。

▶骨吸収抑制薬による治療では，投与3〜6カ月後〔☞3章09：図2（p56）〕に骨形成作用のある副甲状腺ホルモン（連日製剤）を投与した場合では，投与4カ月後にP1NPを測定して変化率を計算し，最小有意変化（minimum significant change；MSC）を超える変化を示した場合（表2）[5]，治療効果ありと判定される[5]。

表2 骨粗鬆症に対して保険適用のある骨代謝マーカーにおける最小有意変化（MSC）

マーカーの種類		測定法	単位	MSC（%）（日差変動の平均値の2倍）	参考（%）
骨形成マーカー	BAP	CLEIA	μg/L	9.0	–
	BAP	EIA	U/L	–	23.1[※]
	P1NP	RIA	μg/L	12.1	–
骨吸収マーカー	DPD[※]	EIA	nmol/mmol・Cr	23.5	29.6[※]
	sNTX	EIA	nmolBCE/L	16.3	14.2[※]
	uNTX	EIA	nmolBCE/mmol・Cr	27.3	35.0[※]
	sCTX	EIA	ng/mL	23.2	–
	uCTX	EIA	μg/mmol・Cr	23.5	51.1[※]
	TRACP-5b	EIA	mU/dL	12.4	16.2[※※]
骨関連マトリックスマーカー	ucOC	ECLIA	ng/mL	32.2	–

MSC：委員会で求めた日差変動の2倍より算出したMSC値（設定根拠：10例の閉経前ボランティア女性について，14日間5回，採血および採尿を行い，測定まで深凍保存，検査センター〔（株）エスアールエル〕で一括測定を実施した。
参考：「骨粗鬆症診療における骨代謝マーカーの適正使用ガイドライン（2004年度版）」およびキット添付文書より抜粋したMSC値。
※「骨粗鬆症診療における骨代謝マーカーの適正使用ガイドライン（2004年度版）」の記載内容。
※※キットメーカーの添付文書に記載されている内容。

（文献5，p47より引用）

▶骨密度による治療効果判定では，信頼水準を95％とした場合，測定の変動係数（coefficient of variation；CV）の2.8倍以上の変化があれば有意な変化と判定される。腰椎正面の骨密度は，変動係数が小さく（通常1％程度），治療による変化率が大きいため，治療1年後でも治療効果が判定可能な部位であり，頻用されている。

▶骨密度増加が少なくても骨折抑制効果を有する薬剤がある。また骨吸収抑制薬の骨密度増加効果は経年的に減弱するため，骨密度増加が得られにくい場合があり，骨代謝マーカーの変化を含めた総合的な判断が必要である。

診断

- 新規骨折を生じており，治療効果が不十分と考えられる。骨吸収抑制薬による治療中にもかかわらず，骨代謝マーカーは基準値上限であり，骨吸収抑制効果が不十分である。血清Caが高値にもかかわらずintact PTHが基準値を超え，かつ尿中Ca排泄量が高いことから原発性副甲状腺機能亢進症が疑われた。エコー検査および99m Tc-MIBIシンチグラフィーで左上副甲状腺腫瘤を認め，副甲状腺摘出術を実施した。

▶副甲状腺機能亢進症は女性に多く，橈骨のような皮質骨の骨密度が低下しやすい。エストロゲンが欠乏すると，血清Ca高値が顕著となるため，閉経後に血清Ca，尿中Ca排泄量の再確認を行うとよい。

症例2　71歳女性

- 野菜農家。家人に背中が丸くなったことを指摘され受診した。若年時に比べ8cmの身長の低下がある。外観上円背を認め，X線写真で胸腰椎にグレード2の多発椎体骨折を認め，骨粗鬆症と診断した。週1回の経口ビスホスホネート製剤投与を開始し，治療6カ月目に治療効果判定目的に検査を行った（**表3**）。
- 連日午前2時から，食事後すぐに前屈位で収穫作業を行っており，胸焼けが増強し残薬がある。昼間の屋外活動は少ない。

診断

- MSCを超える骨吸収マーカーの低下がなく，治療効果不十分例と考えられる。生活上，薬の服用から食事までの30分の時間を確保できず，ビスホスホネートの吸収低下があると考えられる。また円背と農作業の体位による腹部圧迫から胸焼け症状の増悪があり，服薬遵守率が低下していた。一方，日光曝露が少なく，ビタミンD欠乏による代償的な副甲状腺ホルモンの分泌亢進が疑われた。

表3　症例2の治療開始前後の検査結果

治療開始前

血液生化学		骨代謝マーカー	
Alb	4.2 mg/dL	**BAP**	**27.6 μg/L**〔≦22.6：閉経後女性〕
ALP	**482 IU/L**〔106～322〕		
Cr	0.54 mg/dL	**NTX（尿）**	**106 nmolBCE/mmol·Cr**〔≦89：閉経後女性〕
Ca	8.9 mg/dL		
P	**2.7 mg/dL**〔2.7～4.6〕		

〔 〕内は基準値
青太字：基準値より低値
黒太字：基準値より高値

治療開始6カ月後

血液生化学		骨代謝マーカー		内分泌	
Alb	4.2 mg/dL	BAP	20.4 μg/L〔≦22.6：閉経後女性〕	intact PTH	**121.3 pg/mL**〔10～65〕
ALP	320 IU/L〔106～322〕				
Cr	0.57 mg/dL	NTX（尿）	75 nmolBCE/mmol·Cr〔≦89：閉経後女性〕	25（OH）D	**12.8 ng/mL**〔20未満は欠乏〕
Ca	8.8 mg/dL				
P	**2.6 mg/dL**〔2.7～4.6〕	尿生化学			
		Ca/Cr	0.05〔＜0.3〕		

表4　連日投与以外の投与頻度，投与経路，および経口剤形のある骨粗鬆症治療薬

ビスホスホネート	投与頻度	連日，週1回，月1回（4週に1回），年1回
	投与経路	経口，経静脈
	経口剤形	錠剤，ゼリー剤
テリパラチド	投与頻度・経路	連日・週2回・皮下自己注射，週1回・皮下
デノスマブ	投与頻度・経路	6カ月に1回・皮下

▶骨粗鬆症の薬物治療では，治療開始後1年で45％あまりが服薬を中断し[6]，骨折の抑制率が低下する[7, 8]。

▶ビスホスホネート製剤は，患者の生活に合わせて投与頻度，投与経路，経口剤形が選択できる薬剤であり（**表4**），服薬アドヒアランスが向上するように薬剤を選択することが可能である。

▶現在は骨粗鬆症の病名で血清25-水酸化ビタミンD［25（OH）D］測定が可能である。ビタミンDの非充足状態の頻度は高く，腸管からのCaやリンの吸収低下により，副甲状腺ホルモン分泌が増加している例がある。わが国におけるPTHの上昇をきたす25（OH）D濃度の閾値は，28ng/mLであることが報告されている[9]。

▶デノスマブは6カ月ごとに皮下注投与する薬剤で，高カルシウム血症が併存しない限り，Ca製剤と活性型を含むビタミンDの併用を必要とする。CaとMgを含む天然型ビタミンD配合剤の処方が保険医療で可能である。

▶アレンドロン酸治療において，椎体骨折2箇所以上やグレード3の椎体骨折を有する群では，アルファカルシドールの併用が骨折予防に有効であったとのサブグループ解析の報告がある[10]。

症例3　85歳女性

- 8年前より骨粗鬆症の診断のもと，SERMを服用していた。屋内で転倒し左大腿骨近位部を骨折した。近々リハビリ施設に転院する予定である。

治療

- 新規骨折を生じており，治療効果が不十分と考えられる。大腿骨近位部骨折は80歳代から増加するが（図1）[11]，すべての骨粗鬆症治療薬において大腿骨近位部骨折の抑制効果が示されているわけではない〔☞1章01：表4（p7）〕。年齢を目安に，同部位の予防効果を有する薬剤を選択・切り替えることが必要であると思われる。

▶大腿骨近位部骨折者は，対側骨折のリスクが高く，ビスホスホネート製剤で予防可能であることが実証されているが，薬物治療の実施率は約19％以下ときわめて低い[12]。年1回静脈投与のビスホスホネート製剤を含め，患者の生活・身体状況に合わせて実施可能な治療薬剤を選択し，骨粗鬆症治療を開始・継続することが必要である。

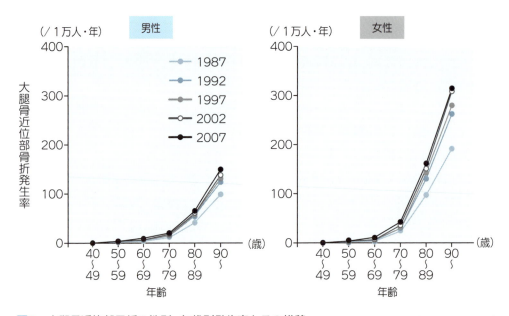

図1　大腿骨近位部骨折の性別・年代別発生率とその推移　　　　　（文献11，p5より引用）

1 治療効果が不十分と判断するのはどのような場合か

▶ 予防効果が実証されている部位に骨折を生じた場合や，薬剤の治療効果として代理評価が可能な指標（骨代謝マーカーや骨密度）に，評価が可能な時期に予期される十分な反応がない場合，治療効果が不十分である可能性を考える必要がある。

▶ 骨粗鬆症の診断が適切か再考する。

2 治療薬の切り替え

▶ 骨折予防に対し，骨粗鬆症治療薬の推奨される優先順位はない。

▶ 薬剤間で予防効果のある骨折部位は異なる。年齢に応じて大腿骨近位部骨折予防効果のある薬剤に切り替える〔☞1章01：表4（p7）〕。

▶ 大腿骨近位部骨折者では，同部の骨折予防効果のある薬剤に切り替え，対側骨折を予防する。

▶ 同種薬の他剤形（表4）への変更は，アドヒアランスが向上し骨折予防効果が得られる可能性がある。ビスホスホネート製剤では経口から静脈への投与経路の変更は，生体利用率が向上し，治療効果が得られることがある。

▶ 薬剤開発治験の成績は，天然型ビタミンD製剤を併用した充足状態での結果である。ビタミンD非充足者では，サプリメントや天然型ビタミンD配合剤の併用が可能な製剤を考慮する。

文 献

1) Miller PD, et al：Curr Med Res Opin. 2005；21(4)：545-54.

2) Gerdhem P, et al：J Bone Miner Res. 2004；19(3)：386-93.

3) Gonnelli S, et al：Calcif Tissue Int. 1999；65(5)：359-64.

4) Bauer DC, et al：J Bone Miner Res. 2006；21(2)：292-9.

5) 日本骨粗鬆症学会骨代謝マーカー検討委員会：Osteoporo Jpn. 2012；20(1)：31-55.

6) Solomon DH, et al：Arch Intern Med. 2005；165(20)：2414-9.

7) Adachi J, et al：BMC Musculoskelet Disord. 2007；8：97.

8) Blouin J, et al：Br J Clin Pharmacol. 2008；66(1)：117-27.

9) Okazaki R, et al：J Bone Miner Metab. 2011；29(1)：103-10.

10) Orimo H, et al：Curr Med Res Opin. 2011；27(6)：1273-84.

11) 骨粗鬆症の予防と治療ガイドライン2015年版. 骨粗鬆症の予防と治療ガイドライン作成委員会，編. ライフサイエンス出版，2015.

12) Hagino H, et al：Calcif Tissue Int. 2012；90(1)：14-21.

山本昌弘

6章　治療薬の切り替えは？

20 治療効果が十分と判断するのは どのような場合か？ そのようなときはどうするのか？

Point

◉早期の効果判定には骨代謝マーカーを用いる。

◉最小有意変化（MSC）を用いて判定する。

◉長期的な治療効果判定は骨密度，新規骨折発生で行う。

◉治療後3〜5年で継続か休薬を検討する。

症例をもとに考えてみよう！

症例1　73歳女性

- 検診で骨密度低下を指摘されて来院。初診時の検査では，肝腎機能異常を認めず，カルシウム代謝を含めた内分泌学的異常はない。骨密度は腰椎YAM70％未満（**表1**），胸腰椎X線にて，第1腰椎にSQ法グレード3の椎体骨折を認めた（**図1**）。FRAX® は主要骨折リスク27％，大腿骨近位部骨折リスク15％であった。

- 現在は内服なし，サプリメント摂取もなし。

▶治療前には骨吸収マーカー，骨形成マーカーを測定する。

▶骨代謝マーカーは治療薬選択以外に治療効果判定にも有用である。

▶ビスホスホネート，デノスマブ，SERMなどでは，治療開始後3〜6カ月後に骨吸収マーカーを測定する。

▶骨形成マーカーは骨吸収マーカー低下から3カ月程度遅れて低下する。

▶最小有意変化（minimum significant change；MSC）を超えて低下していれば効果あり〔効果十分☞**3章09：図2（p56）**〕。

▶テリパラチド，ロモソズマブの場合，治療開始1〜3カ月後にP1NPが上昇すれば有効である[1]。

▶MSC〔☞**5章18：表2（p117）**〕は各骨代謝マーカーの日差変動の平均値の2倍の数値であり，日内変動・測定誤差が少ない骨代謝マーカーではMSCが小さくなるため，軽度の変化でもMSCを超えやすい。

▶前治療がある場合は，骨代謝マーカーの変化が小さい可能性がある。

126

表1 症例1の初診時検査結果

骨密度		
正常：YAM80％以上 　　　あるいは 　　　Tスコア −1.0以上		
腰椎L2-L4	BMD	0.628 g/cm²
	YAM	62%
	Tスコア	−3.46
大腿骨頸部	BMD	0.577 g/cm²
	YAM	73%
	Tスコア	−1.93
total hip	BMD	0.634 g/cm²
	YAM	73%
	Tスコア	−2.09

骨代謝マーカー	
BAP	19.6 µg/L
TRACP-5b	556 mU/dL 〔120〜420： 　30〜40歳の閉経前女性〕
NTX（尿）	89.0 nmolBCE/mmol·Cr

〔　〕内は基準値
青太字：基準値より低値
黒太字：基準値より高値

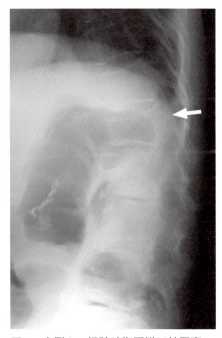

図1　症例1の初診時胸腰椎X線写真
第1腰椎に椎体骨折を認めた（矢印）。

診断

- 原発性骨粗鬆症と診断し，デノスマブにて治療を開始した。3カ月後のTRACP-5bは284mU/dL（48.9％低下）とMSCを超えて低下したため，効果十分と判断しデノスマブを継続した。
- 1年後の骨密度は腰椎で有意な上昇を認めたため（図2），治療効果十分と判断し治療を継続とした。

1 骨密度による効果判定

▶中・長期的な治療効果判定は骨密度測定と新規骨折発生の有無で行う。
▶骨密度測定は，原則としてDXA法を用いて，治療前後で同一の機種で同じ部位を測定する。
▶前回と測定領域が同じになるように注意する。
▶治療による骨量変化の検出感度は腰椎が高く，大腿骨では全大腿骨近位部の感度が高い。

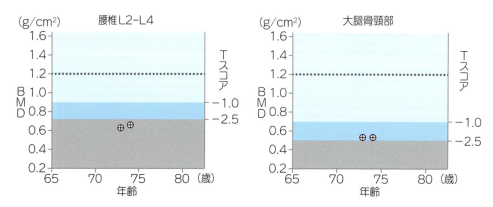

図2 症例1の治療開始1年後の骨密度
BMD：bone mineral density（骨密度）

▶骨密度の変動係数を1.5％とすると，MSCは4.2％となる[2]。
▶骨密度上昇効果の高い薬剤では，治療開始後1年ほどでも骨密度評価が可能である[2,3]。
▶骨密度変化率には無治療の状態での加齢や閉経による減少率も加味し，「有意な骨密度増加を認めないから無効」とは判断しない。

2 椎体X線による効果判定

▶椎体骨折の約7割は無症状であるため，治療開始前には胸腰椎X線検査で評価を行う。
▶新規椎体骨折発生を胸腰椎X線検査で定期的に評価する。
▶新規椎体骨折が腰椎で起こると，腰椎骨密度にも影響が出るため，X線検査を定期的に行うことが推奨される。
▶新規骨折の発生がなければ効果十分と考える。

3 FRAX®による効果判定

▶FRAX®を効果判定に用いるとの意見もあるが，有用でないとする報告がある[4]。

症例2　78歳女性

- 73歳から腰椎骨密度低下を指摘され，ビスホスホネートを内服開始。治療経過中に副作用や新規の臨床非椎体骨折はない。
- 腰椎骨密度の上昇を認め，胸腰椎X線写真では椎体骨折発生はない。
- 骨折発生なく，腰椎骨密度の上昇を認めたため（図3），ビスホスホネートを休薬とした。

▶薬物治療をいつまで行うかについてのコンセンサスはまだない。
▶効果と安全性が確認されている3～5年間は継続可能と考える。
▶効果が不十分であれば，投薬の継続あるいは薬剤の変更を検討する。
▶長期投与を継続する場合も中止する場合も，ベネフィットとリスクを考慮する（図4）[5]。

		治療前	5年後	変化率
腰椎 L2-L4	BMD	0.710 g/cm^2	0.792 g/cm^2	+11.5%
	YAM	70	78	
	Tスコア	−2.71	−2.00	

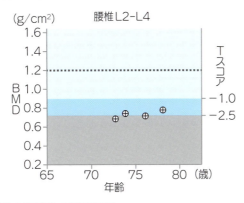

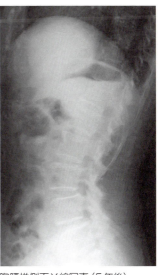

胸腰椎側面X線写真（5年後）

図3 症例2の治療後の検査結果

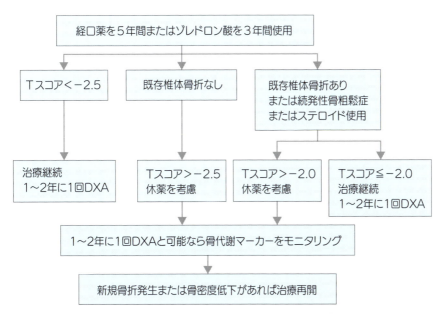

図4 ビスホスホネートの休薬患者選択のアルゴリズム案とモニタリング

（文献5より引用）

▶新規骨折発生がなければ治療効果十分と考える。

▶骨密度がTスコアー2.5以上，既存骨折がある場合はTスコアー2.0以上になれば治療効果十分と判断する。

▶多くの治療薬の効果は可逆的であり，投与中止後のモニタリングは必要である。

▶今後のtreat-to-target戦略の確立が待たれる。

文 献

1) Tsujimoto M, et al：Bone. 2011；48(4)：798-803.

2) 日本骨粗鬆症学会骨代謝マーカー検討委員会：Osteoporo Jpn. 2012；20(1)：31-55.

3) Cranney A, et al：Endocr Rev. 2002；23(4)：570-8.

4) Leslie WD, et al：J Bone Miner Res. 2014；29(5)：1074-80.

5) Ro C, et al：Curr Osteoporos Rep. 2013；11(1)：45-51.

金沢一平

6章　治療薬の切り替えは？

21 テリパラチドからの切り替えはどうするか？

Point

◉テリパラチドの投与は最長24カ月間で終了となる。

◉テリパラチドの投与終了後，治療を中止すると骨密度が低下する。

◉ロモソズマブへのスイッチはデノスマブへのスイッチより骨密度増加効果が高い。

◉ビスホスホネート製剤へのスイッチは骨密度を維持する程度にとどまる。

1 テリパラチドからの切り替え

▶わが国では2種類のテリパラチド製剤が使用できる。テリパラチド（遺伝子組換え）製剤とテリパラチド酢酸塩製剤であり，いずれも「骨折の危険性の高い骨粗鬆症」に対して使用される。さらに，テリパラチド酢酸塩製剤では56.5 μg週1回皮下注製剤と28.2 μgオートインジェクター週2回皮下注製剤が使用可能である。

▶国内第3相試験におけるテリパラチド（遺伝子組換え）製剤20 μg投与24カ月（104週）時点の骨密度平均変化率は腰椎（L2-L4）で13.42%，大腿骨近位部3.67%，大腿骨頸部3.26%であり[1]，テリパラチド酢酸塩製剤56.5 μgの投与ではそれぞれ9.9%，2.8%，3.3%と報告されている[2]が，いずれの製剤も24カ月間で投与は終了となる。テリパラチド（遺伝子組換え）製剤では投与終了後，治療を中止すると骨密度が低下していくことが報告されている[3]。また，テリパラチド酢酸塩製剤でも投与終了後，適切な薬剤にスイッチしないと骨密度が低下していくことが報告されている[4]。

▶本項では，テリパラチド製剤の使用によって得られた骨密度を低下させないためにスイッチすべき薬剤について解説していきたい。

1 ロモソズマブへのスイッチ

▶2021年，Ebinaらはテリパラチド（遺伝子組換え）製剤20 μg投与群12例とテリパラチド酢酸塩製剤56.5 μg投与群4例を合わせた閉経後骨粗鬆症患者16例に対して，各薬剤を平均11.6カ月間投与後ロモソズマブにスイッチした際の骨密度増加効果について次のように報告した[5]。腰椎（L2-L4）骨密度平均変化率は

131

6カ月時点で8.4±0.9%，12カ月時点で11.2±1.4%とスイッチ時点よりいずれも有意に増加し（$P<0.001$），大腿骨近位部骨密度平均変化率は6カ月時点で3.5±1.5%，12カ月時点で4.4±1.2%とスイッチ時点よりいずれも有意に増加していた（$P<0.01$）。一方，大腿骨頸部骨密度平均変化率に関しては6カ月時点で2.2±1.2%と有意な増加ではなかったものの，12カ月時点では3.5±1.2%とスイッチ時点より有意に増加していた（$P<0.05$）。

▶ Kobayakawaらも2021年，テリパラチドを平均16カ月投与後ロモソズマブへスイッチした際の骨密度増加効果について報告している[6]（テリパラチドの種類については記載なし）。男性も女性も原発性骨粗鬆症も続発性骨粗鬆症も含まれた34例の腰椎（L2-L4）骨密度平均変化率は6カ月時点で8.9%，12カ月時点で13.3%と，スイッチ時点より有意に増加していた（$P<0.001$）。また，大腿骨近位部骨密度平均変化率は6カ月時点で2.8%（$P<0.01$），12カ月時点で7.5%（$P<0.001$）とそれぞれ有意に増加し，大腿骨頸部骨密度平均変化率も6カ月時点で3.0%（$P<0.05$），12カ月時点で5.8%（$P<0.001$）とそれぞれ有意に増加していた。

② デノスマブへのスイッチ

■1―テリパラチド（遺伝子組換え）製剤➡デノスマブ

▶ 2018年，Niimiらはテリパラチド（遺伝子組換え）製剤20μgを24カ月間投与した100例（男性12例，女性88例）に対して，その後デノスマブにスイッチした際の骨密度増加効果について次のように報告した[7]。92例が12カ月間の投与を完遂し，腰椎（L1-L4）骨密度平均変化率は12カ月時点で4.3±3.5%とスイッチ時点より有意に増加し（$P<0.01$），大腿骨頸部骨密度平均変化率も12カ月時点で1.4±3.4%とスイッチ時点より有意に増加していた（$P<0.01$）。

▶ Lederらは2015年，the DATA-Switch studyの中でテリパラチド（遺伝子組換え）製剤20μgを24カ月間投与した閉経後骨粗鬆症患者27例に対して，その後デノスマブにスイッチした際の骨密度増加効果について報告している[8]。スイッチ後24カ月時点の骨密度平均変化率は，腰椎8.6%，大腿骨近位部4.7%，大腿骨頸部5.6%とそれぞれ増加していた。

■2―テリパラチド酢酸塩製剤➡デノスマブ

▶ Miyagiらは2019年に，テリパラチド酢酸塩製剤56.5μgを閉経後骨粗鬆症患者25例に18カ月投与後，デノスマブにスイッチした際の骨密度増加効果について報告した[9]。論文ではテリパラチド酢酸塩製剤投与開始後，6，12，18，24，30，36カ月時のベースラインからの骨密度平均変化率でデータが示されており，ス

イッチした時点をベースラインとして計算すると，1年後の骨密度平均変化率は腰椎（L2-L4）6.0％，大腿骨近位部1.1％，大腿骨頸部4.0％の増加となった。

3　ビスホスホネート製剤へのスイッチ

1—テリパラチド（遺伝子組換え）製剤➡ビスホスホネート製剤

▶Niimiらは前出の論文の中で，テリパラチド（遺伝子組換え）製剤20μgを24カ月間投与した100例（男性9例，女性91例）に対して，その後アレンドロン酸にスイッチした際の骨密度増加効果について次のように報告した[7]。88例が12カ月間の投与を完遂し，腰椎（L1-L4）骨密度平均変化率は12カ月時点で1.3±5.1％とスイッチ時点より有意に増加した（$P<0.01$）が，大腿骨頸部骨密度平均変化率は12カ月時点で0.7±4.6％と有意な増加は認められなかった。また，ミノドロン酸にスイッチして12カ月間の投与を完遂した81例の12カ月時点の骨密度平均変化率は腰椎（L1-L4）0.5±4.6％，大腿骨頸部0.2±4.6％と有意な増加は認められなかったが，骨密度が減少していくことはなかったと報告した。

2—テリパラチド酢酸塩製剤➡ビスホスホネート製剤

▶Sugimotoらは，前出した2013年の論文の中でテリパラチド酢酸塩製剤56.5μgを72週間投与した後，ビスホスホネート製剤（種類については記載なし）にスイッチした際の骨密度増加効果について報告している[4]。スイッチ後12カ月時点の骨密度平均変化率は腰椎（L2-L4）（33例）2.3％と有意に増加していた（$P<0.05$）が，大腿骨近位部（36例）は0.0％，大腿骨頸部（36例）は0.9％と有意な増加は認められなかった。

2　実際の治療薬の選択

▶テリパラチドからスイッチした薬剤別のスイッチ1年後の骨密度増加効果を，データがそろっている腰椎と大腿骨頸部について**表1**[4~7, 9]にまとめた。年齢，性別，骨粗鬆症の分類や程度などの患者背景，テリパラチドの種類，ビスホスホネート製剤の種類などが異なるため，一概に比較することはできないが，骨密度増加効果はロモソズマブが最も高く，デノスマブがそれに続き，ビスホスホネート製剤は骨密度維持効果にとどまるという見方ができるかもしれない。

▶したがって，患者ごとの治療目標を設定して，テリパラチド投与終了時，その目標に遠く及ばない場合にはロモソズマブを選択し，もう既に目標をクリアしていれば，それを維持すべくビスホスホネート製剤を選択するという使いわけができ

表1　テリパラチドからスイッチした薬剤別のスイッチ1年後の骨密度増加効果

	ロモソズマブ		デノスマブ		ビスホスホネート製剤		
腰椎	11.2	13.3	4.3	6.0	1.3	0.5	2.3
大腿骨頸部	3.5	5.8	1.4	4.0	0.7	0.2	0.9
文献	5	6	7	9	7	7	4

（文献4〜7，9より作成）

るのではないかと思われる。

▶本項は骨密度増加効果に焦点を当てて解説したが，骨折抑制効果についても考慮すべきであると思われる。ただ，ロモソズマブ，デノスマブはもちろん，ビスホスホネート製剤の一部にもエビデンスレベルの高い大腿骨近位部骨折抑制効果，椎体骨折抑制効果が認められており，また骨密度と骨折抑制効果が相関するという報告もある。したがって，現時点における日常診療では骨密度を指標にした薬剤選択が実際的であると思われる。

文 献

1）　Miyauchi A, et al：Bone. 2010；47(3)：493-502.

2）　Sugimoto T, et al：Adv Ther. 2017；34(7)：1727-40.

3）　Eastell R, et al：J Bone Miner Res. 2009；24(4)：726-36.

4）　Sugimoto T, et al：Curr Med Res Opin. 2013；29(3)：195-203.

5）　Ebina K, et al：Joint Bone Spine. 2021；88(5)：105219.

6）　Kobayakawa T, et al：Bone Rep. 2021；14：101068.

7）　Niimi R, et al：JBMR Plus. 2018；2(5)：289-94.

8）　Leder BZ, et al：Lancet. 2015；386(9999)：1147-55.

9）　Miyagi M, et al：J Orthop Sci. 2019；24(1)：153-8.

須藤啓広

6章　治療薬の切り替えは?

22 ロモソズマブからの切り替えは どうするか?

Point

◉ロモソズマブは抗スクレロスチン抗体製剤であり, 骨への蓄積性がない。

◉ロモソズマブ投与終了・中断後は骨代謝回転が亢進し, 骨密度が低下するため 骨吸収抑制薬による逐次治療が必要である。

◉ロモソズマブの逐次治療でエビデンスがあるのはアレンドロン酸とデノスマブ であり, ともに骨密度の維持・増加効果が報告されている。

◉ロモソズマブの再投与の基準は, まだ一定の見解を得ていない。

症例をもとに考えてみよう!

症例　73歳女性

▪既往歴:高血圧で内服加療中・骨折や骨粗鬆症治療の既往なし。

▪現病歴:腰痛を主訴に来院。腰椎X線にて骨粗鬆症が疑われたため骨密度を測定。Tスコアが腰椎で−3.5, 左大腿骨近位部で−2.4, 左大腿骨頸部で−2.4であり, 骨吸収マーカーTRACP-5bが288mU/dL(基準値:120〜420mU/dL), 骨形成マーカーtotal P1NPは38.6ng/mL(閉経後基準値:26.4〜98.2ng/mL), ビタミンD 25-hydroxycholecalciferol〔25(OH)D〕は12.7ng/mL(基準値:20ng/mL以上)であった。

治療

▪重症骨粗鬆症の診断でロモソズマブを導入し, エルデカルシトール 0.75μg/日, L-アスパラギン酸カルシウム 200mg/日を併用した。

▪12カ月投与後の骨密度変化率は腰椎で+19.6%, 左大腿骨近位部で+8.3%, 左大腿骨頸部で−4.9%, TRACP-5bが102mU/dL, total P1NPは19.6ng/mLであった。

考え方

▪ビタミンDやカルシウム充足下にロモソズマブを12カ月投与後, 腰椎と大腿骨近位部では良好な骨密度増加を得たが, 大腿骨頸部では得られていなかった。骨代謝回転は抑制傾向であった。

▪ロモソズマブ投与終了・中断後は骨代謝回転が亢進し, 骨密度が低下するため骨吸収抑制薬による逐次治療が必要となる。現在, ロモソズマブの逐次治療でエビデンスがあるのはアレンド

ロン酸とデノスマブであり,ともに骨密度の維持や増加が報告されている。
- 本症例では大腿骨頸部の骨密度の増加が不十分と判断し,逐次治療としてアレンドロン酸以上の大腿骨頸部の骨密度増加効果のエビデンスがある[1]デノスマブを導入した。

治療経過(図1)

- ロモソズマブからデノスマブへの切り替え後の骨密度変化率(ロモソズマブ開始時からの比較)は,6カ月後に腰椎で+24.3%,左大腿骨近位部で+10.9%,左大腿骨頸部で+8.6%とすべての部位で増加を認めたが,12カ月後では腰椎で+20.2%,左大腿骨近位部で+10.3%,左大腿骨頸部で+1.6%と再度低下傾向を認めており,今後慎重な定期フォローが必要と考えられる。

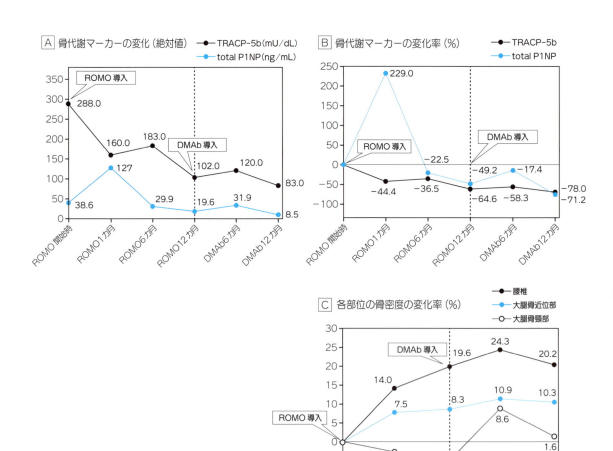

図1 症例における6カ月ごとの骨代謝マーカーの変化・変化率および各部位の骨密度の変化率

ROMO:ロモソズマブ, DMAb:デノスマブ

1 ロモソズマブの作用

▶ロモソズマブは主に骨細胞より分泌される骨形成抑制蛋白スクレロスチンに対するモノクローナル抗体である。骨芽細胞膜上にある共役受容体LRP5/6分子にスクレロスチンが結合するのを阻害することで、LRP5/6とWntリガンドとWnt受容体Frizzledが結合し、Wntシグナルが骨芽細胞内に伝達するのを促進する。その際に、骨形成シグナルとともに破骨細胞誘導因子であるreceptor activator of nuclear factor–kappa B ligand（RANKL）に対する内因性デコイであるオステオプロテグリンの産生を促進するため、破骨細胞による骨吸収も抑制する。これがロモソズマブによる骨形成促進と骨吸収抑制のいわゆる"dual effect"である。

2 ロモソズマブの逐次治療

▶一方で、ロモソズマブは抗体製剤であるため骨組織に対する蓄積性はなく、中断後にオステオプロテグリンによるRANKL抑制効果がなくなることで骨代謝回転が亢進し骨量が減少するため、骨吸収抑制薬による逐次治療が必要となる[2]。

▶現在までにある、ロモソズマブの逐次治療のエビデンスは2つである。12カ月間ロモソズマブを投与した後、各薬剤へ変更した12→24カ月後の腰椎骨密度の増加率は、ロモソズマブ投与開始後から見てアレンドロン酸70mg/週内服（わが国の倍量）で13.7%→15.2%→14.9%[3]、デノスマブ60mg皮下注6カ月ごとで13.1%→16.6%→18.1%[4]と増加を認めた。しかし、これらのロモソズマブからの切り替え効果のエビデンスは24カ月までと比較的短期間にとどまっている。また、ロモソズマブの治療効果はその前治療により異なることも報告されており[5,6]、それらの前治療がロモソズマブの逐次治療に及ぼす影響は明らかになっていない。

▶今後、アレンドロン酸やデノスマブ以外の薬剤を含めたより長期間の逐次治療のデータと、ロモソズマブの再投与を含めたエビデンスの蓄積が必要と考えられる。

文献

1) Brown JP, et al：J Bone Miner Res. 2009；24(1)：153-61.

2) McClung MR, et al：J Bone Miner Res. 2018；33(8)：1397-406.

3) Saag KG, et al：N Engl J Med. 2017；377(15)：1417-27.

4) Lewiecki EM, et al：J Bone Miner Res. 2019；34(3)：419-28.

5) Ebina K, et al：Bone. 2020；140：115574.

6) Ebina K, et al：Joint Bone Spine. 2021；88(5)：105219.

蛯名耕介

6章　治療薬の切り替えは？

23 デノスマブからの切り替えはどうするか？

Point

● デノスマブ治療3年未満からゾレドロン酸への切り替えは，デノスマブ中止による骨吸収マーカーの上昇と骨密度の低下を防止する。

● デノスマブ治療7年からゾレドロン酸への切り替えは，デノスマブ中止による骨密度の低下を防止できない。

● デノスマブ治療2年からロモソズマブへの切り替えは，デノスマブ中止による骨密度の低下を防止する。

1　デノスマブを中止した場合

▶ デノスマブの投与を中止すると，デノスマブによって抑制されていた骨吸収マーカーは上昇し，上昇していた骨密度は低下する。デノスマブを18カ月で中止すると，血清CTXは最終投与後6カ月から上昇しはじめ，9カ月後にはベースラインを超えて上昇する（**図1**）[1]。腰椎および大腿骨近位部の骨密度は，最終投与後6カ月から低下しはじめ，18カ月後にはベースラインまで低下する（**図2**）[1]。したがって，デノスマブで十分な治療効果が得られたとしても，治療を中止した後は，急速な骨吸収亢進と骨密度低下を抑制できる逐次療法が必要になる。

▶ デノスマブを中止すると，椎体骨折の発生率は無治療群と同じレベルまで上昇する[2]。最終注射後8カ月という早い時期から骨折が発生している[3]。プラセボ中止後の椎体骨折発生患者は31例中12例（38.7％）が多発性椎体骨折であったのに対して，デノスマブ中止後では56例中34例（60.7％）が多発性椎体骨折であり，多発性の割合がより高率であった[2]。デノスマブ中止後の多発性椎体骨折のリスク因子は既存椎体骨折の存在であった[2]。

▶ デノスマブは骨折リスクが軽減するまで治療を継続することが原則であるが，実臨床では社会的背景（施設入所，家族による支援の欠如，COVID-19パンデミックなど）によって治療の継続や通院が困難となるケースを経験する。このような状況下においても適切な骨粗鬆症治療を継続する体制を整えることが重要である。

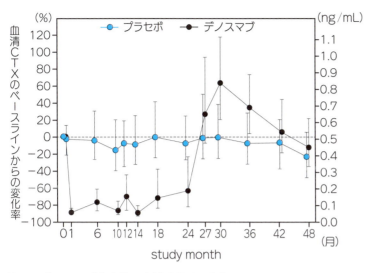

図1 デノスマブ中止後の血清CTXの変化
18カ月の時点がデノスマブの最終投与である。最終投与から9カ月後には血清CTX値がベースラインを超えて上昇している。
中央値±四分位間（25〜75％タイルの間）で示す。
プラセボ n＝113〜128，デノスマブ n＝110〜128　　（文献1より改変）

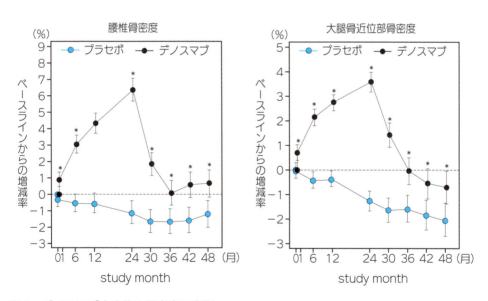

図2 デノスマブ中止後の骨密度の変化
18カ月の時点がデノスマブの最終投与である。最終投与から18カ月後には腰椎も大腿骨近位部も骨密度がベースラインまで低下している。平均値±95％信頼区間で示す。
プラセボ n＝110〜128，デノスマブ n＝109〜128
＊：$P \leq 0.0071$ vs. プラセボ at 各時点　　（文献1より改変）

2 デノスマブから骨吸収抑制薬への切り替え

▶プラリア®皮下注60mgシリンジの添付文書には「本剤治療中止後，骨吸収が一過性に亢進し，多発性椎体骨折が現れることがあるので，投与を中止する場合には，本剤治療中止後に骨吸収抑制薬の使用を考慮すること」と記載されている[4]。骨粗鬆症治療の継続が難しく，治療が中断されるケースも散見されることから，国内外の各学会はガイダンスや提言をHP上で公開している[5~7]。いずれも，デノスマブの最終注射から7カ月以上間隔があく場合には，ビスホスホネート製剤への変更を勧めている。しかし，ビスホスホネート製剤の種類や投与のタイミング，期間について比較したデータがなく，逐次療法に関するエビデンスは乏しい。

▶デノスマブの投与期間が1年と短い場合には，経口アレンドロン酸週1回製剤に切り替えることで，デノスマブ中止による骨量喪失を防ぐことができる（**表1**）[8~14]。しかし，3年と3.5年のデノスマブ治療から経口アレンドロン酸週1回製剤に切り替えた2例において，多発性椎体骨折が起きたことが報告されている[9]。

▶ゾレドロン酸による逐次療法については，いくつか報告がある（**表1**）[8~14]。筆者らはデノスマブの投与期間が3年未満の症例（平均投与回数3.1回，30例中21例に既存椎体骨折あり）において，デノスマブからゾレドロン酸に切り替えることによって，デノスマブ中止によるTRACP-5bの上昇と骨密度の低下を防ぐことができることを報告した（**図3，図4**）[10]。また，ゾレドロン酸への逐次療法によっ

表1　デノスマブからビスホスホネートへの逐次療法における骨密度の変化

報告者．報告年	デノスマブ平均投与期間（年）	逐次療法	症例数	骨密度
Freemantle N, et al. 2012[8]	1	ALN	115	➡
Kondo H, et al. 2020[10]	1.5（0.5~3）	ZOL	18	➡
Horne AM, et al. 2018[11]	2	ZOL	11	➡
Anastasilakis AD, et al. 2019[12]	2.2（1~4）	ZOL	27	➡
Everts-Graber J, et al. 2020[13]	3（2~5）	ZOL	120	⬇
Lamy O, et al. 2019[9]	3.25（3~3.5）	ALN	2	⬇
Reid IR, et al. 2017[14]	7	ZOL	6	⬇

デノスマブの平均投与期間が短いものから長いものの順に記載した。デノスマブの投与期間が3年未満であれば，ビスホスホネートへの切り替えで，デノスマブ中止後の骨密度低下は抑制できる。3年以上になるとデノスマブ中止後の骨密度低下は抑制できない。切り替え後の骨密度が切り替え時とほぼ同レベルの場合を「➡」，より低下した場合を「⬇」で示した。
ALN：アレンドロン酸，ZOL：ゾレドロン酸　　　　　　　　　　　　（文献8~14より作成）

て，30例すべてにおいて椎体および非椎体骨折の発生は認めなかった。デノスマブによる治療期間が2年以内であれば，ゾレドロン酸による逐次療法により骨量喪失を防ぐ効果が期待できるが，デノスマブ治療が2年を超えて長くなると効果は乏しくなる傾向がある[11〜13]。2〜5年のデノスマブ治療後，デノスマブ最終

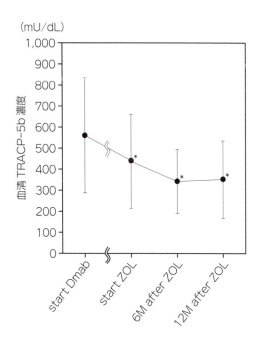

図3 デノスマブからゾレドロン酸への逐次療法における血清TRACP-5bの変化

血清TRACP-5bはデノスマブ開始時と比べて各時点で有意に低下している。ゾレドロン酸への逐次療法によりデノスマブ中止後の骨吸収マーカーの上昇は抑制されている。
平均値±標準偏差で示す。
Dmab：デノスマブ，ZOL：ゾレドロン酸
＊：$P<0.05$ vs. start Dmab

（文献10より改変）

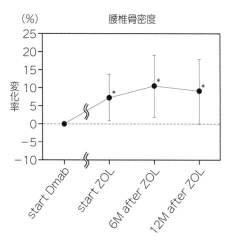
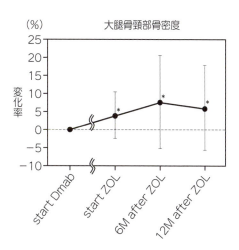

図4 デノスマブからゾレドロン酸への逐次療法における骨密度の変化

骨密度はデノスマブ開始時と比べて各時点で有意に上昇している。ゾレドロン酸への逐次療法によりデノスマブ中止後の骨密度の低下は抑制されている。平均値±標準偏差で示す。
Dmab：デノスマブ，ZOL：ゾレドロン酸
＊：$P<0.05$ vs. start Dmab

（文献10より改変）

投与から6カ月時にゾレドロン酸を単回注射した場合，デノスマブ最終投与から2.5年（中央値）後の評価において，デノスマブ治療により獲得した腰椎骨密度の66％，大腿骨近位部骨密度の49％が維持され，多発性椎体骨折は発生しなかった[13]。デノスマブで7年間治療し，デノスマブ最終投与から6カ月時にゾレドロン酸を単回注射した場合，デノスマブによってベースラインの18.5％/6.9％まで上昇した骨密度（腰椎/大腿骨近位部）が，ゾレドロン酸注射後18～23カ月でベースラインの9.3％/−2.9％まで低下した[14]。7年間のデノスマブ治療で獲得した骨密度は，ゾレドロン酸の単回注射だけでは維持できないことが明らかとなった。

▶ラロキシフェンによる逐次療法では，デノスマブ中止後の骨代謝回転亢進，骨密度低下，臨床椎体骨折発生率上昇を抑制することができない[15, 16]。デノスマブ治療（平均投与回数2.6回）から他剤への切り替えにおいて，デノスマブ中止後1.5年時の骨密度（腰椎/大腿骨頸部）変化率は，ラロキシフェンに切り替えた群では−2.7％/−3.8％，ビスホスホネート週1回あるいは月1回製剤に切り替えた群では0.7％/−0.8％，ゾレドロン酸に切り替えた群では1.9％/1.8％であった[15]。最後のデノスマブ注射から1.5年間の臨床椎体骨折発生率は，ラロキシフェンに切り替えた群では23.1％，ビスホスホネート週1回あるいは月1回製剤に切り替えた群では3.4％，ゾレドロン酸に切り替えた群では0％であった[15]。

3 デノスマブから骨形成促進薬への切り替え

▶DATA-Switch試験の結果，2年間のデノスマブ治療からテリパラチド連日製剤へ切り替えると，腰椎の骨密度は，切り替え後6カ月間低下した[17]。大腿骨頸部と大腿骨近位部の骨密度は，切り替え後1年にわたり低下し，切り替え後2年で切り替え時の骨密度まで回復した[17]。したがって，デノスマブ治療後にテリパラチド連日製剤へ切り替えることは勧められない。

▶デノスマブからロモソズマブへの切り替えは，デノスマブ中止による骨密度低下を防止することが報告されている（図5）[18]。ロモソズマブには骨吸収抑制作用があるので，テリパラチド連日製剤とは違った効果が発揮されたものと思われる。デノスマブ治療（平均治療期間24.1カ月）からロモソズマブへ切り替えた場合，切り替え後6カ月で有意な腰椎骨密度上昇効果が得られている。しかし，無治療からのロモソズマブ投与やビスホスホネートあるいはテリパラチドからロモソズマブへの切り替えに比べて，デノスマブからロモソズマブへの切り替えは骨密度の上昇作用が乏しい。

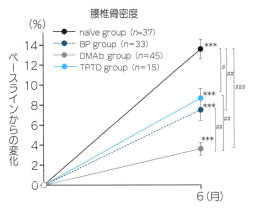
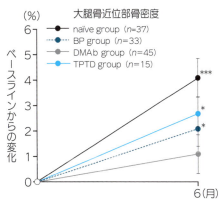
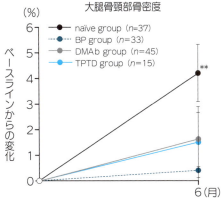

図5 デノスマブからロモソズマブへの逐次療法における骨密度の変化
6施設による前向き観察非無作為化試験。対象は骨粗鬆症閉経後女性130名，主治医の判断で（主に骨密度上昇不十分を理由）ロモソズマブに切り替えた。ビタミンDとカルシウムを併用している。デノスマブからロモソズマブへ切り替えることで，6カ月後，腰椎骨密度は有意に上昇している。無治療からのロモソズマブ投与や他剤からのロモソズマブへの切り替えに比べて，デノスマブからロモソズマブへの切り替えは骨密度の上昇作用が乏しい。平均値±標準偏差で示す。
BP：ビスホスホネート，DMAb：デノスマブ，TPTD：テリパラチド
#：$P<0.05$，##：$P<0.01$，###：$P<0.001$（図中に示した群間のP値）
*：$P<0.05$，**：$P<0.01$，***：$P<0.001$ vs. 各群のベースライン

（文献18より改変）

4 まとめ

▶骨粗鬆症治療は長期的な管理が大切であり，薬剤投与の順序を正しく理解しておくことが成功の鍵を握る。逐次療法について，安全性・費用対効果・骨折予防効果に関するエビデンスはいまだ乏しく，今後さらなるエビデンスが求められる。特にデノスマブ中止後の骨吸収亢進，骨密度低下，多発性椎体骨折発生への対策は取り組むべき重要な課題である。現時点では，デノスマブ治療3年未満からゾ

レドロン酸への切り替えは，デノスマブ中止による骨吸収マーカーの上昇と骨密度の低下を防止することが明らかとなっているが，デノスマブ治療が長年に及ぶ場合の適切な逐次療法については不明である。

文 献

1) Bone HG, et al：J Clin Endocrinol Metab. 2011；96(4)：972-80.

2) Cummings SR, et al：J Bone Miner Res. 2018；33(2)：190-8.

3) Anastasilakis AD, et al：J Bone Miner Res. 2017；32(6)：1291-6.

4) プラリア®皮下注60mgシリンジ添付文書. 2023年11月改訂（第6版）.

5) Meier C, et al：Swiss Med Wkly. 2017；147：w14484.

6) ASBMR：Joint Guidance on Osteoporosis Management in the Era of COVID-19 from the ASBMR, AACE, Endocrine Society, ECTS & NOF.（2024年12月閲覧）

   https://www.asbmr.org/about/statement-detail/joint-guidance-on-osteoporosis-management-covid-19

7) 日本骨代謝学会, 他：骨粗鬆症診療に携わる医療機関の皆様へ 日本骨代謝学会，日本骨粗鬆症学会による提言（2020年5月15日）.（2024年12月閲覧）.

   http://www.josteo.com/ja/news/doc/200518_2.pdf

8) Freemantle N, et al：Osteoporos Int. 2012；23(1)：317-26.

9) Lamy O, et al：Osteoporos Int. 2019；30(5)：1111-5.

10) Kondo H, et al：J Bone Miner Metab. 2020；38(6)：894-902.

11) Horne AM, et al：Calcif Tissue Int. 2018；103(1)：55-61.

12) Anastasilakis AD, et al：J Bone Miner Res. 2019；34(12)：2220-8.

13) Everts-Graber J, et al：J Bone Miner Res. 2020；35(7)：1207-15.

14) Reid IR, et al：Calcif Tissue Int. 2017；101(4)：371-4.

15) Ebina K, et al：Mod Rheumatol. 2021；31(2)：485-92.

16) Gonzalez-Rodriguez E, et al：Case Rep Rheumatol. 2018；2018：5432751.

17) Leder BZ, et al：Lancet. 2015；386(9999)：1147-55.

18) Ebina K, et al：Bone. 2020；140：115574.

酒井昭典

7章　様々な病態を合併する骨粗鬆症の治療は？

24 摂食障害など栄養障害のある若年者の治療は？

Point

- 神経性やせ症では，骨粗鬆症は頻度の高い合併症で，かつ，後遺症になりうる。
- 超低体重者の骨代謝の特徴は骨吸収と骨形成のuncouplingである。
- 体重と月経の回復が最も有効な治療法で，低体重のままで骨密度が正常化する薬物療法は確立されていない。
- ビタミンDやビタミンK不足の合併は高率で，食事療法で改善されない場合は薬剤で補充する。

症例をもとに考えてみよう！

症例　21歳女性

- 学生。初潮は12歳。特記すべき既往歴なし。たばこ，アルコール，サプリメントの摂取なし。17歳時，身長160cm，体重50kg（BMI 19.5kg/m²）から徐々に体重が減少し，無月経になり，34kg（BMI 13.3kg/m²）になった。初診時の検査結果を**表1**に示す。

診断

- 病識が希薄で毎日5kmマラソンをしており過活動である。食事は魚，大豆製品，野菜，果物は1人分を摂取するが，穀物や菓子，肉，油物はほとんど食べない。過食や自己誘発性嘔吐はない。やせを呈する器質的疾患はなく，神経性やせ症（制限型）と診断された。

治療

- 体重増加の動機づけのために心理教育，管理栄養士による安心して食べられる食品でエネルギーと栄養素を確保できる栄養指導，心理面接で認知の歪みの修正やストレス対処（コーピングスキル）の向上を図ることで人間関係の悩みの解決を支援した。家族が適切な支援を行えるように，家族の心理教育を行い，大学へは学業や就職活動での必要な配慮を依頼した。1年後，体重は39kg（BMI15.2kg/m²）に増加したが，骨密度はさらに低下した。

表1 初診時検査結果

血液生化学	
Alb	3.8 g/dL
Cr	0.66 mg/dL
Na	135 mEq/L
K	4.1 mEq/L
Cl	98 mEq/L
Ca	8.7 mg/dL
P	3.5 mg/dL

〔 〕内は基準値
青太字：基準値より低値
黒太字：基準値より高値

骨代謝マーカー（20歳代女性正常域）	
BAP（EIA）	**7.0 U/L**〔7.9〜10.0〕
OC	**3.0 ng/mL**〔11.6〜15.6〕
NTX（尿）	**103 nmolBCE/mmol・Cr**〔24.4〜40.5〕
ucOC	**6.3 ng/mL**〔1.8〜2.7〕

骨密度	
腰椎L2-L4	**0.751 g/cm^2**〔0.809以上〕
Tスコア	**−2.3**〔−1以上〕
Zスコア	**−2.3**〔−1以上〕
YAM	**74%**〔80%以上〕

内分泌	
IGF-1	**72 ng/mL**〔21歳女：168〜459〕
T3	**0.56 ng/mL**〔0.76〜1.50〕
TSH	1.54 µIU/mL〔0.35〜4.94〕
LH	1.9 mIU/mL〔卵胞期1.5〜7.8〕
FSH	5.1 mIU/mL〔卵胞期2.6〜11.9〕
E$_2$	**10 pg/mL未満**〔非妊婦 卵胞期29〜196〕
intact PTH	58 pg/mL〔10〜65〕
25（OH）D	**22 ng/mL**〔30以上〕
1,25（OH）$_2$D$_3$	37.6 pg/mL〔20〜60〕

1 神経性やせ症に伴う骨量減少症・骨粗鬆症の病態

▶神経性やせ症（神経性食欲不振症や思春期やせ症が2014年に名称統一）は女子に多く，女子高校生の有病率は0.17〜0.56％である。小食の制限型と，飢餓の反動で過食が出現して自己誘発性嘔吐や下剤を乱用するむちゃ食い/排出型がある。

▶低栄養による血清IGF-1（insulin-like growth factor-1）低下と血漿GH上昇（GH resistance），視床下部性性腺機能低下症，高コルチゾール血症，non-thyroidal illness syndromeを呈し，骨密度低下や骨粗鬆症は主要な合併症である。一方，神経性過食症はやせがないので骨粗鬆症のリスクは少ない。

▶本症患者の50％は初診時の腰椎骨密度が低下しており，25％は骨粗鬆症と診断される（**図1**）。

▶骨密度の低下は皮質骨より海綿骨で大きい。

▶腰椎骨密度低下の危険因子は低体重期間，罹病期間中の最低体重，病前体重である。骨密度は骨代謝の蓄積であり，ワンポイントの血液生化学や内分泌検査値だけでは予測できない（**表2**）。

▶本症の骨代謝は体重依存性に変化する（**図2**）。骨形成マーカーである血清オステオカルシンは成熟骨芽細胞が分泌する骨基質蛋白で，超低体重者では低下している。

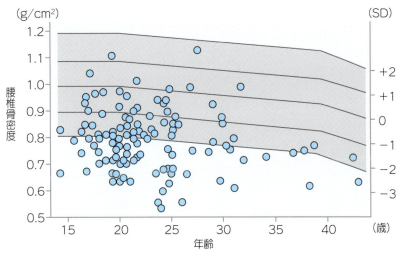

図1 神経性やせ症患者の初診時の腰椎骨密度（$n=120$）
神経性やせ症患者の第2～4腰椎をDXA法で測定した。50%の患者で同年齢の健常女性の平均値の−2標準偏差（SD）以下に低下しており，25%は−2.5SD以下で骨粗鬆症と診断された。

表2 神経性やせ症患者の骨密度低下の危険因子（$n=45$）

	r
病前体重	0.526（$P=0.0002$）
病悩期間中の最低体重	0.599（$P<0.0001$）
病悩期間	−0.439（$P=0.0012$）
無月経期間	−0.404（$P=0.0043$）
BMI≦17 kg/m²の低体重期間	−0.621（$P<0.0001$）
BMI≦16 kg/m²の低体重期間	−0.647（$P<0.0001$）
BMI≦15 kg/m²の低体重期間	−0.684（$P<0.0001$）

　未分化な骨芽細胞活性を表すとされる骨型アルカリホスファターゼは超低体重者でも上昇していることがある。血清・尿NTX，尿中CTX，TRACP-5bなどの骨吸収マーカーは超低体重者では著増している。尿中CTXは，BMIが16～18kg/m²では骨代謝マーカーは同年齢の健常女性と差を認めなくなり，BMIが18kg/m²以上の回復期では骨形成マーカーおよび骨吸収マーカーはともに代償性に亢進する[1]。

▶血清IGF-1はエネルギーや蛋白質の摂取と相関する栄養パラメーターで，かつ，強力な骨形成因子である。本症では低下している[2]。血清オステオカルシンはBMIや血清IGF-1値と有意な正の相関を示す（図3）。

▶エストロゲンは強力な骨吸収抑制因子である。本症では血清エストラジオール

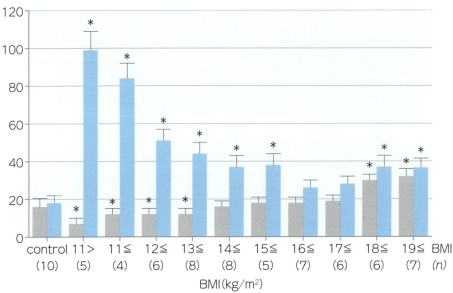

図2　神経性やせ症患者におけるBMIと骨代謝マーカーの関係

超低体重患者では骨形成マーカーの血清オステオカルシンは低下し，骨吸収マーカーの尿中CTX（Ⅰ型コラーゲンのC端テロペプチド）排泄量は増加している。BMIが16～18kg/m²では同年齢健常女性の値と差を認めなくなり，BMIが18kg/m²以上の回復期や過食期の患者では両マーカーはともに亢進する。
mean±SEM ＊P＜0.05 vs. 健常若年女性

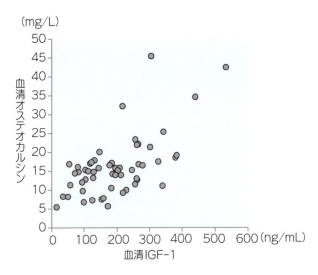

図3　神経性やせ症患者における血清オステオカルシン値と血清IGF-1値との関係（n=66）

骨形成マーカーである血清オステオカルシンは血清IGF-1値（r=0.536, P＜0.0001）と有意な正の相関を認める。

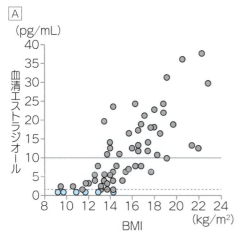
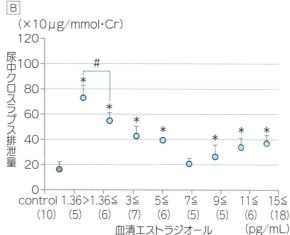

図4 神経性やせ症患者における血清エストラジオール（E₂）値と骨吸収マーカーの関係
A：66名の患者の血清E₂を高感度RIAで測定した。半数で10 pg/mL以下で，6名は測定感度（1.36 pg/mL）以下であった。血清E₂値はBMIと有意な正の相関（r＝0.775，$P<0.0001$）を有する。
B：血清E₂が測定感度以下から1.36〜3 pg/mLにわずかに増加するだけで，増加していた骨吸収マーカーの尿中クロスラプス排泄量は有意（r＝0.536，$P<0.0001$）に低下する。
mean±SEM ＊$P<0.05$ vs. 健常若年女性，＃$P=0.0018$

（E₂）は低下しており，血清E₂もBMIと正の相関を有する。月経が再来する血清E₂値は約40pg/mLである。著増している尿中CTXは，血清E₂値がわずかに増加しただけでも有意に低下し，7〜9pg/mLで健常女性と同等に低下する（図4）。

▶本症患者はほとんどすべての栄養素の摂取量が低下している。補正血清Ca値は正常範囲内だが，尿中Ca排泄量は低い。

▶本症患者の84％で血清25-ヒドロキシビタミンD〔25（OH）D〕が低下しており，二次性副甲状腺機能亢進症を併発することがある（図5）。食事のビタミンDと日光照射不足による骨軟化症も経験した[3]。

▶制限型の24％，むちゃ食い／排出型の43％で血清非ucOCが上昇して，ビタミンK欠乏である[4]。むちゃ食い／排出型では嘔吐や下剤乱用に伴う腸内細菌叢の変化によるビタミンK合成能が低下している可能性がある。

▶骨質マーカーで独立した骨折リスクマーカーである血中ペントシジンやホモシステインも慢性例では上昇し，骨密度は正常でも骨質が劣化している場合がある。

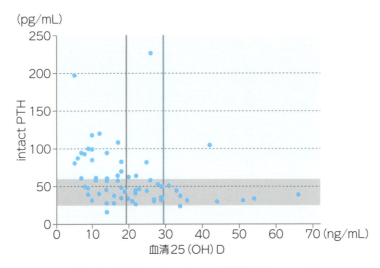

図5　神経性やせ症患者の血清25（OH）Dと副甲状腺ホルモン値

神経性やせ症患者63名（すべて女性，病型：制限型31名，むちゃ食い/排出型32名，年齢18〜46歳，BMI 9.9〜20.1 kg/m²）における血清25（OH）Dとintact PTH値を示した。血清25（OH）D≧30 ng/mLのビタミンD充足者は10名しかおらず，20≦血清25（OH）D≦29 ng/mLのビタミンD不足者は18名，血清25（OH）D≦19ng/mL以下のビタミン欠乏者は35名であった。20名が二次性副甲状腺機能亢進症を伴っていた。シャドー（グレー部分）の範囲は20〜30歳代健常女性の血漿intact PTH値のmean±SDの範囲。

2　神経性やせ症に伴う骨量減少症・骨粗鬆症の回復と治療

▶骨密度の低下は1年で5%以上と迅速であるが，回復は緩徐である。

▶罹病期間中の骨密度の増加量はBMIと正の高い相関を認め，骨密度の変化が正に転じるのはBMIが16.4±0.3kg/m²で，BMIがこれ以下では骨密度はさらに低下する[1]（図6）。

▶骨形成因子のIGF-1や骨吸収抑制因子の血清E_2はBMIや栄養状態に比例して増加するので，最も有効な予防と治療は体重と月経の正常化である[5]。

▶骨密度の低下が著しい症例では，体重と月経が回復しても5年後の骨密度が正常域に達しないことがある[1]。

▶病識が乏しく，体重を増加させることを容易に受容しないのが本症の特徴で薬物療法が望まれるが，低体重のままで骨密度を正常化させる薬物療法は確立されていない[6]。

▶神経性やせ症の既往を持つ女性の40年間の骨折率は既往歴のない同年齢女性の2.0〜3.9倍で，全骨折率は57%であったと報告されている[7]。

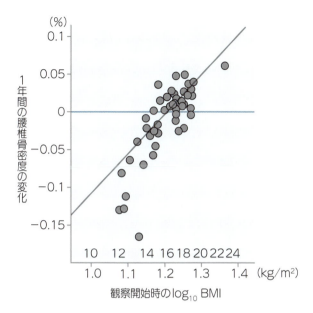

図6 神経性やせ症患者におけるBMIと1年間の腰椎骨密度の変化量の関係（n＝46）

1年間の腰椎骨密度の変化量は観察開始時のBMIと有意な正の相関を有し，変化量が正になるのはBMI＝16.4±0.3 kg/m²である．

▶14歳以下で発症した患者で低体重が遷延すると，低身長と最大骨量（peak bone mass）の低下が起こりうる．

3 実際の治療薬の選択

▶低体重が遷延し，骨密度のさらなる低下が予想される場合に薬物療法が行われる．

▶本症患者は体重を増やされることを恐れて薬物療法のアドヒアランスが悪いが，ビタミン剤は受け入れられやすい．ビタミンD，あるいはKが欠乏した患者では活性型ビタミンD_3（0.5 μg/日）やビタミンK_2製剤（メナテトレノン30〜45 mg/日）投与により骨密度の低下を阻止できる場合がある．エルデカルシトール（0.5 μg/日*）は初年度の腰椎骨密度において平均5％の増加作用を示す．ただし，高カルシウム血症の副作用に留意する．

＊：0.75 μg/日が通常量であるが，本症の患者では高カルシウム血症を併発しやすいため，0.5 μg/日を用いる．しかし，自院が0.75 μgしか採用しておらず0.75 μg/日しか処方できない場合は，隔日投与とする．

▶結合型エストロゲン（プレマリン®0.625mg／日）は理想体重の70％以下の患者でのみ骨密度の低下を阻止できる[5]。17βエストラジオール経皮製剤は体重にかかわらず骨密度の増加作用が報告されている[8]。ただし，休薬すると骨密度は低下する。現段階で，骨密度の回復のためだけに女性ホルモンを使用することは勧められない。

▶ビスホスホネートや抗RANKLモノクローナル抗体製剤デノスマブの骨密度増加効果は示されているが[8]，将来の児への影響は確立されていないため，筆者は40歳未満の患者には使用していない。

▶PTH製剤は骨密度を増加させる報告がある[6]。

▶実際に薬剤を処方する場合には，それぞれの保険適用について十分に配慮する。

文献

1) Hotta M, et al：Eur J Endocrinol. 1998；139(3)：276-83.

2) Hotta M, et al：J Clin Endocrinol Metab. 2000；85(1)：200-6.

3) Watanabe D, et al：Intern Med. 2015；54(8)：929-34.

4) Urano A, et al：Clin Nutr. 2015；34(3)：443-8.

5) Klibanski A, et al：J Clin Endocrinol Metab. 1995；80(3)：898-904.

6) Misra M, et al：J Endocrinol. 2014；221(3)：R163-76.

7) Lucas AR, et al：Mayo Clin Proc. 1999；74(10)：972-7.

8) Robinson L, et al：J Psychosom Res. 2017；98：87-97.

鈴木（堀田）眞理

7章　様々な病態を合併する骨粗鬆症の治療は？

25　妊娠後骨粗鬆症の治療は？

Point

- 健康な若い女性でも発症する。
- 多発椎体骨折から診断されることが多い。
- 骨折後，急性期には断乳が望ましい。
- 患者の状態に合わせたオーダーメイドの治療選択が必要となる。

症例をもとに考えてみよう！

症例　27歳女性

- 初産。身長163cm，非妊時体重45.5kg，BMI 17.1kg/m^2。
- 既往歴：特記事項なし。卵巣機能不全歴なし。骨折歴なし。骨粗鬆症の家族歴なし。喫煙歴なし，アルコールは機会飲酒。
- 現病歴：妊娠経過は順調であり，妊娠39週に2,852gの児を正常経腟分娩，母乳栄養を開始した。産褥15日目，赤ちゃんのオムツを替えようと前屈した際，突然の背部痛が出現し歩行困難となった。整形外科を受診しL1，L2の腰椎圧迫骨折と診断され，コルセット装着とNSAIDsが処方されたが，授乳を続けていた。腰背部痛が増強したため，再度整形外科受診したところL3の新規骨折を認めた。骨密度計測を行ったところ，低骨密度であった。

診断

- 脊椎単純X線検査および脊椎単純MRI検査により多発椎体骨折を認めた（**図1**矢印）。腰椎骨密度検査は低値を示した（**表1**）。血液検査では骨形成マーカー・骨吸収マーカー・ucOCの高値，25（OH）Dの低値を認めた。特徴的な経過より，多発椎体骨折を伴った妊娠後骨粗鬆症と診断した。

1　妊娠後骨粗鬆症の病態

▶妊娠後骨粗鬆症は，若年女性が妊娠期または授乳期に初めて脆弱性骨折を起こす比較的稀な疾患である[1]。1955年にNordinらが初めて報告したとされ[2]，これ

153

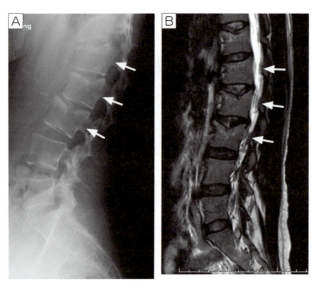

図1 症例に認められた多発椎体骨折
A：脊椎単純X線検査，B：脊椎単純MRI検査（T2強調画像）

表1 初診時検査結果

血液生化学	
Ca	9.7 mg/dL〔8.4〜10.0〕
P	4.8 mg/dL
ALP	375 IU/L〔100〜350〕

骨密度		
腰椎L2-L4	0.711 g/cm²	
	Zスコア	−2.6
大腿骨頸部	0.589 g/cm²	
	Zスコア	−1.8

骨代謝マーカー	
BAP	31.5 U/L〔7.9〜29〕
NTX（尿）	154 nmolBCE/mmol·Cr〔7.5〜16.5〕
P1NP	132 μg/L〔16.8〜70.1〕
ucOC	22.2 ng/mL〔＜4.5〕

内分泌	
25(OH)D	19 ng/mL〔20未満は欠乏〕
intact PTH	17 pg/mL〔10〜65〕

〔　〕内は基準値
青太字：基準値より低値
黒太字：基準値より高値

までにも多くの症例報告があるが，病態に関してはいまだ不明な点も多く，治療法は確立されていない。

▶典型的には，分娩直前から産後6カ月までに腰背部痛を主訴として発症し，主に椎体の脆弱性骨折を伴う。

▶胎児のCa需要は妊娠末期に向けて加速し，その総量は出生までに30gに達する[1]。これに応えて妊婦は腸管からのCa吸収を増加させるが，同時に骨吸収もわずかに亢進し，分娩直後の骨密度は妊娠前に比べて腰椎で約2%，大腿骨で3%低下する[3]。

▶新生児のCa需要は30〜40mg/kg/日であり，胎児期に比べて飛躍的に増大する。授乳期の腸管Ca吸収は妊娠前と同程度にとどまるので，新生児のCa需要に対して授乳婦は骨吸収によって応えなければならない[1]。その主な機構は以下の2つである。

▶第一に，母乳産生を刺激するプロラクチン（PRL）の脳下垂体前葉からの分泌により，視床下部からのゴナドトロピン放出ホルモン（gonadotropin releasing hormone；GnRH）分泌が低下する。卵巣機能は抑制され，卵胞からのエストロゲン分泌低下により骨吸収が亢進する。第二に，プロラクチンの刺激により乳腺より豊富に分泌される副甲状腺ホルモン関連ペプチド（parathyroid hormone related peptide；PTHrP）が，破骨細胞だけでなく骨細胞にも作用し，エストロゲン欠乏よりもはるかに強く骨吸収を亢進させる（osteocytic osteolysis）[4,5]。骨吸収は皮質骨よりも海綿骨において著明である。これらの複合的な影響により，授乳期女性の腰椎骨密度は離乳期までの約6カ月間で5〜10%低下する（図2）[1]。

▶本症の頻度は明らかではないが，わが国でのDiagnosis Procedure Combination（DPC）データを用いた検討で産科入院後2年以内の椎体骨折が0.0068%[6]，横浜市の整形外科アンケートにて年間分娩数に対し0.03%の発症率[7]という報告がある。

▶妊娠・授乳による骨密度低下は可逆的である。離乳とともに急速に骨吸収の抑制と骨形成の促進が起こり，骨密度は6〜12カ月かけて妊娠前の値に戻る。分娩回数が5回以上の多産女性は，分娩回数4回までの女性に比べ，閉経後の腰椎骨密度と海綿骨スコア（trabecular bone score；TBS）が有意に低値という報告はある

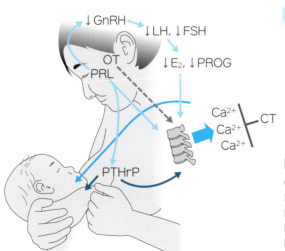

児へのCa供給を優先

乳頭の吸啜刺激
→PRL産生 →乳汁分泌
＋
①排卵抑制によるエストロゲン低下
②乳腺組織からのPTHrP産生

骨吸収亢進させCaを母乳へ

図2　産褥期（授乳期）の骨代謝
OT：オキシトシン
LH：黄体形成ホルモン
FSH：卵胞刺激ホルモン
E_2：エストラジオール
PROG：プロゲステロン
CT：カルシトニン

（文献1より作成）

が[8]，WHI Observational Study では妊娠授乳歴と全体的な臨床的骨折リスクまたは骨密度との一貫した関連性はないものの，母乳育児をしていない場合と比較して，少なくとも1カ月間の母乳育児の履歴は股関節骨折のリスクの低下と関連したと報告しており〔HR 0.84，95%信頼区間（CI）0.73〜0.98〕[9]，妊娠・授乳の有無が老年期の骨粗鬆症や脆弱性骨折のリスクとなることはなく，むしろリスクを低下させる可能性がある[1]。

▶大多数の女性は妊娠・授乳期にみられる生理的な骨密度低下を問題なく乗り越えるが，若年女性が低栄養などにより妊娠前に十分な最大骨密度を獲得できなかった場合に，妊娠・授乳による骨粗鬆化が閾値を超えることに加え，遺伝的要因など多因子が影響して脆弱性骨折をきたすと考えられる。

2　妊娠後骨粗鬆症の治療

▶妊娠後骨粗鬆症の治療法に関しては，ランダム化比較試験などによる大規模な検討はこれまで行われておらず，確立した治療法はないが，2019年に Cohen らが妊娠後骨粗鬆症の組織学的特徴として骨リモデリングの低下があることを発見して以来，近年では骨折後急性期には PTH 製剤などの骨形成促進薬を第一選択とする傾向にある[10, 11]。

▶椎体骨折の急性期には，授乳の中止（断乳）をすべきである。

▶椎体骨折に伴う急性疼痛に対しては，コルセットによる固定と NSAIDs などによる鎮痛を行う[1]。また，PTH 製剤投与による骨折後疼痛軽減作用が多数報告されている[12]。

▶骨折を伴わない妊娠後骨粗鬆症については，Ca・ビタミンD・ビタミンKを積極的に摂取し，荷重負荷のある身体運動を行うなど，生活上での骨折予防を勧める[1]。場合により活性型ビタミンD製剤，メナテトレノン投与を考慮する。活性型ビタミンD製剤のうち，エルデカルシトールは妊娠・授乳中は禁忌であるが，アルファカルシドールは有益性投与であり処方可能である。授乳期は骨代謝回転が上昇しビタミンD，Kの必要量が増す[1]ため，アルファカルシドール，メナテトレノンを患者の状態に応じて投与することが望ましい。

▶グルココルチコイド誘発性骨粗鬆症など続発性骨粗鬆症合併の妊婦については，狭義の妊娠後骨粗鬆症の範疇に入れずに，原疾患の治療方針に応じて授乳の可否，骨粗鬆症治療薬の選択を考える。

▶骨折治癒後の骨粗鬆症治療は，骨形成促進薬からの逐次療法として骨吸収抑制薬

を考慮するが，断乳，月経再開による骨リモデリングの正常化，次回の妊娠希望など個別の対応を要する。理学療法士と連携し，身体機能回復のためのリハビリテーションを積極的に行う。

▶最近わが国の若年女性に関して，体重減少・偏食・運動不足などの不適切な生活習慣による最大獲得骨量の低下が危惧されている。これらは妊娠後骨粗鬆症の危険因子を構成しており，脆弱性骨折を起こした妊婦・授乳婦にCaやビタミンDの不足・欠乏が推定される場合には，少なくとも食事指導を行う必要がある。

文 献

1) Kovacs CS, et al：Osteoporos Int. 2015；26(9)：2223-41.
2) Nordin BE, et al：Lancet. 1955；268(6861)：431-4.
3) Møller UK, et al：Osteoporos Int. 2012；23(4)：1213-23.
4) Brembeck P, et al：J Clin Endocrinol Metab. 2015；100(2)：535-43.
5) Bjørnerem Å, et al：J Bone Miner Res. 2017；32(4)：681-7.
6) Toba M, et al：J Bone Miner Metab. 2022；40(5)：748-54.
7) 尾堀佐知子, 他：日骨粗鬆症会誌. 2018；4(1)：29-35.
8) Panahi N, et al：Bone Rep. 2021；14：101071.
9) Crandall CJ, et al：Obstet Gynecol. 2017；130(1)：171-80.
10) Cohen A, et al：J Bone Miner Res. 2019；34(9)：1552-61.
11) Lee S, et al：Calcif Tissue Int. 2021；109(5)：544-53.
12) Nevitt MC, et al：Osteoporos Int. 2006；17(2)：273-80.

善方裕美, 寺内公一

7章　様々な病態を合併する骨粗鬆症の治療は？

26 男性骨粗鬆症の治療は？

Point

- ◉治療の前にまず正しい診断を！
- ◉男性骨粗鬆症では続発性を疑う。
- ◉男性骨粗鬆症では骨粗鬆症類縁疾患も疑う。
- ◉治療の基本は女性と同じ〔もちろん女性ホルモンと選択的エストロゲン受容体モジュレーター（SERM）はダメ！〕。

症例をもとに考えてみよう！

症例1　53歳男性

- 健診で低骨密度を指摘され受診。初診時の検査（**表1**）では，肝・腎機能異常を認めず，軽度の高カルシウム尿症以外，カルシウム・リン代謝に問題なし。甲状腺および副腎皮質ホルモンに問題なし。
- 内服薬なし，サプリメント摂取なし。

表1　症例1の初診時検査結果

血液生化学	
Cr	0.64 mg/dL
Na	133 mmol/L 〔138〜145〕
K	4.8 mmol/L
Cl	98 mmol/L 〔101〜108〕
Ca	9.2 mg/dL
P	4.2 mg/dL
Osm	271 mOsm/L 〔275〜290〕

尿生化学	
Ca	250 mg/gCr 〔＜200〕
Osm	282 mOsm/L

骨代謝マーカー	
BAP	7.1 µg/L
P1NP	43.8 µg/L
OC	16.4 ng/mL
TRACP-5b	644 mU/dL 〔120〜420： 30〜40歳の閉経前女性〕
NTX（尿）	72.6 nmolBCE/mmol・Cr 〔7.5〜16.5： 40〜45歳の閉経前女性〕

内分泌	
intact PTH	61 pg/mL
25（OH）D	21.1 ng/mL
ADH	0.7 pg/mL

甲状腺・副腎・性腺は正常範囲内

骨密度		
正常：YAM 80%以上 あるいは Tスコア −1.0以上		
腰椎L2-L4	YAM	58%
	Tスコア	−3.7
大腿骨頸部	YAM	70%
	Tスコア	−2.0
total hip	YAM	66%
	Tスコア	−2.4

〔　〕内は基準値
青太字：基準値より低値
黒太字：基準値より高値

158

▶ 75歳未満の男性で低骨密度を指摘された場合，積極的に続発性骨粗鬆症の可能性を検討することが大切である[1]。

▶ 骨代謝に影響する原因は，加齢以外にも数多く存在し（表2），臨床研究の進展に伴い，現在もその数は増加しつつある。低骨密度が契機となり初めて診断のつく疾患も含まれており，積極的な鑑別診断と適切な治療が望まれる。

▶ 問診では既往歴（胃全摘術，慢性炎症性腸疾患，慢性肝炎あるいは肝硬変，前立腺がん術後など），生活歴（アルコール多飲），内服薬について十分に聴取する（表2）。

▶ 骨代謝マーカーとして，骨吸収マーカーと骨形成マーカーの評価を行い，生理的な骨代謝障害か否かを検討する。著しい骨代謝マーカーの異常は積極的に原発性骨粗鬆症以外の疾患を疑う根拠となる。

▶ 一般的な検体検査を行い，鑑別診断の手がかりを探す（表3）。

表2　男性における続発性骨粗鬆症の原因

内分泌疾患	副甲状腺，下垂体，副腎，甲状腺など
栄養の欠乏	アルコール多飲，胃切除，吸収不良など
薬物	糖質コルチコイド，ゴナドトロピン放出ホルモン誘導体，化学療法後，チアゾリジン，ループ利尿薬，PPI，SSRIなど
不動性	長期臥床，麻痺，廃用性萎縮，微小重力環境
先天性	骨形成不全症など
その他	1型糖尿病，（重症）肝障害など

表3　骨粗鬆症診断時の効果的スクリーニング

血算	血算	正球性貧血➡多発性骨髄腫
		小球性低色素性貧血➡吸収不良症候群，摂食障害など
		白血球増加（好中球増加，好酸球減少）➡クッシング症候群，ステロイド内服
血液検査	生化学	高カルシウム血症➡原発性副甲状腺機能亢進症
		低カルシウム血症➡ビタミンD欠乏症
		低リン血症➡骨軟化症，ビタミンD欠乏症
		低ナトリウム血症➡ADH不適切分泌症候群など
		高アルカリホスファターゼ血症　➡原発性副甲状腺機能亢進症，甲状腺機能亢進症，骨軟化症，骨パジェット病
		肝機能異常➡肝硬変などの重症肝疾患
		低コレステロール血症➡甲状腺機能亢進症
		高血糖➡糖尿病，ステロイド内服
	血清	CRP高値➡関節リウマチおよびその他の慢性炎症性疾患
尿検査	一般尿検査	尿糖➡糖尿病
		尿蛋白➡多発性骨髄腫（患者によっては陰性）

診断

- 骨吸収マーカー高値を認め，血液生化学検査では低ナトリウム血症（低浸透圧性）を認めた（**表1**）。内分泌検査では，甲状腺・副腎・性腺に異常を認めず，低浸透圧にもかかわらず抗利尿ホルモン（ADH）の分泌を認め，尿浸透圧が血清浸透圧よりも高いことから，ADH不適切分泌症候群（SIADH）と診断された。

- 健診履歴を確認すると，10年前から常に血清ナトリウム値は135mEq/L未満であり，慢性低ナトリウム血症による骨吸収亢進を原因とする骨粗鬆症と診断された。

▶内分泌疾患では特に骨粗鬆症の原因となる病態が多いので，その可能性を念頭に置くことが大切である[2]（**表4**）。

表4　続発性骨粗鬆症の原因となる内分泌疾患

- 原発性副甲状腺機能亢進症
- クッシング病（症候群）
- 下垂体性性腺機能低下症（男女とも）
- 高プロラクチン血症
- 甲状腺機能亢進症（治療による甲状腺ホルモン過剰状態を含む）
- 慢性低ナトリウム血症（SIADHなど）
- その他

症例2　48歳男性

- 健診で低骨密度と高アルカリホスファターゼ血症を指摘され受診。
- ALTとASTおよび腎機能に異常なし。血清電解質に異常なし。内服薬なし，サプリメント摂取なし。

▶ALTとASTに著しい異常を認めず，高アルカリホスファターゼ血症を認める場合は，骨型ALPの評価が手がかりとなることが多い。

▶骨型ALP高値を認める場合は，原発性骨粗鬆症以外にも，前立腺がん骨転移，骨軟化症，骨パジェット病などの可能性がある（**表5**）。

▶逆に，低アルカリホスファターゼ症を認める場合は，低ホスファターゼ症の可能性も考慮する。

▶続発性骨粗鬆症の原因疾患としては，甲状腺機能亢進症や原発性副甲状腺機能亢進症の可能性を検討する。

表5　骨粗鬆症類縁疾患

- 骨軟化症
- 骨パジェット病
- 多発性骨髄腫
- 悪性腫瘍の骨転移
- 線維性骨異形成症
- 強直性脊椎炎
- 低ホスファターゼ症
- その他

> 診断

- 骨型ALPの高値と著明な骨吸収マーカーの高値を認めた。問診では，胃腸障害や食思不振を認めないにもかかわらず最近1カ月で2kgの体重減少ありとのことで，甲状腺ホルモンの評価を行ったところ，バセドウ病による甲状腺機能亢進症の診断に至った。

症例3　54歳男性

- 1年前に腰背部痛を主訴に他院受診。低骨密度を指摘され，骨粗鬆症治療のためビスホスホネート製剤を処方された。1年の経過で骨密度の上昇なく，自覚症状の増悪と下肢筋力の低下を認めたため紹介受診となった。
- ビスホスホネート製剤を内服中にもかかわらず骨型ALPの高値を認めた。

▶ビスホスホネート製剤が正しく内服されている場合，骨粗鬆症であれば半年後に骨型ALPの上昇を認めることは稀である。このような場合は，他の疾患を積極的に疑う（表5）。

> 診断

- 著しい低リン血症（1.8mg/dL）を認めた。低リン血症と骨型ALP高値から低リン血症性骨軟化症が疑われた[3]。
- 骨シンチグラフィーでは骨軟化症に特徴的な所見が得られた（図1）。

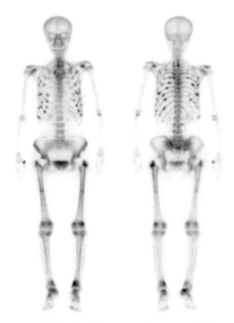

図1　骨軟化症の骨シンチグラフィー画像

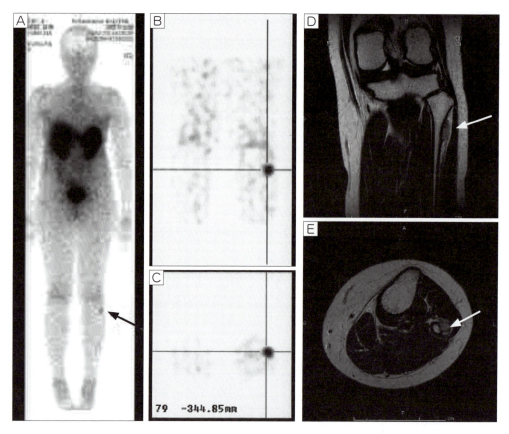

図2 オクトレオスキャン（A〜C）とMRI（D, E）を用いた腫瘍性骨軟化症の病巣診断

- 低リン血症の原因精査では，腎尿細管障害は認められず，ビタミンD欠乏症も否定的であったことから，腫瘍性低リン血症性骨軟化症が疑われた[3]。
- 本症の原因である線維芽細胞増殖因子23（FGF23）の血中濃度が高値であり，原因腫瘍の検索に有効とされるインジウムペンテトレオチドを用いた核医学検査（オクトレオスキャン）で左下腿に責任病巣が同定された（図2矢印）。
- 腫瘍の外科的切除により骨代謝障害は速やかに改善した。

1 男性骨粗鬆症の治療

▶ **男性に対しては，SERMおよびエストロゲン製剤は禁忌**である。また，骨粗鬆症治療薬の開発では，主に閉経後女性を対象とした臨床試験が実施されるため，男性における治療薬の臨床成績は少ない。

▶ 米国FDAにおいて，男性に対して承認されている骨粗鬆症治療薬（活性型ビタミン

D製剤とビタミンK製剤を除く）はアレンドロン酸，リセドロン酸，ゾレドロン酸，デノスマブ，テリパラチド（毎日投与製剤）およびアバロパラチドとなっている[4]。

▶しかし，SERMやエストロゲン製剤以外の骨粗鬆症治療薬では，それらの薬理作用に性差を考慮すべきものはない。また，男性に対する効果や安全性に関する臨床試験や実際の使用経験からも特段の問題は指摘されていない。国内での骨粗鬆症治療においては，SERMとエストロゲン製剤を除くすべての薬剤が「男性に対しても投与可」となっている。

▶前立腺がん患者に対するアンドロゲン低下療法における骨粗鬆症治療としては，アレンドロン酸とリセドロン酸のビスホスホネート薬で骨密度の上昇を認めることが明らかにされている[5,6]。また，デノスマブでは椎体骨折の抑制効果が報告されている[7]。

▶骨折の危険性の高い骨粗鬆症患者ではロモソズマブが治療薬の候補となるが，重篤な心血管障害発症についての懸念が否定できないことから，その投与の適否の判断は慎重に行うことが必要である。なお，最近1年以内に脳梗塞や心筋梗塞の既往がある場合は，投与を控えることとなっている。

2 実際の治療薬の選択

▶治療にあたっては，既存脆弱性骨折の有無と年齢を考慮して治療薬を選択することになる。

▶以下にその例を示すが，実際の選択は個々の患者ごとに判断する。

● 65歳未満，既存骨折なし
　➡ 活性型ビタミンD_3製剤，特にエルデカルシトール

● 65歳以上，既存骨折なし
　➡ エルデカルシトール，ビスホスホネート製剤

● 年齢不問，既存骨折あり
　➡ ビスホスホネート製剤，デノスマブ

● 年齢不問，骨折の危険性の高い骨粗鬆症
　➡ テリパラチド，アバロパラチド，ロモソズマブ

● アルコール多飲者や胃切除後などの消化器疾患の併存
　➡ 活性型ビタミンD_3製剤（アルファカルシドールあるいはエルデカルシトール）の併用を積極的に検討

163

文 献

1） Ryan CS, et al：Osteoporos Int. 2011；22(6)：1845-53.

2） Sejling AS, et al：J Clin Endocrinol Metab. 2012；97(12)：4306-10.

3） Fukumoto S, et al：J Bone Miner Metab. 2015；33(5)：467-73.

4） Adler RA：Endotext [Internet]. Feingold KR, et al, ed. MDText.com, 2024.

5） Greenspan SL, et al：Ann Intern Med. 2007；146(6)：416-24.

6） Choo R, et al：Int J Radiat Oncol Biol Phys. 2013；85(5)：1239-45.

7） Smith MR, et al：N Engl J Med. 2009；361(8)：745-55.

竹内靖博

7章　様々な病態を合併する骨粗鬆症の治療は？

27 小児期の骨粗鬆症治療は？

Point

◎人生最大の骨量（peak bone mass）を最大限引き上げることが目標である。

◎骨量が低下するリスク因子（状態，疾患，薬剤）を把握して，小児科と連携して
スクリーニングを行う。

◎栄養摂取と運動負荷が治療の基本となる。

◎骨折を伴う症例など，薬剤治療介入が必要な症例はビスホスホネート治療が第一
選択となる。

症例をもとに考えてみよう！

症例1　15歳女児

多発骨折

▪生後8カ月時：前腕骨骨折。3歳時：第1腰椎圧迫骨折。12歳時：脛骨骨幹部骨折。骨癒合が
遅延し，変形が進行して当院受診。髄内釘で観血的整復固定術施行。2年後に右大腿骨転子下
骨折受傷。髄内釘で観血的整復固定術施行。骨密度低値と関節弛緩，脊柱側弯症が成長ととも
に明らかになってきた（図1）。

診断

▪家族歴はなく，青色強膜，歯牙形成不全，難聴もなく，遺伝子検査は行っていないため骨形成不
全症の確定診断には至らないが，強く疑われる症例である。治療は，必要に応じてビタミンD
とカルシウムサプリメントを大腿骨骨折治癒後から継続している。

症例2　14歳男児

コントロール不良のてんかん（強直性間代）発作

▪てんかんの発作中に転倒して大腿骨頸部骨折（図2）。テグレトール®，ビムパット®，デパケン®
服用中であった。

▪観血的整復固定術後1週間の血液検査（表1）では，ビタミンDがかなり欠乏している状態。骨
塩定量（DCS-900FX）では，腰椎（L1-L4）0.666mg/cm^{3}で年齢の基準値以下だった。

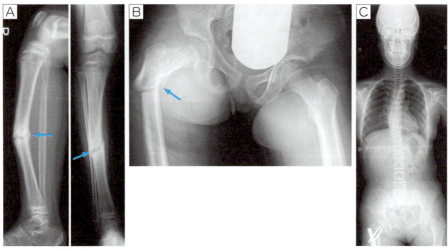

図1 症例1の単純X線画像
A：脛骨骨幹部骨折の遷延癒合と変形（矢印）
B：大腿骨転子下骨折（矢印）
C：成長とともに進行してきた側弯

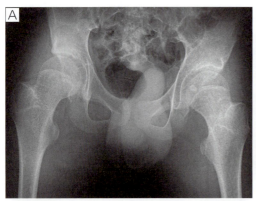

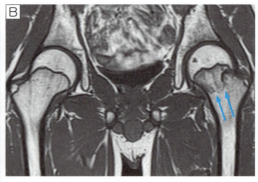

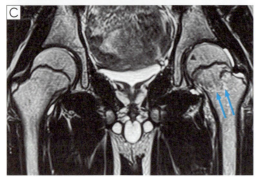

図2 症例2の左大腿骨頸部骨折
A：単純X線
B：MRI T1強調像
C：MRI T2強調像
矢印は骨折線。

表1 症例2の観血的整復固定術後1週間の血液検査結果

TP	7.5 g/dL〔6.5~8.5〕
Alb	4.5 g/dL〔3.8~5.2〕
BUN	9 mg/dL〔9~21〕
Cr	0.52 mg/dL〔0.50~0.80〕
Ca	9.6 mg/dL〔8.5~10.2〕
P	3.9 mg/dL〔2.0~4.5〕
ALP (IFCC)	99 U/L〔38~113〕
25 (OH) D	**8.5 ng/mL**〔30~70〕

〔 〕内は基準値
青太字：基準値より低値

診断

- この症例の患者が服用していた薬剤のうち，テグレトール®など抗てんかん薬の一部はビタミンD欠乏の誘因になることが知られている。
- ビタミンD欠乏はあるが，ALPは正常値であり，くる病には至っていない。

治療

- 治療はビタミンDサプリメントを，骨折が治癒するまで2,000IU（50μg）/日摂取。その後，テグレトール®服用中は1,000IU（25μg）/日摂取を継続。

症例3　15歳女児

RF陰性多関節型若年性特発性関節炎

- プレドニゾロン6mg以上（最大20mg）を2年服用中。骨折歴なし。特に目立った症状はないが，骨密度の定期検診を行った際の骨塩定量（DCS-900FX）での腰椎（L1-L4）0.699mg/cm^{3}は年齢の基準値以下だった。

診断

- グルココルチコイド誘発性骨粗鬆症は，小児でも早期からの介入が望まれる。
- 後述するガイドラインに従って，ビタミンD（400IU/日）とカルシウム（500~1,000mg/日）の摂取が満たされるよう食事指導を行い，不足分はサプリメントの摂取を勧めた。

1　Peak bone mass

▶小児期は骨量が増加し，人生最大の骨量（peak bone mass）に達する時期であるが，その大切さについては，いまだに社会的認知度が低い。

▶小児期のpeak bone massを10%増加させられれば，骨粗鬆症の発症を13年遅ら

せることができると試算されている[1]。

▶peak bone massを最大限に引き上げるため，骨量が低い可能性のある子どもたちを効率良くピックアップしてスクリーニングし，必要な介入をすることが大切である。

2　小児の骨量低下のリスク因子

▶小児の骨量に負の影響を及ぼすとされている因子は，運動不足と栄養障害である。

▶身体活動量が低い（息のあがるような運動を行う習慣が日常的にない）場合は，低骨量のリスク[2]がある。荷重負荷がかかる運動（できればジャンプなど）が骨量を増加させる[3]。

▶小児期の骨量増加に対してエビデンスを認める栄養は，カルシウムとビタミンDである。国際骨粗鬆症財団のposition paper[4]によると，カルシウムは4〜8歳には1,000mg／日，9〜18歳には1,300mg／日の摂取が推奨されている。日常の食事からの摂取量が足りない場合，サプリメントで補うと骨量が高くなると結論づけられている。

3　骨量減少の誘因となる小児期の疾患

▶表2に，最近の2つの小児期の骨粗鬆症に関するレビュー[5, 6]から小児期の骨粗鬆症の原因となる疾患や病態，薬剤を抜き出した。整形外科が普段目にしない疾患が多く，小児科と情報共有して連携することが大切である。

4　小児期の骨粗鬆症の定義

▶2013年にInternational Society for Clinical Densitometryが出した小児の骨粗鬆症の定義を以下に示す。

①骨密度に関係なく，局所的な病変のない部分に，高エネルギー外傷ではなく生じた1箇所以上の脊椎圧迫骨折があった場合

②脊椎圧迫骨折がない場合は，臨床的に明らかな骨折がある＋骨密度のZスコア＜－2

表2　小児期の骨粗鬆症の原因となる疾患，病態，薬剤

神経・筋疾患	脳性麻痺 Rett症候群 Duchenne型筋ジストロフィー ミオパチー	感染性疾患	HIV 免疫不全
血液疾患	白血病 血友病 サラセミア	内分泌疾患	副甲状腺機能亢進症 クッシング症候群 性腺機能低下症 糖尿病 巨人症 成長ホルモン分泌障害 思春期遅発 高プロラクチン血症 Klinefelter症候群 Turner症候群
全身性自己免疫性疾患	若年性全身性エリテマトーデス 若年性皮膚筋炎 全身性若年性特発性関節炎 全身性強皮症		
呼吸器疾患	囊胞性線維症	先天性代謝障害	糖原病 ガラクトース血症 ゴーシェ病
消化管疾患	Celiac病 腸管からの吸収障害 炎症性腸疾患 慢性肝障害 慢性乳糖不耐症	薬剤	抗痙攣薬 LHRHアゴニスト製剤 アロマターゼ阻害薬 ステロイド 抗がん剤 HAART（HIV治療薬）
腎疾患	慢性腎障害 ネフローゼ症候群		
精神疾患	拒食症		

（文献5，6より作成）

③10歳まで：2箇所以上の長幹骨の骨折，19歳以上：3箇所以上の長幹骨の骨折があった場合

▶2020年に，小児期に慢性疾患を有する場合の骨粗鬆症の診断・予防・治療のガイドラインが作成された[5]。

▶二次性の骨粗鬆症が疑われた場合，**表3**[5]に挙げた骨代謝関連項目を測定することが推奨されている。成人は骨吸収マーカーとして骨型酒石酸抵抗性酸性ホスファターゼ（TRACP-5b）や，骨形成マーカーとしてＩ型プロコラーゲン-N-プロペプチド（P1NP）などが用いられているが，小児の場合は骨代謝回転が年齢や骨の成長度合いに大きく影響されるため，これらの検査には小児の基準値がない。骨代謝マーカーとして骨型アルカリホスファターゼではなく，あえてトータルのアルカリホスファターゼが用いられるのも，小児の場合，ほとんど肝・胆道機能に異常がないことに加え，年齢別の基準値があるからである。

▶骨密度は腰椎DXA法で評価するのが一般的である。基準値は海外の報告を参考にしている[7]。

表3　二次性の骨粗鬆症が疑われた場合に測定が推奨される骨代謝関連項目

血算	
生化学	カルシウム，リン，マグネシウム，総蛋白，クレアチニン，尿素窒素，糖，25(OH)D，PTH，TSH，free T4
骨代謝マーカー	アルカリホスファターゼ
24時間蓄尿	カルシウム，リン，クレアチニン
随時尿*	カルシウム，クレアチニン

25(OH)D：25-ヒドロキシビタミンD，PTH：副甲状腺ホルモン，TSH：甲状腺刺激ホルモン，free T4：甲状腺ホルモン
＊：随時尿は24時間蓄尿ができない場合，簡易的スクリーニングとして用いられる。

（文献5より改変）

5　小児における骨粗鬆症治療

▶25(OH)Dが20ng/mL未満の小児は骨量低下の有無にかかわらず，活性型ビタミンD製剤ではなく，天然型のサプリメントでビタミンDを補うべきであるとされている[8]。25(OH)Dが30ng/mL以上にならないとき，カルシウム不足が疑われたらカルシウムのサプリメントの摂取も考慮すべきである。

▶骨粗鬆症の診断基準を満たした場合，ビスホスホネート投与が勧められている。先に述べたガイドラインでも，エビデンスレベルはIb，推奨レベルはAと高い[5]。それぞれの薬剤の投与量と投与間隔を**表4**にまとめた。

▶最近の報告ではビスホスホネートの催奇形性の危険性は認められないと報告されているが[9]，長く体内に残存するため，妊娠の可能性がある場合は中止することが望ましい。

▶グルココルチコイド誘発性骨粗鬆症の場合，ガイドラインより，少なくともビタミンD（400IU/日）とカルシウム（500～1,000mg/日）の摂取は必須である。さらに骨粗鬆症の診断基準を満たす場合は，ビスホスホネート治療がエビデンスレベルIb，推奨レベルAで第一選択である[5]。

▶カルシウムとビタミンDのサプリメントを投与しているときは，1年に1度，高カルシウム尿症をきたしていないか，尿中のカルシウム・クレアチニン比を検査するのが望ましい。

表4 薬剤ごとの投与方法と投与量・投与間隔

薬剤	投与方法	投与量と投与間隔
パミドロン酸	IV（100〜250 mLの生理食塩水に溶解して3〜4時間かけて）	＜1歳：0.5 mg/kg/2カ月 1〜2歳：0.25〜0.5 mg/kg/日×3日間/3カ月 2〜3歳：0.375〜0.75 mg/kg/日×3日間/3カ月 ＞3歳：0.5〜1 mg/kg/日×3日間/4カ月 最大60 mg/日
ゾレドロン酸	IV（50 mLの生理食塩水に溶解して30〜45分かけて）	0.0125〜0.05 mg/kg/6〜12カ月 最大4 mg
アレンドロン酸	IV（30分かけて）	30 µg/kg/月
	経口*1	5 mg/日もしくは35 mg/週*2
リセドロン酸	経口*1	17.5 mg/週もしくは75 mg/週*2

＊1：経口薬の効果はエビデンスが少ない。
＊2：体重によって投与間隔をあけることで量を調節している施設もある。
IV：intravenous（静注）

文 献

1) Hernandez CJ, et al：Osteoporos Int. 2003；14(10)：843-7.

2) Janz KF, et al：Br J Sports Med. 2014；48(13)：1032-6.

3) Lappe JM, et al：J Bone Miner Res. 2015；30(1)：156-64.

4) Weaver CM, et al：Osteoporos Int. 2016；27(4)：1281-386.

5) Galindo-Zavala R, et al：Pediatr Rheumatol Online J. 2020；18(1)：20.

6) Mäkitie O, et al：Calcif Tissue Int. 2022；110(5)：546-61.

7) Kalkwarf HJ, et al：J Clin Endocrinol Metab. 2007；92(6)：2087-99.

8) Winzenberg T, et al：BMJ. 2011；342：c7254.

9) Sokal A, et al：Osteoporos Int. 2019；30(1)：221-9.

坂本優子

7章 様々な病態を合併する骨粗鬆症の治療は？

28 グルココルチコイド治療患者に対する骨粗鬆症対策は？

Point

- グルココルチコイド（ステロイド）誘発性骨粗鬆症は医原性骨粗鬆症である。
- グルココルチコイド投与量と相関するが，安全域はなく必発である。
- グルココルチコイド誘発性骨粗鬆症は二次予防のみならず，一次予防もきわめて重要である。
- 「グルココルチコイド誘発性骨粗鬆症の管理と治療のガイドライン2023」に沿った予防・治療が必要である。

症例をもとに考えてみよう！

症例　55歳女性

- サルコイドーシスの診断にて，プレドニゾロン（PSL）60mg/日の治療が開始された。身長145.3cm，体重49.6kg。閉経後女性で，カルシウム・リン代謝に問題なし。PSL投与後も骨粗鬆症治療薬は投与されていない。PSL治療前，治療24週後の胸腰椎X線写真を示す（図1）。PSL投与開始わずか24週後に，胸腰椎多発骨折をきたした。

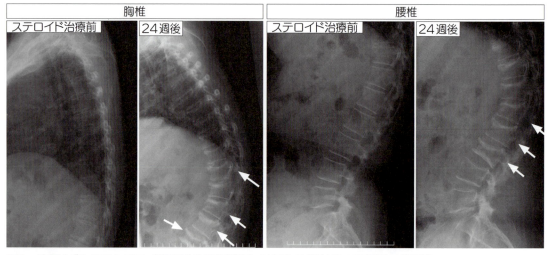

図1　症例（グルココルチコイド誘発性骨粗鬆症）のPSL治療前後の胸腰椎X線写真

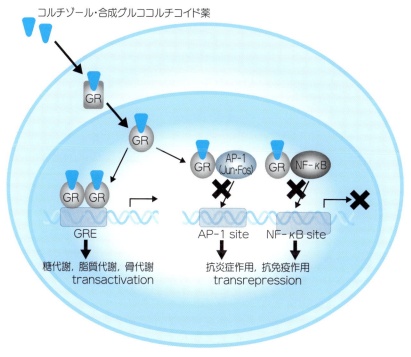

図2 コルチゾールと合成グルココルチコイドの作用機序　　　（文献1より引用）

▶コルチゾールは，糖質コルチコイド受容体（GRα）に結合すると，GRは立体構造が変化して核内へ移行し，転写共役因子との相互作用を介して，転写調節部位（gluco-corticoid response element；GRE）を有する様々な遺伝子に結合し，糖，脂質，骨などの代謝を調節して生体のホメオスターシスを維持する。グルココルチコイドもGRに結合し，AP-1やNF-κBなどの転写因子の活性化を阻害し，グルココルチコイドの薬理作用である強力な抗炎症作用を発揮する。しかし，生理量以上のグルココルチコイドを投与すると，GRE領域を介して糖・脂質・骨などの代謝異常を引き起こし，副作用が必発となる（**図2**）[1]。

▶グルココルチコイド誘発性骨粗鬆症は，以下のような複数の機序により引き起こされる（**図3**）。

①骨芽細胞による骨形成低下，破骨細胞による骨吸収亢進。

②腸管からの能動的カルシウム吸収抑制および腎尿細管からのカルシウム再吸収抑制を介して体内カルシウム欠乏をもたらす。その結果，二次性副甲状腺機能亢進状態をきたし，骨芽細胞のPTH受容体を活性化させて骨吸収が増強される。

③LH分泌低下やFSHに対する性腺の反応性低下をもたらし，エストロゲンやテストステロンの分泌を低下させる。

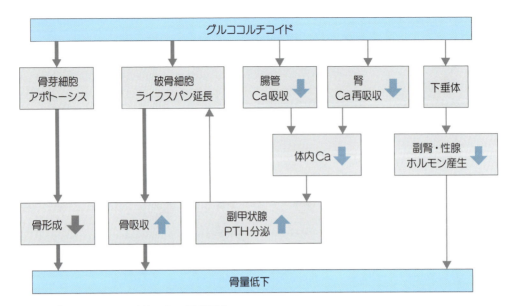

図3 グルココルチコイドによる骨粗鬆化
グルココルチコイドは主に骨芽細胞のアポトーシスを増強して骨形成を阻害し，骨粗鬆症を引き起こす。

④ 下垂体からのACTH分泌抑制を介して副腎からのアンドロステンジオンやデヒドロエピアンドロステロンの分泌も低下させる。

▶ グルココルチコイド投与開始後の骨量減少は，椎体や大腿骨頸部で進行が顕著で，閉経後骨粗鬆症に比べて進行が速い[2]。

▶ グルココルチコイド投与後，早期（3〜6カ月以内）に急激に進行する（**図4**）[3]。

▶ グルココルチコイドによる骨量減少は投与量に依存するが，投与量に安全域はな

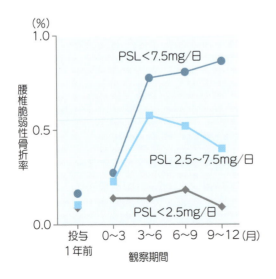

図4 グルココルチコイドによる骨粗鬆症
グルココルチコイド誘発性骨粗鬆症は，プレドニゾロン（PSL）投与開始3〜6カ月以内に急速に進行し，閉経後骨粗鬆症に比べて進行が速い。

（文献3より引用）

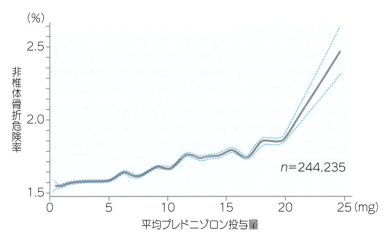

図5 プレドニゾロン投与量による骨折リスク　　　（文献5より引用）

く骨粗鬆化は必発する。プレドニゾロン（PSL）換算7.5mg投与時には脊椎骨折相対危険度が5倍になり[4]，またPSL換算20mg以上で非椎体骨折危険率は急激に増加する（**図5**）[5]。

- ▶ BMI低値，疾患活動性，高齢，臥床，機能障害，閉経，臓器障害などの要因により骨粗鬆化がさらに助長される。
- ▶ 骨量のみならず骨微細構造も変化し，骨量低下が軽度でも脆弱性骨折を伴う。
- ▶ 医原性骨粗鬆症にもかかわらず，一次・二次予防ともに治療介入が不十分な症例が多い。
- ▶ 骨粗鬆症治療薬による骨折予防・抑制効果は高い。

1 グルココルチコイド治療患者に対する骨粗鬆症対策

- ▶ グルココルチコイドは，強力な抗炎症作用と免疫抑制作用を有し，わが国では約100万人がグルココルチコイドを3カ月以上の長期間使用するとされる。しかし，グルココルチコイド誘発性骨粗鬆症はグルココルチコイドによる最多の副作用で，約25％を占める。
- ▶ 2004年に日本骨代謝学会から「ステロイド性骨粗鬆症の管理と治療ガイドライン」が発表され[6]，2014年にステロイド性骨粗鬆症の予防と治療に関する海外やわが国における最新のエビデンスに基づいてガイドラインが改訂された[7]。2023年には薬剤に関するエビデンスの蓄積に伴い，「グルココルチコイド誘発性骨粗鬆症の管理と治療のガイドライン2023」が出版された[8]。

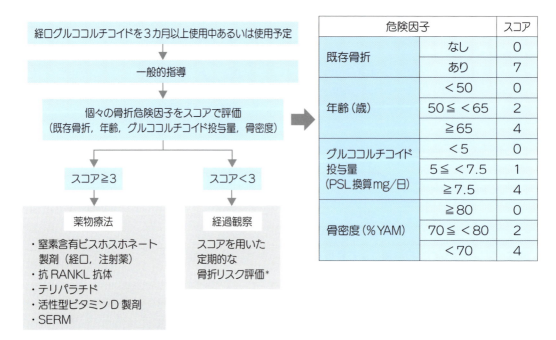

図6 グルココルチコイド誘発性骨粗鬆症の管理と治療のガイドラインによる骨折リスクの評価
2014年改訂版で決定したスコアカットオフ値を用いた2023年版のアルゴリズム
＊：6カ月から1年ごとの腰椎単純X線撮影，骨密度測定

(文献8より改変)

▶このガイドライン(図6)[8]の診療アルゴリズムに沿って，骨折リスクの評価および治療を行うことが重要である。

▶骨代謝マーカーについて，最も信頼できる骨形成マーカーは血清オステオカルシンであるが，骨吸収マーカーでは一定した成績が得られていない。

▶グルココルチコイド誘発性骨粗鬆症の評価は，腰椎や身長低下などの脆弱性骨折の可能性を示唆する病歴の問診，胸腰椎のX線，腰椎や大腿骨頸部の骨密度にて行う。

▶グルココルチコイド治療患者における管理は，喫煙や過剰なアルコール摂取などの骨粗鬆症の危険因子となる生活習慣の改善，薬剤の正しい理解，ビタミンDやカルシウムのサプリメント補充，普段からの運動や歩行習慣の励行，荷重運動，転倒予防，脊椎骨折の際における歩行時のコルセット着用などの一般的な患者指導が基本となる。

▶「グルココルチコイド誘発性骨粗鬆症の管理と治療のガイドライン2023」[8]に沿って，経過観察と判定された症例においても胸腰椎単純X線撮影，骨密度測定を定期的(6カ月〜1年ごと)に行い，グルココルチコイド投与量の変化も考慮し，定期的に骨折リスクをスコアで評価する。

2 グルココルチコイド治療患者に対する骨粗鬆症治療

▶「グルココルチコイド誘発性骨粗鬆症の管理と治療のガイドライン2023」[8]において薬物療法として推奨されている薬剤は，わが国で骨粗鬆症治療薬として承認されている薬剤に限定されている。本ガイドラインでは治療薬剤を重点的に見直すために，GRADE法に沿って17のクリニカルクエッションを設定し，システマティックレビュー，デルファイ法を行ってMindsに準拠したエビデンス度の高い治療ガイドライン作成を行った。

▶特にグルココルチコイド治療開始後，速やかに骨密度低下を予防し，骨折リスクを低下させるためには一次予防がきわめて重要である。グルココルチコイド治療予定，およびグルココルチコイド治療中の患者では，本ガイドラインに沿って危険因子をスコア化し，スコア3点以上であればガイドラインに沿った薬物療法を開始するべきである（**図6**）[8]。

▶グルココルチコイド使用予定および使用中で，リスクスコア3点以上の患者に対しては，ビスホスホネート（経口・注射薬），抗RANKL抗体，PTH受容体作動薬，活性型ビタミンD製剤，または選択的エストロゲン受容体モジュレーター（SERM）の使用が推奨される。

▶グルココルチコイド誘発性骨粗鬆症に対する抗スクレロスチン抗体の有用性を検討した報告はなく，明確な推奨ができないため，今後の研究課題である。

▶各種薬剤による骨折リスクに対する明らかな治療効果が報告されているが，2014年に「ステロイド性骨粗鬆症の管理と治療ガイドライン：2014年改訂版」が公開されているにもかかわらず，いまだ十分な治療・管理が行われていない現状が明らかとなっており，今回改訂されたガイドラインの普及・啓蒙も含めたさらなる公衆衛生対策が必要である[9]。

文 献

1) De Bosscher K, et al：Endocr Rev. 2003；24(4)：488-522.

2) LoCascio V, et al：Bone Miner. 1990；8(1)：39-51.

3) Cohen D, et al：J Steroid Biochem Mol Biol. 2004；88(4-5)：337-49.

4) van Staa TP, et al：J Bone Miner Res. 2000；15(6)：993-1000.

5) van Staa TP, et al：Rheumatology (Oxford). 2000；39(12)：1383-9.

6) Nawata H, et al：J Bone Miner Metab. 2005；23(2)：105-9.

7) Suzuki Y, et al：J Bone Miner Metab. 2014；32(4)：337-50.

8) 日本骨代謝学会，編：グルココルチコイド誘発性骨粗鬆症の管理と治療のガイドライン2023. 南山堂, 2023.

9) Soen S, et al：J Bone Miner Metab. 2021；39(6)：1019-30.

岡田洋右

7章　様々な病態を合併する骨粗鬆症の治療は？

29 2型糖尿病患者に対する骨粗鬆症対策は？

Point

◉2型糖尿病は脆弱性骨折のリスク因子である。

◉骨脆弱化の主な原因は骨質劣化である。

◉骨密度以外の臨床的リスク因子も評価する必要がある。

◉早期から積極的な治療介入を検討すべきである。

◉糖尿病の有無により治療薬を選択，変更する必要はない。

1 2型糖尿病は骨折リスクになる？

▶糖尿病と骨粗鬆症は加齢とともに増加する疾患であり，両者を併発する患者は多い。糖尿病では肥満の患者が多いため，骨密度（bone mineral density；BMD）は低下しにくいことから，以前は骨粗鬆症になりにくいのではないかと考えられていた。しかし，これまで蓄積されてきた研究により，糖尿病が骨折リスクを上昇させることが明らかとなった[1, 2]。

▶2型糖尿病ではBMDの低下がなくても骨折リスクは上昇することから，2型糖尿病による骨脆弱性は主に骨質劣化に起因すると考えられている。メタ解析の結果から，2型糖尿病のBMD Zスコアは腰椎で＋0.41，大腿骨で＋0.27と低下はなく，BMDの値から大腿骨近位部骨折リスクは0.77倍に低下すると予測されるが，実際には1.38倍と上昇していた[1]。また，前向きコホート研究においても，糖尿病患者では非糖尿病者と同じBMDであっても骨折リスクが高いことが示されており[2]，2型糖尿病では骨質劣化が骨脆弱性の要因として重要であることを示唆している。

2 糖尿病と骨折の悪循環

▶糖尿病患者が脆弱性骨折を起こすと，日常運動機能や生活の質（QOL）が低下するため運動療法の遵守が難しくなり，さらに治療意欲の減衰から糖尿病が増悪する

178

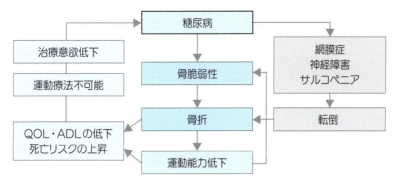

図1 糖尿病と骨折の連関
糖尿病による骨脆弱性，骨折は運動能力の低下につながる。これらはメカニカルストレスの低下を介してさらに骨脆弱化をきたす。網膜症，神経障害，サルコペニアなどの合併症は転倒リスクを上昇させ，骨折リスクを高める。骨折，運動能力低下は患者のADL・QOLの低下，生命予後不良に影響し，治療意欲の低下や運動療法不可能により糖尿病の悪化につながる。
〔文献3，p23より引用〕

という悪循環に陥るケースがある（図1）[3]。また，糖尿病のコントロールが悪くなると骨質劣化につながることも予想されるため，糖尿病患者では骨折を予防することで運動機能を守り，糖尿病治療につなげることが非常に重要である。

3 糖尿病による骨質劣化の機序は？

▶骨質劣化の機序として，コラーゲン線維間の終末糖化産物（advanced glycation end products；AGEs）の蓄積，骨微細構造の劣化，骨形成低下を主とする骨代謝回転低下が関連すると考えられている[4]（図2）。

▶AGEsは蛋白が非酵素的に糖化反応（メイラード反応）を受けたものの総称であり，高血糖状態や酸化ストレス亢進により生成は促進される。糖尿病では骨基質のコラーゲン線維間にAGEsが形成，蓄積されることにより骨のしなやかさが損なわれ，骨量を維持したまま骨強度が低下する。一方，AGEsは生理活性物質として骨芽細胞や骨細胞の機能低下にも関与する。古い骨はリモデリングにより新しい骨へと置き換わるが，糖尿病による骨代謝回転低下ではAGEsや微小骨折のある質の悪い骨がリモデリングされずに蓄積することとなり，骨強度低下に関与すると考えられる。また，骨リモデリング異常や骨細胞アポトーシスは骨微細構造異常に関連する可能性がある。

▶高解像度末梢骨定量的CT（high resolution peripheral quantitative CT；HR-pQCT）を用いた検討にて，脆弱性骨折歴のある糖尿病例では，骨折歴のない例に比較し

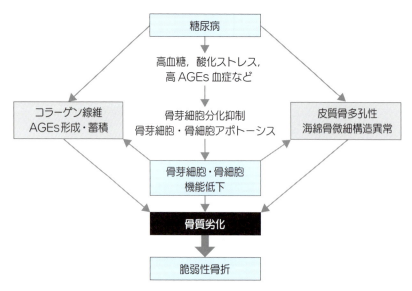

図2 糖尿病による骨質劣化機序
糖尿病では慢性的高血糖と酸化ストレスの増大によりAGEs形成・蓄積が促進される。骨基質のコラーゲン線維におけるAGEsの形成増加は骨質劣化に寄与する。高血糖、酸化ストレス亢進、高AGEs血症は骨芽細胞のアポトーシスや分化抑制を惹起し、骨細胞のアポトーシスも誘導することにより骨芽細胞や骨細胞機能の低下を引き起こす。また、皮質骨の多孔性や海綿骨構造異常が進むことにより骨質劣化が惹起される。骨芽細胞、骨細胞の機能異常による骨リモデリング障害や骨細胞アポトーシスはAGEs蓄積や微細構造異常にも関与する可能性がある。

て皮質骨の多孔化が認められると報告されている[5]。海綿骨スコア(trabecular bone score; TBS)を用いた検討では、糖尿病では非糖尿病に比較してTBSが低下しており、骨折既往のある糖尿病例ではTBSがさらに低いと報告されている[6]。HR-pQCTや腰椎TBSが全身の骨の病態を反映しているかについては議論があるが、糖尿病では構造特性の劣化があると考えられる。

4 血糖管理状況は骨折リスクに関与する？

▶大規模前向きコホート研究において、HbA1c 7.5％未満の糖尿病は非糖尿病と同等の骨折発生率であったのに対し、HbA1c 7.5％以上では骨折リスクが1.62倍高いと報告されている[7]。65歳以上の糖尿病患者を対象とした観察研究でもHbA1c 6.5〜6.9％が最も骨折リスクが低く、それ以下でもそれ以上でも骨折リスクが上昇する傾向にあった[8]。糖尿病では、高血糖だけでなく低血糖も骨折リスクになることが報告されたことから[9]、低血糖リスクが高い薬剤を使用中の患者では骨折リスクが高い可能性が考えられる。

▶血糖管理状況が骨折リスクに関連することから，適切な血糖管理により骨折リスクが低下する可能性がある。実際に，短期的な血糖改善により骨代謝マーカーが改善することが報告されている[10]。しかし，長期的な血糖管理が骨折リスクを改善するか否かについてのエビデンスはまだない。したがって，現時点では患者個々の臨床的特徴に基づいて骨折リスクの高い患者を抽出し，積極的に骨粗鬆症治療薬の投与開始を考慮する必要がある。

5 血糖管理状況以外の骨折リスク因子は？

▶これまでに糖尿病罹病期間が長いほど骨折リスクが上昇し，10年以上では主要骨粗鬆症性骨折リスクが1.34倍，大腿骨近位部骨折リスクが1.94倍に上昇しているとの報告がある[11]。インスリン治療中の患者や閉経後女性におけるチアゾリジン薬の使用では骨折リスクが高いことが明らかとなっている[12, 13]。また，糖尿病網膜症，神経障害，サルコペニアなどにより転倒リスクが高まることが受傷機会を増やし，骨折発症に影響すると考えられる。転倒は重要な骨折リスクであり，逆に骨折は転倒リスクの上昇にもつながるため，糖尿病において転倒と骨折の連鎖を断つことは重要である。

▶糖尿病患者では肥満を伴うことが多い。古くは肥満者ではBMDが高いことから，骨折リスクは低下すると考えられてきた。しかし近年の研究で，肥満者の場合，BMDが高くても部位によっては骨折リスクが高いことが報告されている。糖尿病において，やせのみならず肥満も，BMDとは独立して椎体骨折リスクが高いという報告がある[14]。

6 糖尿病を合併した骨粗鬆症の治療

▶糖尿病に関わる様々な因子が骨質劣化に影響することから，糖尿病を合併した骨粗鬆症患者では，BMDの値から想定されるよりも骨折リスクが高い可能性があることを念頭に置く必要がある。しかしながら，糖尿病に関連した骨粗鬆症の治療ガイドラインは国際的にもまだない。

▶「骨粗鬆症の予防と治療ガイドライン2015年版」[15]では，骨折リスクの高い2型糖尿病患者においては脆弱性骨折の既往がなく，BMDが骨量減少領域（YAM 70%以上80%未満）であっても骨粗鬆症治療を考慮するという試案が提言され

181

た．その後，蓄積されたエビデンスをさらに取り入れた「生活習慣病骨折リスクに関する診療ガイド2019年版」において，生活習慣病患者では積極的な骨粗鬆症スクリーニングに努め，特に2型糖尿病，CKD，COPDで臨床的に骨折リスクが高い患者では薬物治療開始を検討する試案が発表された（図3）[3]．

▶糖尿病の有無にかかわらず，「骨粗鬆症の予防と治療ガイドライン2015年版」[15]の治療開始基準に該当すれば薬物治療の適応となる．骨折の既往がなく，BMD YAM 70%より大きく80%未満である場合，糖尿病では骨折リスク因子（罹病期間10年以上，HbA1c 7.5%以上，インスリン使用，閉経後女性チアゾリジン使用，喫煙，重症低血糖が危惧される薬剤使用，転倒リスクが高い，サルコペニア）を評価し，治療開始を検討する必要がある．さらに骨折リスクが重複している場合には，より前向きに治療を検討することが重要である．また，治療開始に至らないケースでも，生活習慣病患者では骨折リスクが高いことを念頭に，骨折危険

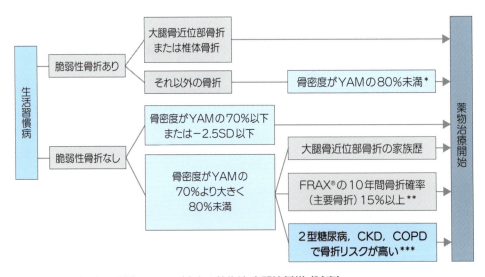

図3　生活習慣病の骨折リスクに対する薬物治療開始基準（試案）
＊：骨密度がYAMの80％以上でも，骨折危険因子の管理と骨粗鬆症予防の生活指導，定期検査が必要である．
＊＊：75歳未満で適用．
＊＊＊：糖尿病では罹病歴10年以上，HbA1c 7.5％以上，インスリン使用，閉経後女性チアゾリジン使用，喫煙，重症低血糖が危惧される薬剤使用，転倒リスクが高い，CKDではeGFR 60mL/分/1.73m^{2}未満，COPDでは病期を問わない．いずれの疾患もサルコペニアの合併がある場合は骨折リスクが高い．原発性骨粗鬆症の診断基準は満たさないので，保険診療においては留意する．
生活習慣病患者では骨折リスクが高いため，骨粗鬆症スクリーニングを行う必要がある．生活習慣病の有無にかかわらず原発性骨粗鬆症の薬物治療開始基準に従い，既存脆弱性骨折，BMD，大腿骨近位部骨折の家族歴，FRAX®を用いて薬物治療開始を検討する．薬物治療開始基準に当てはまらない場合でも，BMDがYAM 80％未満や他部位脆弱性骨折がある場合には骨質劣化を考慮し，臨床的骨折危険因子の有無，それらの重積を鑑みて，骨折リスクの高い例では薬物治療開始を検討する．

（文献3，p100より引用）

因子の管理と骨粗鬆症予防の生活指導，定期検査が推奨されている。
▶糖尿病における骨脆弱化の主な原因は骨質劣化である。そのため，骨質を改善させうる薬剤が有用な可能性はある。しかし，これまでに糖尿病患者を対象とした骨粗鬆症治療薬の効果を検討した報告はない。ビスホスホネート，選択的エストロゲン受容体モジュレーター，テリパラチド，デノスマブなどの介入試験のサブ解析では，糖尿病患者でも非糖尿病患者と同等の効果が示されている。したがって，現時点では糖尿病の有無により治療薬の選択をするまでのエビデンスはない。

7 おわりに

▶糖尿病患者では，原疾患や動脈硬化性疾患のみならず骨折リスクについても念頭に置いて診療することが重要である。BMD測定のみでは骨折リスクを過小評価している可能性を認識し，糖尿病自体が骨折リスク，骨質劣化要因であることを考慮する必要がある。今後検討すべき課題は多くあるが，現時点では脆弱性骨折の既往がある二次予防の糖尿病患者に対し早期からの治療介入を考慮する。一次予防の患者では，原疾患治療に加えて骨粗鬆症に対する生活習慣の改善，薬物治療を行うとともに，積極的なスクリーニング，経過観察が重要だと考えられる。

文献

1) Vestergaard P : Osteoporos Int. 2007 ; 18(4) : 427-44.
2) Schwartz AV, et al : JAMA. 2011 ; 305(21) : 2184-92.
3) 生活習慣病骨折リスクに関する診療ガイド2019年版．日本骨粗鬆症学会 生活習慣病における骨折リスク評価委員会，編．ライフサイエンス出版，2019．
4) Kanazawa I, et al : Intern Med. 2018 ; 57(19) : 2773-85.
5) Patsch JM, et al : J Bone Miner Res. 2013 ; 28(2) : 313-24.
6) Dhaliwal R, et al : Osteoporos Int. 2014 ; 25(7) : 1969-73.
7) Oei L, et al : Diabetes Care. 2013 ; 36(6) : 1619-28.
8) Conway BN, et al : Diabetes Res Clin Pract. 2016 ; 115 : 47-53.
9) Hung YC, et al : Osteoporos Int. 2017 ; 28(7) : 2053-60.
10) Kanazawa I, et al : J Clin Endocrinol Metab. 2009 ; 94(8) : 3031-7.
11) Majumdar SR, et al : J Clin Endocrinol Metab. 2016 ; 101(11) : 4489-96.
12) Schwartz AV, et al : J Clin Endocrinol Metab. 2001 ; 86(1) : 32-8.
13) Loke YK, et al : CMAJ. 2009 ; 180(1) : 32-9.
14) Kanazawa I, et al : J Bone Miner Metab. 2019 ; 37(4) : 703-10.
15) 骨粗鬆症の予防と治療ガイドライン2015年版．骨粗鬆症の予防と治療ガイドライン作成委員会，編．ライフサイエンス出版，2015．

金沢一平

7章 様々な病態を合併する骨粗鬆症の治療は？

30 慢性腎臓病（CKD）患者に対する骨粗鬆症対策は？

Point

- ◉慢性腎臓病（CKD）患者では，二次性副甲状腺機能亢進症の進展とともに多彩な骨代謝異常が生じる。
- ◉CKD患者の骨折リスクの評価には骨密度検査が有用である。
- ◉CKDを合併する骨粗鬆症患者の治療を考慮する際は，まず副甲状腺ホルモン（PTH）や骨代謝マーカーで骨代謝回転を評価する。
- ◉骨粗鬆症治療薬の多くがCKD患者におけるエビデンスに乏しいため，その作用機序や特性をよく吟味した上で使用を検討する。

症例をもとに考えてみよう！

症例　65歳女性

- ▪ IgA腎症を原疾患とする末期腎不全で15年前に血液透析導入。5年前に転倒して左大腿骨頸部骨折を受傷し，人工骨頭置換術を受けた。今回，再び転倒して右大腿骨頸部骨折を受傷し，人工骨頭置換術を施行され，リハビリテーション転院を経て自宅退院。脆弱性骨折を繰り返しており，精査目的で紹介受診。
- ▪ 主な内服薬はアスピリン，オルメサルタン，アムロジピン，炭酸ランタン，アルファカルシドール。
- ▪ **表1**に初診時の検査結果を示す。

▶慢性腎臓病（chronic kidney disease；CKD）患者においても，腎機能正常の患者と同様，骨粗鬆症の診断には二重エネルギーX線吸収法（dual energy X-ray absorptiometry；DXA）をはじめとした骨密度検査が有用である。以前はCKD患者における有用性は低いと考えられてきたが，複数の前向き研究で骨密度が骨折リスクを予測したという報告が発表されたことを受け，KDIGO（Kidney Disease：Improving Global Outcomes）ガイドライン改訂版[1]ではCKD患者において骨折リスク判定のために骨密度検査を行うことが望ましいと変更された。

▶骨生検は腎性骨異栄養症（renal osteodystrophy；ROD）の組織型（**図1**）[2]を診断する上で重要な検査であるが，侵襲を伴うことから全例に行うことは現実的ではな

表1　初診時検査結果

血液生化学		骨代謝マーカー		骨密度		
Alb	3.5 g/dL	BAP	30 µg/L〔閉経後女性：3.8〜22.6〕	腰椎L2-L4	YAM	70%
BUN	50 mg/dL				Tスコア	−2.5
Cr	6.8 mg/dL	TRACP-5b	650 mU/dL〔120〜420〕	大腿骨頸部	YAM	52%
Na	140 mEq/L	内分泌			Tスコア	−4.2
K	4.5 mEq/L	intact PTH	550 pg/mL〔10〜65〕	total hip	YAM	56%
Cl	100 mEq/L				Tスコア	−3.8
Ca	9.2 mg/dL	25(OH)D	12.9 ng/mL			
IP	4.1 mg/dL					

〔　〕内は基準値
青太字：基準値より低値
黒太字：基準値より高値

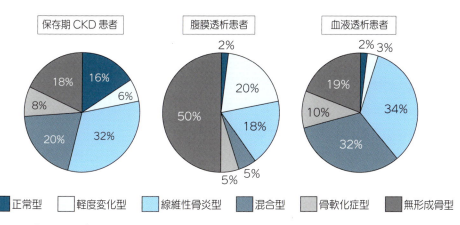

図1　骨生検に基づくRODの組織型の頻度
CKD患者の骨病変は，その背景にある二次性副甲状腺機能亢進症の影響を受け，多彩な病態を呈する。
（文献2より改変）

い。そのため，その適用は特殊な病態が推測される場合や研究目的に限定される。
▶CKD患者，特に維持透析患者では，骨代謝異常に二次性副甲状腺機能亢進症が強く影響しているため，カルシウム，リン，副甲状腺ホルモン（parathyroid hormone；PTH）の測定を必ず行う。
▶骨代謝回転の評価のため，骨代謝マーカーの測定は有用である。骨形成マーカーである骨型アルカリホスファターゼ（BAP）やⅠ型プロコラーゲン-N-プロペプチド（P1NP），骨吸収マーカーである酒石酸抵抗性酸性ホスファターゼ（TRACP-5b）は腎機能の影響を受けにくい。また，ALPは肝胆道系疾患がない限り，骨代謝マーカーとして代用が可能である。ALPは高骨代謝回転を反映し，維持透析患者の骨折リスクと関連することが報告されている[3]。
▶維持透析患者492名に対して骨生検を行った検討では，intact PTHやBAPは骨代

謝回転の予測に有用であったと報告されている[4]。

診断

- 初診時の骨密度検査では著明な低下を認め，骨代謝マーカーからは骨形成・骨吸収の亢進が示唆された（**表1**）。血清リン・カルシウムは正常，intact PTHは高値であり，副甲状腺エコーでは4腺中3腺の腫大を認めた。
- 管理不良の二次性副甲状腺機能亢進症が原因と考えられたため，まずは内科的治療を強化する方針とした。

1 CKD患者における骨代謝異常の病態

▶ CKD患者の骨折リスクは非常に高く，CKDステージの進行に伴い上昇する[5, 6]。さらに，骨折発症後は死亡リスクも増大することが知られている[7]。

▶ CKD患者では，腎機能低下とともに高リン血症，低カルシウム血症，活性型ビタミンD低下が生じる。これらのミネラル代謝異常によりPTH分泌が慢性的に刺激される状態になると，二次性副甲状腺機能亢進症が進展する。

▶ CKD患者の骨代謝異常は二次性副甲状腺機能亢進症と密接な関係にあり，その進展とともに多彩な病態を呈する。典型的な二次性副甲状腺機能亢進症では，過剰なPTH作用によって高骨代謝回転となり，線維性骨炎を呈する。過剰な骨吸収と骨形成により骨減少が進行し，皮質骨多孔化[8, 9]を介して骨脆弱性が増大する。透析患者を含むCKD患者では経年的に骨密度が低下するが，これは皮質骨の劣化と関連することが示されている[10]。

▶ 尿毒症物質による骨質の低下や透析アミロイドーシスも骨脆弱性の一因となると考えられている[11]。

▶ CKD患者の多くは，栄養障害を背景にサルコペニア・フレイルの状態にあり，これにより転倒リスクが増大していることも重要なポイントである。

2 CKD患者における骨代謝異常のマネジメント

▶ 前述のようにCKD患者における骨代謝異常には二次性副甲状腺機能亢進症が強く影響していることから，まずは二次性副甲状腺機能亢進症の良好な管理が重要である。食事によるリン摂取の制限やリン低下薬の内服など高リン血症の管理を基本としつつ，過剰なPTH作用を抑制するために活性型ビタミンD製剤やカルシ

ウム受容体作動薬を投与する。

▶活性型ビタミンD製剤は高骨代謝回転を改善し骨密度を上昇させることが一部報告されているが，CKD患者の骨折リスク低減に寄与するかはまだ明らかになっていない[12]。

▶カルシウム受容体作動薬が維持透析患者の骨代謝に与える影響に関しては，動物実験にてエボカルセト[8]やエテルカルセチド[9]の投与によって皮質骨多孔化が改善することが示されている。EVOLVE研究のサブ解析では，intention to treat解析で統計学的に有意でなかったものの，高い脱落率を考慮するため服薬中止6カ月後で観察を打ち切ったlag-censoring解析において，シナカルセトによる骨折リスクの低下が示されている[13]。7つの無作為化比較試験のメタ解析では，カルシウム受容体作動薬は維持透析患者の骨折リスクを低下させたことが報告されている[14]。

▶内服加療にもかかわらず二次性副甲状腺機能亢進症の管理が困難な場合には，副甲状腺摘出術を検討する。術後長期にわたってPTHを低下させるとともに，高骨代謝回転の改善や骨密度の増加をもたらし，骨折リスク低下に関連することが示されている[15]。

▶これまでPTH過剰抑制に伴う無形成骨について懸念されていたが，日本透析医学会のレジストリデータの解析では，副甲状腺摘出術とシナカルセトとで大腿骨頸部骨折の新規発生率の差は認められておらず[16]，またDialysis Outcomes and Practice Pattern Study（DOPPS）の解析では，PTHやALPの低下が骨折リスク低下に線形に関連していたことが示されており[17]，PTH過剰抑制が骨脆弱性につながる可能性は否定的と考えられる。

3 CKD合併骨粗鬆症の治療

▶CKD合併骨粗鬆症では，CKDの進行度によって治療法の選択が異なる。KDIGOガイドライン改訂版[1]では，CKDステージG1～2，またはPTH管理が良好なCKDステージG3a～3bの患者の場合は，非CKD患者と同様の骨粗鬆症治療が望ましいと記載されている。一方で，PTH管理が不十分なCKDステージG3a～3bやG4～5Dの患者の場合は，治療薬の選択にあたっては骨病変の根幹にある骨代謝回転を評価することが重要であると記載されている。

▶CKDステージG3a以降では，多くの骨粗鬆症治療薬で有効性や安全性に関するデータが乏しいため，骨密度や骨代謝回転の評価を十分に行った上で使用を慎重に検討する。

① 高回転型骨病変

▶ 高回転型骨病変に対しては，ビスホスホネート製剤やエルデカルシトール，選択的エストロゲン受容体モジュレーター（SERM），抗RANKL（receptor activator of nuclear factor-κB ligand）抗体などの骨吸収抑制作用のある薬剤の使用が理に適っていると考えられる。

▶ ビスホスホネート製剤に関しては，血液透析患者を対象とした研究において1年間の腰椎骨密度増加が報告されているが[18]，骨折リスク低下効果までは示されていない。骨代謝回転の過剰抑制により無形成骨を生じる可能性が高まることや，長期使用によりビスホスホネート関連顎骨壊死や非定型大腿骨骨折が発生しうることが指摘されており，慎重に使用する必要がある。

▶ エルデカルシトールは，閉経後の維持透析患者を対象としたパイロット研究で腰椎骨密度の有意な増加が報告されている[19]。ただし，CKD患者においてカルシウム負荷による血管石灰化の進展が懸念されていることから，使用する場合は高カルシウム血症に留意すべきである。

▶ SERMはCKD患者にも使用可能である。ラロキシフェンは腎機能に応じて用量調節が必要であるが，バゼドキシフェンは不要である。ラロキシフェン[20]，バゼドキシフェン[21]ともにCKDステージG3〜4の患者において骨密度増加および骨折リスク低下を認めたという報告があるが，否定的な報告もあり，十分な検証がされているとは言いがたい。

▶ 近年，抗RANKL抗体であるデノスマブのCKD患者に関する知見が集積しており，保存期[22]，透析期[23, 24]いずれにおいても骨密度を経年的に増加させる。透析患者においては皮質骨，海綿骨のどちらの骨密度も増加させるが，投与を中止すると骨密度が減少に転じることが報告されている[24]。また，CKD患者では重篤な低カルシウム血症を生じやすいため[25]，あらかじめ活性型ビタミンD製剤やカルシウム製剤を投与して，血清カルシウム濃度を厳密に管理する必要がある。

② 低回転型骨病変

▶ 低回転型骨病変に対しては骨形成促進作用を有するPTH1-34製剤（テリパラチド）や抗スクレロスチン抗体（ロモソズマブ）が有用である可能性がある。

▶ PTH1-34製剤に関しては，テリパラチドの臨床試験のpost-hoc解析において，CKDステージG2〜3の患者で骨密度増加や骨折リスクの低下を認めたことが報告されている[26]。維持透析患者については，いくつかのパイロット研究でPTHが低く管理された患者において骨密度の増加を認めたとの報告がある。しかし，骨折リスク低下についての報告はなく，今後の検討が待たれる。

▶抗スクレロスチン抗体であるロモソズマブは2019年に上市された新規骨粗鬆症治療薬で，骨形成促進作用だけでなく骨吸収抑制作用も発揮する。そのため，低回転型骨病変も含め，CKD患者の骨代謝異常全般に有用な可能性がある。維持透析患者を対象とした検討では，1年間のロモソズマブの投与で腰椎および大腿骨頸部の骨密度が有意に上昇したことが報告されている[27]。しかし，骨折リスク低下についての報告はまだなく，今後の検討が待たれる。

文 献

1) Kidney Disease：Improving Global Outcomes (KDIGO) CKD-MBD Update Work Group：Kidney Int Suppl (2011). 2017；7(1)：1-59.

2) Kidney Disease：Improving Global Outcomes (KDIGO) CKD-MBD Work Group：Kidney Int Suppl. 2009；(113)：S1-130.

3) Maruyama Y, et al：Nephrol Dial Transplant. 2014；29(8)：1532-8.

4) Sprague SM, et al：Am J Kidney Dis. 2016；67(4)：559-66.

5) Dukas L, et al：Osteoporos Int. 2005；16(12)：1683-90.

6) Nickolas TL, et al：J Am Soc Nephrol. 2006；17(11)：3223-32.

7) Tentori F, et al：Kidney Int. 2014；85(1)：166-73.

8) Hasegawa T, et al：Endocrinology. 2023；164(4)：bqad022.

9) Swallow EA, et al：Bone. 2022；157：116340.

10) Barrera-Baena P, et al：Nephrol Dial Transplant. 2023；39(4)：618-26.

11) Kazama JJ, et al：Kidney Int Suppl. 2013；3(5)：446-50.

12) Komaba H, et al：J Bone Miner Res. 2023；38(11)：1577-85.

13) Moe SM, et al：J Am Soc Nephrol. 2015；26(6)：1466-75.

14) Wakamatsu T, et al：J Bone Miner Metab. 2024；42(3)：316-25.

15) Rudser KD, et al：J Am Soc Nephrol. 2007；18(8)：2401-7.

16) Komaba H, et al：J Clin Endocrinol Metab. 2022；107(7)：2016-25.

17) Yamamoto S, et al：Kidney Int Rep. 2024；9(4)：863-76.

18) Iseri K, et al：J Bone Miner Res. 2019；34(6)：1014-24.

19) Sasaki N, et al：J Bone Miner Metab. 2015；33(2)：213-20.

20) Ishani A, et al：J Am Soc Nephrol. 2008；19(7)：1430-8.

21) Adami S, et al：Climacteric. 2014；17(3)：273-84.

22) Broadwell A, et al：J Clin Endocrinol Metab. 2021；106(2)：397-409.

23) Hiramatsu R, et al：Nephrol Dial Transplant. 2021；36(10)：1900-7.

24) Iseri K, et al：Clin J Am Soc Nephrol. 2023；18(9)：1195-203.

25) Bird ST, et al：JAMA. 2024；331(6)：491-9.

26) Milller PD, et al：Osteoporos Int. 2007；18(1)：59-68.

27) Sato M, et al：J Bone Miner Metab. 2021；39(6)：1082-90.

中川洋佑，駒場大峰

7章　様々な病態を合併する骨粗鬆症の治療は？

31 乳がん・前立腺がんのホルモン療法中の患者に対する骨粗鬆症対策は？

Point

◉近年，日本人がん罹患率は，女性は乳がん，男性では前立腺がんが最も多い[1]。

◉乳がんや前立腺がんの治療として施行されるホルモン療法は，骨密度を低下させ，骨折リスクを増大させることが知られている[2,3]。

◉ホルモン療法開始時より，続発性骨粗鬆症の評価や予防を行うことが奨励されている。

◉骨密度測定などの骨評価，栄養指導，運動指導，薬物治療が重要である。

症例をもとに考えてみよう！

症例1　60歳女性

- 1年前に検診で乳房の腫瘤を指摘され，乳腺外科受診。早期乳がんステージ1と診断され，乳房温存手術を施行した。病理所見でホルモン受容体陽性乳がんと診断し，術後よりアロマターゼ阻害薬（aromatase inhibitor；AI）であるアナストロゾール1mgを開始した。AI使用後1年で骨密度低下が指摘され，乳腺外科担当医より整形外科に紹介となった。

- 内科的合併症なし。

- 初診時の検査（**表1**）では，生化学的検査に異常は認めず。X線所見では明らかな既存骨折は認められず。骨密度（DXA）は，腰椎骨密度がTスコア−2.7と低下していた。

▶続発性骨粗鬆症の原因となる薬剤は多様なものがあり（**表2**），原疾患の治療と原因薬物の減量あるいは中止が望ましいが，それが困難な疾患も多く，併発症としての骨粗鬆症の積極的な治療が必要である。

▶閉経後，早期乳がん術後AI使用による骨量減少と考え，骨評価と骨折リスクの評価を行うことが重要である。

▶骨評価に必要な一般的な検査（血液生化学，尿生化学，骨代謝マーカー，骨密度など）を行う。

190

表1　症例1の初診時検査結果

血液生化学		内分泌	
Cr	0.72 mg/dL	intact PTH	30 pg/mL
Ca	9.1 mg/dL	25(OH)D	26.3 ng/mL
P	3.7 mg/dL		

骨代謝マーカー	
TRACP-5b	**515 mU/dL** 〔120〜420：30〜40歳の閉経前女性〕
BAP	19.5 µg/L

尿生化学		骨密度		
Ca	10.0 mg/dL	腰椎L2-L4	YAM	**69%**
Cr	33.9 mg/dL		Tスコア	**−2.7**
Ca/Cr rate	0.29	大腿骨近位部	YAM	84%
			Tスコア	**−1.3**

〔　〕内は基準値
青太字：基準値より低値
黒太字：基準値より高値

表2　続発性骨粗鬆症の原因となる薬剤

- ステロイド薬
- 抗痙攣薬
- ワルファリン
- **性ホルモン低下療法薬**
- 選択的セロトニン再取り込み阻害薬（SSRI）
- チアゾリジン
- メトトレキサート
- ヘパリン
- プロトンポンプ阻害薬（PPI）

診断

- 腎機能障害やカルシウム代謝異常は認められず，AI開始時から経時的に骨密度低下が認められたことから，AIによる骨粗鬆症と診断された。
- 早期乳がん術後AI関連骨減少（AI treatment-induced bone loss；AIBL）の診断アルゴリズム（**図1**）[4]より骨粗鬆症治療が必要であると診断された。

▶ AI使用時には定期的な骨密度測定，骨折のリスク評価に応じた骨吸収抑制薬を投与する。

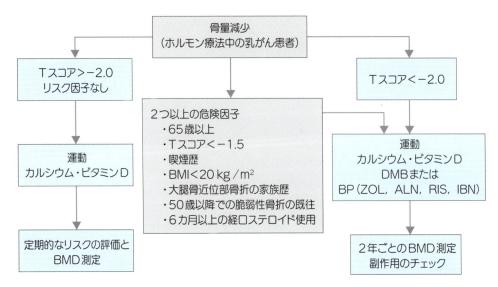

図1 AIBLに対する骨粗鬆症治療のアルゴリズム
BMD：骨密度，DMB：デノスマブ，BP：ビスホスホネート，ZOL：ゾレドロン酸，ALN：アレンドロン酸，RIS：リセドロン酸，IBN：イバンドロン酸
（文献4より改変）

症例2　75歳男性

- 数日前からの腰背部痛を主訴に整形外科受診。
- 68歳で前立腺がんと診断され，泌尿器科でアンドロゲン除去療法（androgen deprivation therapy；ADT）としてリュープリン®を現在まで継続投与されている。
- PSAの上昇はなく，正常範囲内で経過している。

▶ホルモン療法を長期に継続している前立腺がん症例であることから，脊椎椎体骨折を考慮し，X線撮影を行う。新鮮骨折の評価や骨転移の検索のため，必要があればMRI撮影を検討する。

▶骨量低下を予測し，骨密度，骨代謝マーカーなどの評価をする。

▶他の既往歴，生活歴，肝・腎機能やカルシウム・リン代謝などの評価を行い，骨粗鬆症類縁疾患〔☞2章07：表2（p41）〕の鑑別をしておく。

診断

- X線撮影で多発胸椎椎体骨折が認められた。MRIで既存椎体骨折のほか，新規の椎体骨折が認められた（図2）。
- 骨密度が腰椎YAM値65％，大腿骨YAM値68％と低下を認め，骨代謝マーカー高値により，ホルモン療法に伴う骨粗鬆症による新規脊椎椎体骨折と診断された。

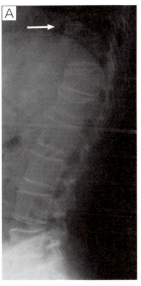 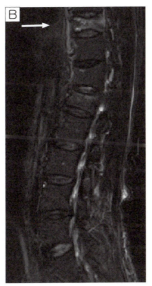

図2　症例2の胸腰椎単純X線写真（A）とMRI T2 STIR像（B）
矢印は新規椎体骨折を示す。

▶前立腺がんに対するADTは長期化することが多く、それに伴い骨密度の低下や骨折リスクは増大することが知られている。ADTによる有害事象として、続発性骨粗鬆症に対する適切な介入が必要とされる。

1　ホルモン療法中の患者に対する骨粗鬆症治療

▶日本人の悪性腫瘍の中で、女性は乳がん、男性は前立腺がんが最も罹患率が高く、患者数も増加傾向である。治療成績の向上により生命予後が良好で生存率も高く、発症から長期的に治療が継続されるため、同時に有害事象へのケアをサポートすることが重要である[5,6]。

▶早期乳がん術後、前立腺がんに対するホルモン療法は、がんの再発予防効果に優れた薬剤であるが、その副作用として強力な骨量減少をきたし、骨折リスクを上昇させることが知られている。ホルモン療法に伴う続発性骨粗鬆症の治療は、生活の質（QOL）を長期間にわたり維持する上で重要である。

▶乳がんにおけるホルモンの作用機序を図3に示す。

▶AIによる骨量減少はAIBLとして広く認知されている。さらに、乳がんだけでなく前立腺がんを含めて、がん治療における骨量減少は、がん治療関連骨量減少（cancer treatment-induced bone loss；CTIBL）と総称され、近年CTIBLの予防と治療の重要性について着目されている。

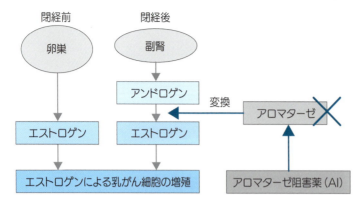

図3 乳がんにおけるホルモンの作用機序
AIによりエストロゲンの血中濃度は測定感度以下になる。

2 治療薬の選択

▶ホルモン療法時には，定期的な骨密度検査，生化学的検査などを行い，骨評価の状態に応じて，骨吸収抑制薬を使用することが標準的である。

- 骨密度正常，既存骨折なし
  ➡栄養指導，運動指導およびカルシウムとビタミンDの補給。
- 骨密度低下，骨折リスクが高い患者
  ➡デノスマブ
  骨粗鬆症に対しては60mgを6カ月ごとに投与し，必ずカルシウムとビタミンDを併用する。
  ➡ビスホスホネート
  アレンドロン酸，リセドロン酸，イバンドロン酸，ゾレドロン酸など。

▶乳がん治療におけるAI療法に伴う骨粗鬆症治療として，デノスマブやビスホスホネートの効果は多数報告されている[7, 8]。海外ではゾレドロン酸4mgの6カ月ごとの投与により骨密度増加効果が報告されている[9]。わが国ではゾレドロン酸5mg年1回投与が骨粗鬆症に適応となっているが，AI療法による続発性骨粗鬆症に対する治療効果の臨床報告は少ない。閉経後骨粗鬆症と同様の治療効果を臨床研究で明らかにしていくことが望まれる（**図4**）。

▶デノスマブやビスホスホネートといった骨吸収抑制薬においては，短期的な低カルシウム血症や腎機能障害に加えて，長期投与による薬剤関連顎骨壊死（medica-

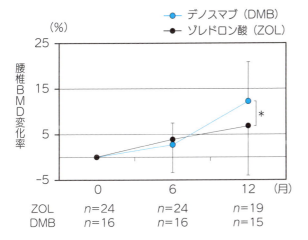

図4 乳がん術後AIによる骨粗鬆症症例に対するデノスマブ（DMB）とゾレドロン酸（ZOL）の12カ月間の腰椎骨密度増加率の比較（自験例）

12カ月後の骨密度増加率はDMBが有意に大きいが，ZOLにおいても経時的な骨密度増加効果を認める。
Mann-Whitney U test，
＊：$P<0.05$　mean±SD

tion-related osteonecrosis of the jaw；MRONJ）[10] や非定型大腿骨骨折などに注意が必要である。

▶デノスマブでは，投与中止後において多発椎体骨折が多数報告されているため[11]，中止あるいは休薬には注意が必要である。

▶ホルモン療法を受けている期間は骨吸収抑制薬の投与が望ましく，生命予後が改善していることから，続発性骨粗鬆症に対して長期的プランを検討することが望まれる。

文献

1) 国立がん研究センターがん対策研究所．(2024年11月閲覧)
   https://www.ncc.go.jp/jp/cis/index.html
2) Hadji P：Crit Rev Oncol Hematol. 2009；69(1)：73-82.
3) Potosky AL, et al：J Clin Oncol. 2014；32(13)：1324-30.
4) Hadji P, et al：J Bone Oncol. 2017；7：1-12.
5) 日本乳癌学会, 編：乳癌診療ガイドライン1 治療編 2018年度版．第4版．金原出版, 2018.
6) 日本泌尿器科学会, 編：前立腺癌診療ガイドライン2016年度版．メディカルレビュー社, 2016.
7) Ellis GK, et al：J Clin Oncol. 2008；26(30)：4875-82.
8) Lester JE, et al：Clin Cancer Res. 2008；14(19)：6336-42.
9) Brufsky AM, et al：Cancer. 2012；118(5)：1192-201.
10) 顎骨壊死検討委員会：薬剤関連顎骨壊死の病態と管理：顎骨壊死検討委員会ポジションペーパー2023．(2024年11月閲覧)
    https://www.jsoms.or.jp/medical/pdf/work/guideline_202307.pdf
11) Cummings SR, et al：J Bone Miner Res. 2018；33(2)：190-8.

田中瑞栄

8章　薬物療法以外の骨折予防策は？

32　食事の指導はどうするか？

Point

◉体格（体重，BMI）をチェックしよう。

◉食事の摂取状況を把握しよう。

◉カルシウム，ビタミンDの摂取状況を把握しよう。

◉サプリメントの使用をチェックしよう。

1　体格（体重，BMI）をチェックしよう

▶骨粗鬆症のリスクのひとつとして体格が挙げられる。小柄（低体重）であることはもちろんであるが，近年は肥満も骨粗鬆症のリスクとなることが報告されている。したがって適切な体格（body mass index；BMI）をめざし，維持することが望まれる。

▶適切なBMIは，「日本人の食事摂取基準（2025年版）」[1] では**表1**のように示されている。この表によれば，成人を4区分にわけてそれぞれ望ましいBMIの範囲が示されている。

表1　目標とするBMIの範囲（18歳以上）[1,2]

年齢（歳）	目標とするBMI（kg/m²）
18～49	18.5～24.9
50～64	20.0～24.9
65～74[3]	21.5～24.9
75以上[3]	21.5～24.9

＊1：男女共通。あくまでも参考として使用すべきである。

＊2：上限は総死亡率の低減に加え，主な生活習慣病の有病率，医療費，高齢者及び労働者の身体機能低下との関連を考慮して定めた。

＊3：総死亡率をできるだけ低く抑えるためには下限は20.0から21.0付近となるが，その他の考慮すべき健康障害等を勘案して21.5とした。

（文献1より引用）

▶目標とするBMIの範囲は，高齢者（「日本人の食事摂取基準」では65歳以上）では21.5〜24.9とされており，64歳以下の年齢区分に比べると下の値が高めに設定されている。これはフレイルを予防するためである。このことは骨粗鬆症の予防につながると言える。すなわち，高齢者の低体重はフレイルにつながる，過体重はメタボにつながるということになる。

▶なお，FRAX®でも身長と体重を入力するので，BMIを評価のひとつとして利用していることになる。国際骨粗鬆症財団（IOF）も低いBMIは骨粗鬆症のリスクであり，そのリスクは調整できるものとしている[2]。

▶適切なBMIを維持するためには，適切なエネルギー摂取が必要である。骨粗鬆症の食事でまず大切なことは，適切なエネルギー摂取を心がけることである。必要なエネルギー量は「日本人の食事摂取基準」に示されている。高齢者（「日本人の食事摂取基準」では65歳以上）では，男性で1,800〜2,750kcal／日，女性では1,400〜2,100kcal／日であるが，体格や身体活動レベルによって異なる。また高齢者ほど個人差が大きいという特徴がある。最近は適切なBMIの範囲にあれば，それを維持できるエネルギー摂取量が望ましい量とされている。

▶体重はエネルギー摂取量とエネルギー消費量のバランスで決まり，摂取量が多い場合には体重は増加し，摂取量が少ない場合には体重は減少する。したがって定期的に体重を測定して，その推移をみることが大切である。

2 食事の摂取状況を把握しよう

▶エネルギー摂取量を知るためには，食事調査が必要となる。詳細な食事調査は様々な情報を与えてくれるが，手間がかかることもあり，日常的に用いるのは難しい。そこで習慣的な食事摂取状況を調べることが勧められる。たとえば，朝昼夕と3食食べているか，間食の摂取状況はどうか，偏食はないか，アルコールやサプリメント，健康食品の摂取状況はどうか，何らかの食事制限は行っていないかなどを聞き取るだけでも，その結果をもとにアドバイスを行うことができる。

▶1日3食（プラス間食），バランスの良い食事を摂取することが基本である。バランスの良い食事については，食事バランスガイド（図1）[3]で示されている主食，主菜，副菜，牛乳・乳製品，果物がそろった料理単位の目標や，四群点数法（図2）で示されているような食品レベルの目標などがある。

▶しかし，バランスの良い食事を毎食摂取するのは困難である。そこで1週間単位くらいで食事を見直してみることを勧める。最近はスマートフォンやデジタルカ

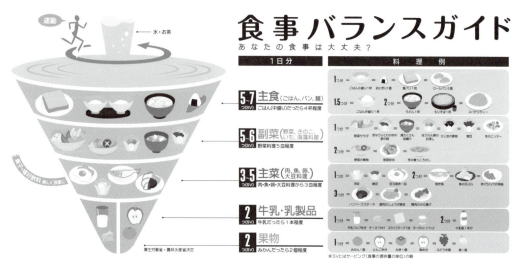

図1 食事バランスガイド

（文献3より引用）

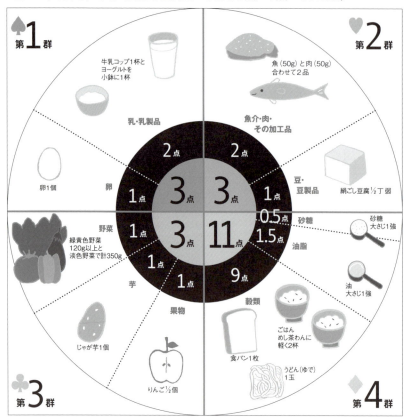

図2 四群点数法

〔なにをどれだけ食べたらいいの？ 第5版．香川明夫監修．女子栄養大学出版部，2022，p34-5（イラスト：横田洋子）より引用〕

メラが普及しているので，朝昼夕，間食と食事の写真を撮ってみて1週間分を眺めてみると，食事の特徴，バランスなどがわかる。できるだけ多くの種類の食品が登場しているか，特定の食品に偏った食生活になっていないかなどを確認するとよい。その際，先ほど紹介した四群点数法などを用いると，摂取している食品のバランスを評価することができる。

▶骨粗鬆症の予防のためには次に述べるカルシウムやビタミンDの摂取が重要であるが，それ以外にも蛋白質やビタミンK，最近では骨質の観点から，ビタミンB_6，ビタミンB_{12}，ビタミンC，葉酸などの重要性も指摘されている[4]。バランス良く摂取することで，これらの栄養素を摂取することができる。

3 カルシウム，ビタミンDの摂取状況を把握しよう

▶骨粗鬆症の予防，治療のためにはエネルギーや栄養素を適切に摂取した上で，特に骨の健康に重要なカルシウム，ビタミンDを摂取することを心がけることが大切である。特にカルシウムはその重要性が知られているにもかかわらず，その摂取量は年々減少してきている[5]。

▶カルシウムの摂取状況を知るためには，食事調査が必要だが，そのためのツールとして，「カルシウム自己チェック表」が開発されている（**表2**)[4]。これは日常的な食品の摂取頻度を聞き取ることによって，カルシウムの摂取量を推定するもので，短時間で比較的精度良くカルシウム摂取状況を知ることができるため，臨床の現場でも使用されている。カルシウム摂取状況を知ることは，その後の食事指導にも有用なので，ぜひ一度使用してみることをお勧めする。

▶ビタミンDは魚やきのこなどに含まれているが，わが国では魚類が主な供給源となっている。**表3**にビタミンDの多い食品を示した。干しシイタケはビタミンDの供給源であったが，近年の市販の干しシイタケは，機械で乾燥してつくられているため，ビタミンD含量は少なくなっている。天日干しすることでビタミンDは増えるので，試して頂きたい。

▶ビタミンDは紫外線に当たることで，皮膚でもつくられる。しかし，近年は過度な紫外線対策により，特に女性のビタミンDの栄養状態が悪いことが危惧されている。魚類の積極的な摂取とともに，適度な紫外線曝露が勧められる。

表2　カルシウム自己チェック表

	0点	0.5点	1点	2点	4点	点数
1. 牛乳を毎日どのくらい飲みますか？	ほとんど飲まない	月1〜2回	週1〜2回	週3〜4回	ほとんど毎日	
2. ヨーグルトをよく食べますか？	ほとんど食べない	週1〜2回	週3〜4回	ほとんど毎日	ほとんど毎日2個	
3. チーズ等の乳製品やスキムミルクをよく食べますか？	ほとんど食べない	週1〜2回	週3〜4回	ほとんど毎日	2種類以上毎日	
4. 大豆，納豆など豆類をよく食べますか？	ほとんど食べない	週1〜2回	週3〜4回	ほとんど毎日	2種類以上毎日	
5. 豆腐，がんも，厚揚げなど大豆製品をよく食べますか？	ほとんど食べない	週1〜2回	週3〜4回	ほとんど毎日	2種類以上毎日	
6. ほうれん草，小松菜，チンゲン菜などの青菜をよく食べますか？	ほとんど食べない	週1〜2回	週3〜4回	ほとんど毎日	2種類以上毎日	
7. 海藻類をよく食べますか？	ほとんど食べない	週1〜2回	週3〜4回	ほとんど毎日		
8. シシャモ，丸干しいわしなど骨ごと食べられる魚を食べますか？	ほとんど食べない	月1〜2回	週1〜2回	週3〜4回	ほとんど毎日	
9. しらす干し，干し海老など小魚類を食べますか？	ほとんど食べない	週1〜2回	週3〜4回	ほとんど毎日	2種類以上毎日	
10. 朝食，昼食，夕食と1日に3食を食べますか？		1日1〜2食		欠食が多い	きちんと3食	

合計点数	判定	コメント
20点以上	良い	1日に必要な800mg以上とれています。このままバランスのとれた食事を続けましょう。
16〜19点	少し足りない	1日に必要な800mgに少し足りません。20点になるよう，もう少しカルシウムをとりましょう。
11〜15点	足りない	1日に600mgしかとれていません。このままでは骨がもろくなっていきます。あと5〜10点増やして20点になるよう，毎日の食事を工夫しましょう。
8〜10点	かなり足りない	必要な量の半分以下しかとれていません。カルシウムの多い食品を今の2倍とるようにしましょう。
0〜7点	まったく足りない	カルシウムがほとんどとれていません。このままでは骨が折れやすくなってとても危険です。食事をきちんと見直しましょう。

（文献4，p156より引用）

表3　ビタミンDを多く含む食品

食品	100g当たり（μg）	1回使用量当たり（μg）
白サケ	32.0	25.6（80g）
ウナギのかば焼き	19.0	19.0（100g）
サンマ	16.0	16.0（100g）
タチウオ	14.0	11.2（80g）
ブリ	8.0	6.4（80g）
きくらげ（乾）	85.0	1.7（2g）
乾シイタケ	17.0	1.0（6g）

〔日本食品標準成分表（八訂）増補2023年より作成〕

4　サプリメントの使用をチェックしよう

▶食事調査のところでも触れたが，日常的にサプリメントを使用しているかどうか を知ることは重要である。特に近年，カルシウムサプリメントの摂取による心血 管疾患のリスクの上昇が危惧されている。これは2008年，2010年のBollandら の報告[6,7]などから注目されているもので，賛否はあるが，一度に多量のカルシ ウムを摂取してしまうことになるサプリメントの使用には注意が必要と言える。

▶「骨粗鬆症の予防と治療ガイドライン2015年版」でも，「血清カルシウム濃度の 急激な上昇を避けるために，サプリメント，カルシウム薬として1回に500mg以 上を摂取しないように注意する」と記載されている[4]。

5　まとめ

▶骨粗鬆症の食事指導について紹介した。食事，特に高齢者の食事を大きく変える ことは非常に困難である。今回紹介した食事の指導を参考に少しずつ変えていく ことができればよいと考えるべきである。

▶教科書的な決まった指導を行うのではなく，できるだけ1人ひとりの食事摂取状 況を推定した上で，その人に合った指導を行うことが大切である。

文　献

1) 厚生労働省：日本人の食事摂取基準（2025年版）「日本人の食事摂取基準」策定検討会報告書．（2024年11月閲覧）
　https://www.mhlw.go.jp/content/10904750/001316585.pdf

2) International Osteoporosis Foundation：About Osteoporosis. Risk Factors.（2024年11月閲覧）
　https://www.osteoporosis.foundation/patients/about-osteoporosis/risk-factors

3) 農林水産省:「食事バランスガイド」について.（2024年11月閲覧）
https://www.maff.go.jp/j/balance_guide/
4) 骨粗鬆症の予防と治療ガイドライン2015年版. 骨粗鬆症の予防と治療ガイドライン作成委員会, 編. ライフサイエンス出版, 2015.
5) Ohta H, et al: Osteoporos Sarcopenia. 2016; 2(4): 208-13.
6) Bolland MJ, et al: BMJ. 2008; 336(7638): 262-6.
7) Bolland MJ, et al: BMJ. 2010; 341: c3691.

上西一弘

8章　薬物療法以外の骨折予防策は？

33 サルコペニア対策は どうするか？

Point

●骨と骨格筋の相互連関，骨粗鬆症とサルコペニアとの関連性がしだいに明らかになってきている。

●加齢に伴う液性因子（性ホルモン，ビタミンDなど）の変化や栄養障害が，サルコペニアの発症，進展に関与していることがしだいに明らかになってきている。

●サルコペニア予防・治療に向けて，栄養，運動，薬剤などの複合的・効果的介入による効果が期待される。

1 はじめに

▶サルコペニアは高齢者の転倒リスクやADLに及ぼす影響が大きく，わが国においてその予防対策は重要な課題となっている。また，筋肉量減少，筋力低下などによる転倒予防機能の低下は骨折の大きなリスク因子となることが知られており，性ホルモンをはじめとする液性因子の加齢変化や栄養障害とサルコペニアとの関連性が明らかになってきている。

▶本項では，サルコペニアの特性ならびにその予防，治療に向けた対策について概説する。

2 サルコペニアとは

▶サルコペニアは1989年，Rosenbergによって提唱された際には加齢に伴う筋肉量減少とされていた[1]が，その後，筋肉量低下に加えて筋力低下や身体機能低下も含まれるようになり，さらには転倒・骨折リスクの増加や生活機能低下などとも関連を認めることが明らかになってきた。

▶サルコペニアの定義に関するEuropean Working Group on Sarcopenia in Older People（EWGSOP）によるコンセンサス（2010年）では，筋肉量・筋力低下，身体機能低下から構成される臨床的な診断手順が示されており，65歳以上の高齢者

を対象として筋肉量低下を必須条件とし，それに加えて筋力低下，身体機能低下のいずれかが認められた場合にサルコペニアの診断に至るとされた[2]。その後改訂されたEWGSOP2においては，国際疾病分類（ICD-10）にサルコペニアが骨格筋疾患と登録された（コードM62.84）ことを受けて骨格筋疾患と明記され，また評価対象者の年齢をなくした点，転倒・骨折が転帰不良として挙げられた点，筋質評価が記載された点なども新たなポイントである。またEWGSOP2では，サルコペニア診断は，症例発見，評価，確定診断，重症度判定の流れで進められることとなった。その際，自記式のスクリーニング質問票であるSARC-Fを用いて，筋力，歩行時の補助，椅子からの起立，階段を昇ること，転倒回数の5項目について3段階で評価し，10点満点中4点以上でサルコペニアの可能性が高いとされる[3]。次に，筋力評価として握力や椅子立ち上がりテストを行い，筋力低下（四肢筋肉量について男性27kg未満，女性16kg未満），5回椅子立ち上がりテストで12秒以上であればサルコペニアの可能性が高い（probable sarcopenia）と診断される。サルコペニアの確定診断の際には，DXAやBIA（bioelectrical impedance analysis）法などで筋肉量を測定し，筋力低下に加えて筋量減少（男性20kg未満，女性15kg未満），骨格筋指数低下（男性$7.0 kg/m^2$未満，女性$6.0 kg/m^2$未満）が認められた場合にはサルコペニアの確定診断に至る。さらに，通常歩行速度0.8m/秒以下，400m歩行テスト（未達成または6分以上），timed up and go test（TUG）20秒以上，short physical performance battery（SPPB：バランステスト，歩行速度，椅子立ち上がりテストの3つからなる評価法）8点以下などの身体機能低下を認めた場合には重度サルコペニアの診断に至る。

▶その後，Asian Working Group for Sarcopenia（AWGS）によって日本を含むアジア人を対象としたサルコペニアの診断基準や診断アルゴリズム（AWGS2014）が発表され[4]，そこでは高齢者（60歳または65歳以上）を対象に握力および歩行速度をまず測定し，握力低下，歩行速度低下の一方あるいは両方を認めた場合に筋量測定を行う手順が示された[4]。AWGS2014の改訂版であるAWGS2019においても，より多くの診療現場でサルコペニアの診断ができるように，骨格筋量や歩行速度の測定を経なくても早期発見・介入するためのアルゴリズムが示された[5]。そこでは，①地域・プライマリケア現場，②設備の整った医療施設や臨床研究施設と2つの現場での診断手順が示されており，①においては下腿周囲長，SARC-F，SARC-CalF（下腿周囲長とSARC-Fを組み合わせた指標）のいずれか1つを選んで，サルコペニアのリスクが高い対象者を特定する（症例の抽出）。ここで，カットオフ値に満たない場合，サルコペニアの可能性が高いと判定して次のステップに進む。その際，筋力指標として握力測定か，身体機能指標として5回椅子立ち

上がりテストのいずれかを実施し，カットオフ値に満たない場合にサルコペニアの可能性が高いと診断して保健指導などの指導・介入を行う。またAWGS2019では，アジア人を対象としたシステマティックレビューの結果に基づいて診断基準のカットオフ値も見直された。握力については男性28kg未満とAWGS2014と比べて2kg引き上げられ，女性はAWGS2014同様18kg未満となり，歩行速度は0.8m/秒以下から1.0m/秒未満に変更された（2回測定の平均値を採用）。

3 サルコペニアと骨代謝

▶骨代謝と骨格筋との相互連関については精力的な研究が行われており，これまでの知見からサルコペニアと骨粗鬆症との関連性，ならびにサイトカイン，ホルモンなどの液性因子や神経系を介した制御の可能性が示唆されている。宇宙空間において筋量と骨量の減少を同時に認める宇宙飛行士の場合，帰還後のレジスタンストレーニングに伴う筋量回復は骨量回復と比較して約6倍早く認められるなど，骨格筋と骨の間には反応性の違いやクロストークの可能性が示唆される[6]。

▶日本人女性を対象とした検討結果では，骨粗鬆症群においてサルコペニアの合併率が高く，両者の関連性が示唆された[7]。モデル動物を用いた解析では筋萎縮に伴いマイオカインの一種であるミオスタチン（GDF8）の発現上昇が認められ，ミオスタチンノックアウトマウスでは骨量増加を呈した[8]。その一方，高齢マウスを用いた研究では，ミオスタチン阻害抗体投与により筋量増加を認めたが骨量増加作用は認められなかった[9]など，作用機序の解明とともに今後の応用性が期待される[10]。骨芽細胞でのβカテニンシグナル阻害による骨形成抑制作用を有することが知られているスクレロスチンについては，肥満高齢者を対象とした検討により，血中スクレロスチン濃度が減量により増加するが，一方で運動によって低下し，血中スクレロスチン濃度と筋量との間に負の相関が認められた[11]。

▶これまでの知見により骨代謝と骨格筋の双方に作用すると考えられる液性因子がしだいに明らかになってきており，その例としてビタミンD，性ホルモン，GH/IGF-1などが挙げられる。ビタミンDに関しては，くる病や骨軟化症によって筋組織の異常や筋力低下が認められることや，ビタミンD受容体（VDR）ノックアウトマウスが骨格筋萎縮を呈したこと[12]，VDRが骨格筋に発現していること[13]が明らかとなり，骨格筋に対するビタミンDの作用が考えられてきた[14]。さらに，血清ビタミンD濃度不足に伴う筋力低下や骨格筋萎縮，易転倒性に関する報告が認められ，メタアナリシスの結果によってもビタミンD投与群の転倒発生率は非

205

投与の対照群と比較して約30％低下する可能性が示唆された（**図1**）[15]。

▶血清ビタミンD濃度とサルコペニアとの関連性に関するこれまでの検討結果からは，その骨代謝作用に加えて筋肉に対する直接的作用を有する可能性についても示唆されている[16]。その一方で，ビタミンD投与による筋量・筋力の増加や転倒予防効果については，ビタミンDレベルが低い高齢者に認められるなど一定した結論には至っていない面もあり[17]，その多面的効果や作用メカニズムのさらなる解明が期待される。

プライマリーアナリシス

出典	オッズ比（95%CI）
Pfeifer et al, 2000	0.47（0.20～1.10）
Bischoff et al, 2003	0.68（0.30～1.54）
Gallagher et al, 2001	0.53（0.32～0.88）
Dukas et al, 2004	0.69（0.41～1.16）
Graafmans et al, 1996	0.91（0.59～1.40）
Pooled（Uncorrected）	0.69（0.53～0.88）

図1 メタアナリシスに基づくビタミンD投与による転倒抑制効果 （文献15より改変）

4 サルコペニア予防に向けた栄養・運動

▶高齢者では生理的な食欲低下をはじめ，種々の要因によって低栄養・栄養障害を認めやすく，さらに低栄養・栄養障害自体がサルコペニアなどの機能障害やフレイルの要因，生命予後を含めた予後不良の指標にもなる[18]。したがって，高齢者における栄養状態の評価と，それに基づく適切な介入はサルコペニア・フレイル対策の点からも重要である。中でも一般に高齢者では蛋白質需要が大きく低下しない点を考慮し，腎疾患など特別な疾患，病態を除き十分量の蛋白質投与を検討する。具体的には，わが国の食事摂取基準における推奨量に準拠する量が望ましいと考えられる。

▶サルコペニア対策を考える上で，こうした高齢者に対する栄養評価が前提となり，十分な蛋白質や脂肪酸摂取，アミノ酸投与などの栄養介入が有効である可能性が指摘されている。また，栄養介入効果は運動療法と併用した場合に認められ

ることが多く，栄養介入のみの対策では虚弱高齢者の筋量・筋力回復が難しい可能性も指摘されている。

▶ナーシングホーム入所高齢者（平均87.1歳）を運動単独群，運動＋補食（360kcal）群，補食単独群，対照群の4群にわけ，各介入を10週間継続して行った結果，補食単独群では下肢筋力増加が認められなかった一方で，運動＋補食群が下肢筋力増加に最も効果的であった[19]。

▶サルコペニアに対するアミノ酸補充については，高齢者を対象とした10日間の安静臥床試験において必須アミノ酸投与により骨格筋蛋白質合成低下や身体機能低下の抑制が認められ[16]，必須アミノ酸の中でもロイシンに代表される分子鎖アミノ酸補充療法が高齢者の筋量維持に有効であるとの指摘もあり，今後の研究の進展が期待される。

▶日本サルコペニア・フレイル学会らによる「サルコペニア診療ガイドライン2017年版」[20]において，栄養・運動介入に関していずれもエビデンスレベル（非常に低），推奨レベル（弱）が示されているが，今後の質の高いエビデンスの構築が期待される。

5 おわりに

▶サルコペニアとその対策について，筋骨連関ならびにサルコペニアの概念，定義，診断を含め概説した。超高齢社会を迎えたわが国において，今後，サルコペニアの病態解明や筋骨連関に関する研究がいっそう発展し，筋骨格系に対する包括的な予防・診断・治療方法の構築につながることが期待される。

文 献

1) Rosenberg IH：Am J Clin Nutr. 1989；50(5)：1231-3.
2) Cruz-Jentoft AJ, et al：Age Ageing. 2010；39(4)：412-23.
3) Malmstrom TK, et al：J Am Med Dir Assoc. 2013；14(8)：531-2.
4) Chen LK, et al：J Am Med Dir Assoc. 2014；15(2)：95-101.
5) Chen LK, et al：J Am Med Dir Assoc. 2020；21(3)：300-7.e2.
6) Bonewald LF, et al：J Bone Miner Res. 2013；28(9)：1857-65.
7) Miyakoshi N, et al：J Bone Miner Metab. 2013；31(5)：556-61.
8) Hamrick MW：Anat Rec A Discov Mol Cell Evol Biol. 2003；272(1)：388-91.
9) Arounleut P, et al：Exp Gerontol. 2013；48(9)：898-904.
10) Girgis CM, et al：Curr Osteoporos Rep. 2014；12(2)：142-53.
11) Armamento-Villareal R, et al：J Bone Miner Res. 2012；27(5)：1215-21.

12) Endo I, et al：Endocrinology. 2003；144(12)：5138-44.

13) Costa EM, et al：Endocrinology. 1986；119(5)：2214-20.

14) Pfeifer M, et al：Osteoporos Int. 2002；13(3)：187-94.

15) Bischoff-Ferrari HA, et al：JAMA. 2004；291(16)：1999-2006.

16) Ferrando AA, et al：Clin Nutr. 2010；29(1)：18-23.

17) Wilhelm-Leen ER, et al：J Intern Med. 2010；268(2)：171-80.

18) Houston DK, et al：Am J Clin Nutr. 2008；87(1)：150-5.

19) Fiatarone MA, et al：N Engl J Med. 1994；330(25)：1769-75.

20) サルコペニア診療ガイドライン作成委員会，編：サルコペニア診療ガイドライン2017年版（一部改訂）. 2020.

小川純人

8章　薬物療法以外の骨折予防策は？

34 運動指導やロコモーション トレーニング（ロコトレ）は 有効か？

Point

- 運動介入の骨折予防の直接のターゲットは，骨強度増加と転倒予防である。
- 運動介入による骨折予防効果については有効とする報告と無効とする報告がある。
- 運動介入による骨密度増加効果は約1〜2%であるが，運動の種類によっては増加率が高い。
- 集団指導やホームエクササイズでの多因子運動介入により，転倒リスクが7割に減少する。
- ロコトレにより，バランス能力に関連する運動機能が改善することが報告されている。
- ロコトレなどの運動は，骨密度増加や転倒リスク低減を介して骨折予防に有効と考えられる。

1 骨折予防のための運動介入の作用点

▶高齢者の骨折の主な原因は，骨強度の低下すなわち骨粗鬆症と転倒である。したがって，骨折予防のための運動介入の作用点は，骨強度の増加と転倒予防にある。

▶骨にはメカニカルストレス（力学的負荷）により骨強度が増加するメカニズムがあり，古典的にはWolffの法則として知られている。メカニカルストレスは，骨組織内の骨細胞のネットワークにより感知され骨芽細胞による骨形成を促進する[1]。骨細胞はスクレロスチンを介して骨表面の骨芽細胞（lining cell）の骨形成を，そしてRANKL（receptor activator of nuclear factor- κ B ligand）を介して破骨細胞の骨吸収を制御することが知られている（図1）[1,2]。

▶転倒の要因は，内的要因および外的要因にわけられる[3]。内的要因は，不整脈，起立性低血圧などの循環器疾患，視力低下，聴力低下などの感覚器疾患，パーキンソン症候群，認知症，失調，脳血管疾患などの神経疾患，睡眠薬や多剤併用などの薬剤関連要因などとともに，筋力・バランス・柔軟性などの運動機能の低下と，変形性関節症や脊椎疾患などの運動器疾患も影響が大きい。

▶運動は運動機能の向上，運動器疾患の予防と症状改善に有用であり，運動機能を

209

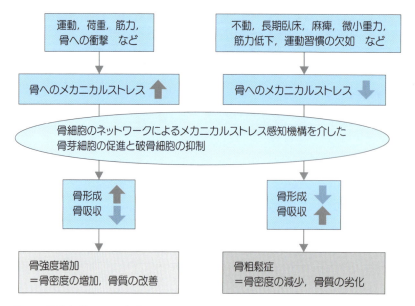

図1　運動負荷と骨の変化
メカニカルストレス（力学的負荷）は骨細胞のネットワークによって感知され，骨形成と骨吸収が変化する．運動や荷重，骨への衝撃などは骨強度を増し，不動や長期臥床，麻痺などは骨強度の低下をきたす．

（文献1，2より作成）

向上させることは，運動器関連の転倒リスクを低減すると考えられる．
▶運動介入による骨折予防に関する報告では，主要アウトカムは骨折予防，骨密度増加，転倒予防にわけられる．

2　骨折予防をアウトカムとした運動介入

▶2011年にHoweらにより発表されたCochrane Systematic Reviewでは，運動介入による脆弱性骨折予防をアウトカムとした4件のRCT（介入群計312例，対照群計227例）のメタアナリシスの結果として，骨折リスクは0.61倍〔95%信頼区間（CI）0.23〜1.64〕に低下したが，有意な予防効果を認めなかった[4]．
▶KemmlerらのErlangen Fitness and Osteoporosis Prevention Study（EFOPS）では，1998年から137例を介入群86例，対照群51例にわけて，介入群は週2回の集団運動指導と週2回のホームエクササイズを続けた．2014年に終了するまで105例（介入群59例，対照群46例）が継続した．この16年間での運動介入による脆弱性骨折リスクは，0.51倍（95% CI 0.23〜0.97, $P=0.046$）と有意に減少

した。同じ研究の12年目の報告では，0.32倍（95％CI 0.08〜1.05, P = 0.074）であり，相対リスクは減るものの有意ではなかった[5]。このことから，運動介入による有意な骨折予防効果の発現には長期間の介入が必要であると考えられる。

▶ジャンプなどの衝撃運動は骨密度を増やす効果があることが示されている。Karinkantaらは，レジスタンス運動とジャンプを組み合わせた運動 "combined resistance and balance-jumping training（COMB）" による運動介入を行った。70〜78歳の高齢女性145人をレジスタンス運動群，ジャンプ運動群，合併運動群，対照群の4群にわけて，週3回の集団運動を1年間継続し，その後5年間経過をみた結果，合併運動群のみ有意に骨折が減少した（相対リスク0.26倍，95％CI 0.07〜0.97）[6]。

▶Sinakiらは，背筋運動を2年間続けることにより，10年経過後も背筋筋力は介入群が有意に強く，椎体骨折の発生数も介入群では1.6％，対照群では4.3％と有意な抑制効果があったと報告した（**図2**）[7]。背筋訓練により背筋筋力が鍛えられ，その効果は長期間維持されること，椎体骨折の長期にわたる予防効果があることが考えられる。

▶運動介入による骨折予防効果の有無は報告によって異なり，多因子運動や背筋運動などによる長期間の運動介入で効果があったとされている。

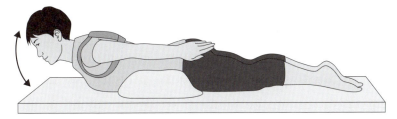

図2 Sinakiらによる背筋運動
負荷をかけた背筋運動を2年間行った群は，10年後の背筋筋力が強く，骨密度低下が少なく，椎体骨折数が少なかった。負荷は上背部におもりを載せることでかける。

（文献7より作成）

3 骨密度増加をアウトカムとした運動介入

▶運動介入による骨密度増加効果は，「骨粗鬆症の予防と治療ガイドライン2015年版」において，既報のメタアナリシスやシステマティックレビューがまとめられている。これによると，筋力トレーニング，荷重・非荷重衝撃運動，エアロビクス，歩行などにより大腿骨近位部あるいは腰椎椎体の骨密度が0.84〜1.79％上

昇したとされている[8]。

▶週3回，1回60分のウォーキング，ジョギング，階段昇降を22カ月続けた群において，腰椎骨量が6.1%増加した[9]。

▶週4回，1回40分間，3.1kgの腰椎ベルトを装着してのウォーキングを12カ月続けた群において，腰椎骨密度が対照群では7%減少したところ，介入群では0.5%増加した[10]。

▶週3回，30分の中等度よりややきついウォーキングを行ったところ，腰椎骨密度が対照群では1.7%減少したが，介入群では1.1%増加した[11]。

▶大腿骨頸部の骨密度が有酸素運動で増加する例は少ないが，週3回，1回30分のウォーキングと20cmの台を使った10分間のステップ運動で大腿骨頸部の骨密度が6.8%増加したと報告されている[12]。

▶健康な閉経後女性44例を対象として，踵落とし運動（heel drop）によるランダム化介入試験を行った。介入群は1日50回，週5日で1年間継続したところ，骨密度の変化は介入群，対照群で差がなかったが，閉経後6年以上経過した群において，大腿骨頸部骨密度が介入群でのみ維持されていた[13]。

▶35～45歳の閉経前女性98名を2群にわけて，介入群はジャンプを主とした衝撃運動を週3回，18カ月間続けたところ，大腿骨頸部，転子部，脛骨，膝蓋骨などの骨密度が1～2%増加し，これは対照群と比較して有意に高い増加率であった[14]。一方，橈骨の骨密度は両群とも低下し，両群間に差はなかった。ジャンプは10～25cmの高さからで，20分間の"aerobic jump program"として行われた。

▶276名の閉経後6年以内の女性（平均年齢54.5歳）を，おもりを付けてのジョギングおよび強度を徐々に上げる筋力トレーニングを継続する群，リセドロン酸服用群，対照群の3群にランダムにわけて，12カ月間の観察期間で脛骨のpQCT（peripheral quantitative computed tomography）と大腿骨近位部のHSA（hip structure analysis）により骨量・骨強度を評価した。脛骨では有意な差は認めなかったが，大腿骨近位部のHSA指標は，大腿骨頸部断面積や二次モーメントといった強度指標が対照群に比べて有意に改善しており，リセドロン酸服用群との有意差はなかった[15]。

▶Kistler-Fischbacherらによるシステマティックレビューでは，低強度57件，中強度57件，高強度6件の運動介入試験においての骨への効果を集約した。低強度の運動は骨量増加に効果なく，中強度～高強度の運動，特に高強度筋力トレーニングと衝撃運動（high-intensity resistance and impact training）の組み合わせが効果的であった[16]。

▶骨密度増加のためには，おもりなどで負荷をかけた有酸素運動，ジャンプなどの

衝撃運動, 強度の高い筋力トレーニングなど, 骨に対して十分な力学的負荷がかかることが必要と考えられる。ただ, 負荷が高いと安全性の担保が課題となる。上記に列記した介入試験の具体的な運動を参考に, 患者の状況に合わせた介入をすることが望まれる。

4 転倒予防効果をアウトカムとした運動介入

▶Cochrane Systematic Reviewでは, 多因子集団運動を行った場合の転倒の相対危険度は0.71倍 (95% CI 0.63〜0.82), ホームエクササイズなどの多因子自己運動による転倒予防効果は0.72倍 (95% CI 0.52〜1.00) と報告されている[17]。つまり, 集団運動も自己運動も同様な転倒予防効果がある。

▶上述のレビューでは, 転倒リスクが高い群に対する運動介入のRCT 9件のメタアナリシスにおいても, 一般高齢者に対する運動介入のRCT 7件のメタアナリシスにおいても, 転倒予防効果は同等であった。また, 異なる運動種による転倒予防効果の比較では, 高強度の多因子運動と低強度の多因子運動を比較した報告以外は, 転倒予防効果に有意な差がなかった (表1)。

表1 Cochrane Systematic Reviewによる転倒予防運動介入効果のエビデンス

介入方法	件数	参加者数	転倒率相対危険度 (95% CI)
多因子集団運動 vs. 対照	16	3,622	0.71 (0.63〜0.82)
転倒ハイリスク者のみ選択	9	1,261	0.70 (0.58〜0.85)
転倒ハイリスク者非選択	7	2,361	0.72 (0.58〜0.90)
運動 vs. 運動			
高強度多因子 vs. 低強度多因子	1	227	0.60 (0.47〜0.76)
筋力トレーニング vs. バランストレーニング	1	103	0.73 (0.44〜1.22)
大腿骨近位部骨折後のバランストレーニング vs. 通常のリハビリテーション	1	133	1.00 (0.64〜1.57)
square stepping vs. walking	1	68	0.70 (0.23〜2.13)
集団運動+自己運動 vs. 自己運動のみ	1	68	1.09 (0.74〜1.62)

多因子集団運動による介入により, 転倒の相対リスクが0.71倍に有意に減少したが, 対照を転倒リスクが高い者に限定してもしなくても同様であった。また, 運動種による差を検討した研究では, 「高強度多因子運動と低強度多因子運動」を比較したもの以外では差がなかった。

▶平均81.6歳の高齢者を対象として，1日左右3回ずつ，1分間の開眼片脚起立を6カ月続けたところ，この期間中の転倒回数は，介入群315例で118回，対照群212例で121回と，介入群の転倒回数が2/3に減っていた[18]。

5 ロコモーショントレーニング（ロコトレ）と転倒予防

▶ロコモティブシンドローム（以下，ロコモ）は主に加齢に伴う運動器の脆弱化を示す概念で，「運動器の障害により移動機能が低下した状態」と定義されている。高齢者が増加しつづける日本の現状で，健康寿命の延伸のためにロコモの対策は重要である[19]。

▶ロコモの対策は，①習慣的な運動，②適切な栄養摂取，③活動的な生活習慣，④運動器疾患の予防と治療，の4点である。中高年期に多い運動器疾患は，骨粗鬆症（および脆弱性骨折），変形性関節症，変形性脊椎症（および脊柱管狭窄症）である。脆弱性骨折は，要支援・要介護認定要因の約12%を占めるため，骨粗鬆症の予防と治療，さらに転倒予防も重要である。

▶ロコモの予防や改善につながる運動は，有酸素運動，レジスタンストレーニング，種々のスポーツ・体操などであるが，簡便で有効な運動としてロコトレが日本整形外科学会により推奨されている。これは，主に下肢筋力とバランスの強化を目的とした運動で，具体的にはスクワット，片脚立ち，かかと上げ（ヒールレイズ）（**図3**），フロントランジである。

▶ロコトレは下肢筋力の増強訓練とバランス訓練であるため，転倒予防効果が期待される。片脚起立運動による介入で転倒予防効果が示されており[18]，スクワットは転倒予防のための運動介入の多因子運動に採用されていることが多い。

▶ロコチェックで該当項目のあった29名の高齢者（平均年齢79歳）に対して，開眼片脚立ちとスクワットを中心とした運動による6カ月間の介入を行ったところ，片脚起立時間，functional reach testが有意に改善し，ロコチェック該当項目数が有意に減少した[20]。

▶229名の高齢者（平均年齢76.6歳）を対象として2カ月間のロコトレ介入を行ったところ，138名（60.3%）が継続し，開眼片脚起立持続時間，functional reach test，10m歩行時間，3m timed up-and-go test，足趾把持力が有意に改善した[21]。

▶ロコチェックで該当項目のあった25名（平均年齢72歳）に対して，ロコトレおよびウォーキングによる3カ月間（13名）または6カ月間（12名）の介入を行ったところ，片脚起立時間，膝屈曲筋力，ロコチェック該当数が有意に改善し，転倒不安

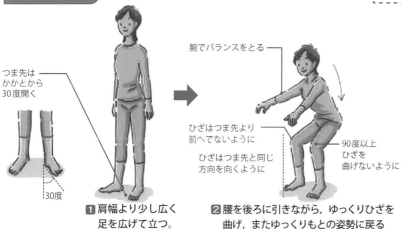

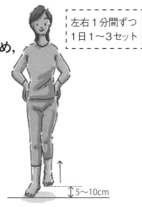

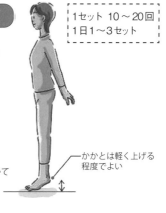

図3 中高年者に勧めやすいロコモーショントレーニング
下肢筋力を強化するスクワット，バランスを改善し転倒予防効果のある片脚立ち，下腿三頭筋筋力を強化するかかと上げ（ヒールレイズ）の3種．〔骨粗鬆症財団より許諾を得て啓発リーフレットを転載．骨粗鬆症財団ホームページ（http://www.jpof.or.jp）からダウンロードできる〕

が減少した[22]．

▶ 地域在住高齢者（平均年齢72.2歳）34名を対象として，ロコモ予防教室でロコトレやダンベル運動を指導し，6カ月間のホームエクササイズを実施したところ，最速歩行速度，30秒椅子立ち上がりテスト，3m timed up-and-go test，ロコチェックの該当項目数などの有意な改善を認めた[23]．

▶ ロコトレによるホームエクササイズ介入を介護予防事業として60名の地域在住高齢者に対して行ったところ，3カ月間で91.7％という高い継続率を実現し，性別・年齢層を問わず，片脚起立時間が有意に増加した[24]．このプログラムでは電

話を週3回かけて運動継続を促した。ロコモコールと呼ばれるプログラムである。

▶地域在住高齢者105名（男性30名，女性75名，平均年齢71.1±4.6歳）を対象としたスクワット，片脚立ち，ヒールレイズの3種の運動によるホームエクササイズ介入を「ロコモコール講習会」として行った。初回に運動機能評価とロコトレ指導を行い，3カ月間，1〜2週に1回の励ましの電話（ロコモコール）をかけた。93名（88.6%）が3カ月後評価に参加し，開眼片脚起立時間，5回立ち上がり時間，最大歩行速度，2ステップ，ロコモ25が有意に改善した[25]。

▶45名の高齢者（男性11名，女性34名，平均年齢71.2歳）に対して24週の介入期間でロコトレによるホームエクササイズ介入を行ったところ，膝伸展筋力，股関節屈曲筋力，下肢筋肉量，2ステップ値，5回立ち上がりテストの結果が有意に改善した（**表2**）[26]。

▶85名の関節リウマチ患者がロコトレを6カ月間継続し，さらに6カ月後（ロコトレ開始から1年後）に，腰椎，大腿骨近位部，大腿骨頸部の骨密度を測定したところ，ロコトレ開始前の1年間の増加率に比べて，その後の1年間の増加率が3部位ともに有意に高かった。関節リウマチ患者においては，ロコトレのような低強度の運動でも骨密度増加効果があると考えられる[27]。

▶以上のように，ロコトレによって運動機能の改善効果が多くの報告で示されている。簡便で続けやすい運動であり，医療機関や介護予防事業，健康増進事業などにおいて広く活用されることが期待される。

表2　ロコトレによる運動機能改善効果

	介入前	介入後	p値
膝伸展筋力	16.2（2.75）	18.0（2.38）	＜0.001
股関節屈曲筋力	17.7（3.69）	20.8（3.00）	＜0.001
下肢筋肉量	6.26（1.45）	6.38（1.38）	0.003
2ステップ値	1.23（0.16）	1.30（0.18）	0.002
片脚起立時間	71.8（46.0）	80.0（45.4）	0.217
5回立ち上がりテスト	9.68（3.40）	8.44（3.45）	＜0.001
ファンクショナルリーチ	31.3（7.61）	33.1（6.04）	0.086
ロコモ25	9.76（11.3）	8.62（9.64）	0.237

平均年齢71.2歳の45名の男女に対し，24週のロコトレの自己運動による運動機能の変化を調べたところ，膝伸展筋力，股関節屈曲筋力，下肢筋肉量，2ステップ値，5回立ち上がりテストが有意に改善した。カッコ内は標準偏差，p値はWilcoxon符号つき順位検定による。

（文献26より改変）

文 献

1) Lu XL, et al：J Bone Miner Res. 2012；27(3)：563-74.

2) Nakashima T, et al：Nat Med. 2011；17(10)：1231-4.

3) 鈴木隆雄：老年医学Update 2004-05. 日本老年医学会雑誌編集委員会，編. メジカルビュー社，2004, p95-105.

4) Howe TE, et al：Cochrane Database Syst Rev. 2011；(7)：CD000333.

5) Kemmler W, et al：Osteoporos Int. 2015；26(10)：2491-9.

6) Karinkanta S, et al：Age Ageing. 2015；44(5)：784-9.

7) Sinaki M, et al：Bone. 2002；30(6)：836-41.

8) 骨粗鬆症の予防と治療ガイドライン2015年版，骨粗鬆症の予防と治療ガイドライン作成委員会，編. ライフサイエンス出版，2015.

9) Dalsky GP, et al：Ann Intern Med. 1988；108(6)：824-8.

10) Nelson ME, et al：Am J Clin Nutr. 1991；53(5)：1304-11.

11) Hatori M, et al：Calcif Tissue Int. 1993；52(6)：411-4.

12) Chien MY, et al：Calcif Tissue Int. 2000；67(6)：443-8.

13) Bassey EJ, et al：Bone. 1995；16(4)：469-76.

14) Heinonen A, et al：Lancet. 1996；348(9038)：1343-7.

15) Blay R, et al：Osteoporos Int. 2024；35(5)：877-91.

16) Kistler-Fischbacher M, et al：Bone. 2021；143：115696.

17) Gillespie LD, et al：Cochrane Database Syst Rev. 2012；9：CD007146.

18) Sakamoto K, et al：J Orthop Sci. 2006；11(5)：467-72.

19) ロコモティブシンドローム診療ガイド策定委員会，編：ロコモティブシンドローム診療ガイド2021. 日本整形外科学会，他，監. 文光堂，2021.

20) 太田実来，他：日臨スポーツ医会誌. 2013；21(1)：237-41.

21) 石橋英明，他：運動器リハ. 2013；24(1)：77-81.

22) 天尾理恵，他：運動器リハ. 2014；25(1)：68-75.

23) 後藤亮吉，他：日農村医会誌. 2015；64(1)：1-7.

24) 安村誠司，他：臨と研. 2012；89(11)：1527-30.

25) 新井智之，他：日骨粗鬆症会誌. 2018；4(4)：531-40.

26) Aoki K, et al：J Orthop Sci. 2018；23(4)：682-7.

27) Mochizuki T, et al：Prog Rehabil Med. 2024；9：20240022.

石橋英明

8章 薬物療法以外の骨折予防策は？

35 どのようなときに椎体骨折患者の外科的治療を考えるのか？

Point
- 骨粗鬆症性椎体骨折の偽関節率は14％である。
- 後壁損傷を認める骨折は偽関節を生じやすく，手術を検討する必要がある。
- 強直性脊椎骨増殖症に伴う椎体骨折は不安定性が強い場合が多く，CTなどで手術が必要か評価すべきである。

1 骨粗鬆症性椎体骨折とは

▶ 骨粗鬆症性椎体骨折は，骨強度が低下し，軽微な転倒や尻もちで椎体がつぶれてしまう骨折である。高齢者に多く，70歳代の約30〜40％に椎体骨折が認められると報告されており，椎体骨折後の死亡率は3年後に50％，5年後に70％と報告されている。

▶ 症状は，急性期では背中や腰に強い痛みが起こるが，気づかない場合もある。慢性期になると，骨癒合して痛みがしだいにおさまってくるが，骨癒合が得られない場合（偽関節）では，持続する腰痛や神経の圧迫による下肢痛・しびれ，下肢麻痺などの神経症状を生じることがある。また，つぶれた状態で骨が固まってしまうと後弯変形をきたし，姿勢異常による歩行障害や逆流性食道炎の原因になることがある。

▶ 骨粗鬆症性椎体骨折に対する保存的治療経過については，図1に示すように，骨粗鬆症性椎体骨折の約62％は正常治癒しているが，約37％は圧潰が進行し，約14％が偽関節になり，3％が神経障害を併発すると報告されている[1]。

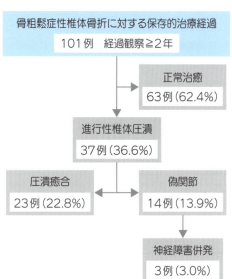

図1 骨粗鬆症性椎体骨折に対する保存的治療経過
（文献1より作成）

2 骨粗鬆症性椎体骨折の外科的治療の適応は？

▶ 骨粗鬆症性椎体骨折の手術適応は，持続する腰痛，後弯変形による歩行障害や逆流性食道炎，また，下肢痛やしびれ，麻痺などの神経障害が出現したときである。しかし，後弯変形や神経障害が出現したときの手術療法は侵襲性の高いものとなり，術後の合併症が生じやすい状況になったり，下肢の麻痺が回復せず歩行できなくなったりすることがある。筆者らの検討では，術前に膝立てができない程度の麻痺がある場合は，術後の自立歩行は困難と報告している。また，持続する腰痛は，偽関節のように椎体の不安定性が関与していることが多い。

▶ 偽関節の危険因子は，軽微な外傷[2]，年齢[2]，後壁損傷[2]，受傷時圧縮変形[3]，局所後弯[4]，MRIでの信号変化[5]などの報告がある。辻尾らは，MRIのT1強調像で低輝度性変化が広範囲にみられ，T2強調像で広範囲に低輝度を呈する場合は，偽関節率35％，T2強調像で限局した高輝度を有する場合は偽関節率77％と報告している（図2）[5]。X線学的評価では，杉田らは，立位－仰臥位X線側面像において，立位局所後弯角と仰臥位局所後弯角の差が10度以上の場合は，偽関節を生じやすいと報告している[6]。また，Hashimotoらは，椎体後壁の脊柱管占拠率がTh11, 12で35％以上，L1で45％以上，L2で55％以上になると神経症状が出現する危険性が高くなると報告している[7]。

▶ 椎体骨折患者の外科的治療の適応は，まず神経障害が出現している場合であるが，**偽関節になりやすいタイプの骨折**も手術を検討したほうがよい。

▶ 特に，後壁損傷を認める骨折（破裂骨折）に対しては，偽関節や後弯変形になる可能性が高く，早期に手術を検討したほうがよいと考える。そのため，骨粗鬆症性椎体骨折の場合，坐位－仰臥位X線側面像で不安定性を評価し，CTで後壁損傷の有無を評価することが大切である。MRIは後壁損傷が認められた場合に評価したほうがよいと考える（図3〜図5）。

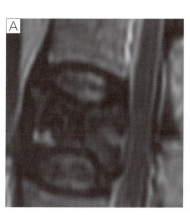 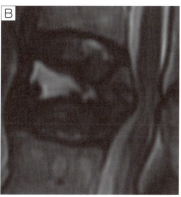

図2 MRI（T2強調像）
Aは椎体内で広範囲に低輝度を，Bは椎体内で局所的な高輝度を呈している。
MRIのT1強調像で低輝度性変化が広範囲にみられ，T2強調像で広範囲に低輝度を呈する場合は偽関節率35％，T2強調像で限局した高輝度を有する場合は偽関節率77％と報告されている。　（文献5より引用）

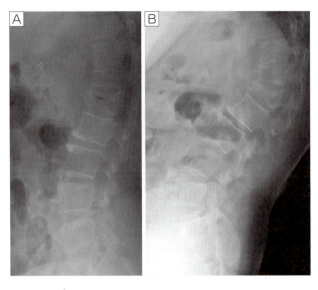

図3 骨粗鬆症性椎体骨折の単純X線像
A：仰臥位，B：坐位。椎体の不安定性を認める。

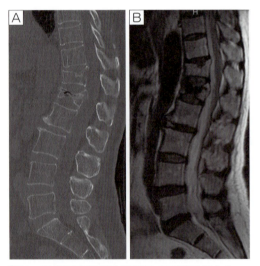

図4 骨粗鬆症性椎体骨折のCT所見（A）とMRI所見（B）

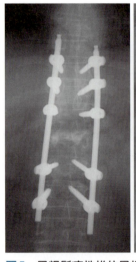

図5 骨粗鬆症性椎体骨折に対する後方固定術＋椎体形成術

▶次に外科的治療の適応となるのは，**強い腰痛が遺残しているとき**である。骨粗鬆症性椎体骨折による腰痛なのか評価が必要であるが，偽関節がある場合には手術を検討したほうがよい。特に後壁損傷のない偽関節に対しては，2012年よりわが国で採用された椎体形成術（balloon kyphoplasty；BKP）の良い適応である。保存的治療を約6週間行っても痛みが強い場合には，CTにて後壁損傷，椎弓根骨折がないことを確認して手術を検討する。効果は即時的で，侵襲の少ない手術である（図6，図7）。

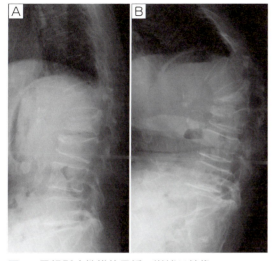

図6 骨粗鬆症性椎体骨折の単純X線像
A：仰臥位，B：坐位。椎体の不安定性を認めるが，後壁損傷はない。

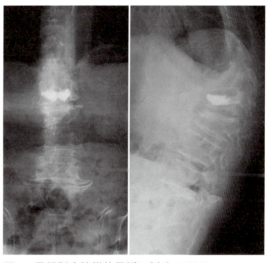

図7 骨粗鬆症性椎体骨折に対するBKP

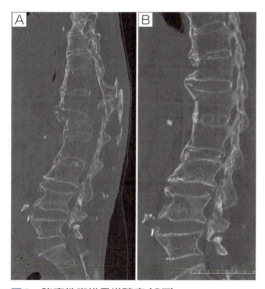

図8 強直性脊椎骨増殖症（CT）
A：入院時，B：入院1週間後。ベッド上安静にしていたにもかかわらず，骨折部が転位した。

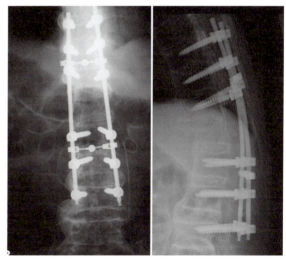

図9 強直性脊椎骨増殖症の椎体骨折に対する後方固定術

- 最後に注意すべき骨折がある。少なくとも**連続する4椎体以上の前面〜側面の骨化がある強直性脊椎骨増殖症**である。非常に不安定な骨折で，骨折が生じた際に**手術をしないと神経症状を引き起こしてしまう**のである（図8, 図9）。
- 筆者が考える手術適応は**骨折部位が骨化ではなく癒合している場合**である。骨折部位が癒合椎の上下端でも手術するべきである（図10）。

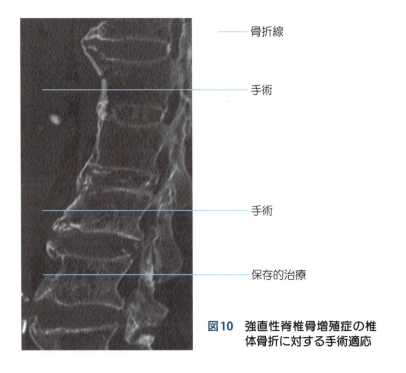

図10 強直性脊椎骨増殖症の椎体骨折に対する手術適応

3 まとめ

▶「どのようなときに椎体骨折患者の外科的治療を考えるのか」については以下の5つが挙げられるが、高齢者では合併症も多く、手術は慎重に適応を考慮するべきである。

①後壁損傷を伴う場合
②腰痛が持続する場合
③後弯による消化器症状が出現している場合
④神経症状が出現している場合
⑤**強直性脊椎骨増殖症で、癒合椎の部分で骨折している場合**

文献

1) 種市 洋, 他：臨整外. 2002；37(4)：437-42.
2) 種市 洋, 他：関節外科. 2010；29(5)：25-30.
3) Day B, et al：Clin Orthop Relat Res. 1977；124：173-6.
4) 安藤 圭, 他：骨・関節・靱帯. 2007；20(1)：71-6.
5) 辻尾唯雄, 他：骨・関節・靱帯. 2007；20(1)：45-53.
6) 杉田 誠, 他：日整会誌. 2011；85(12)：942-6.
7) Hashimoto T, et al：Spine. 1988；13(11)：1268-72.

山根宏敏, 酒井昭典

9章　患者への説明と指導はどうする？

36 骨粗鬆症マネージャー®とは？その役割は？

Point

◉骨粗鬆症マネージャー®は日本骨粗鬆症学会が認定する公式資格である。

◉診療支援との連携のための「骨粗鬆症リエゾンサービス®」の担い手である。

◉資格取得には座学と認定試験が必要である。

◉簡易評価票「OLS-7」を用いて活動する。

症例をもとに考えてみよう！

症例　78歳女性

- 2型糖尿病と高血圧症のため，近医で内服治療を受けている。庭掃除の際に自宅で転倒し，大腿骨近位部を骨折。救急搬送された病院で，翌日手術，リハビリテーションを開始した。順調に機能が回復し，退院間近となっている。退院後は，回復期病院にてリハビリテーションを続けた後，自宅に戻る予定である。入院中に，再骨折予防のために経口ビスホスホネート薬と活性型ビタミンDの内服を開始している。骨折発生リスク評価と今後の指導に関連する臨床データを表1に示す。

対応策としてのリエゾンサービスは？

▶複数の施設を経由して診療が行われる新規骨折患者のため，骨粗鬆症リエゾンサービス®（Osteoporosis Liaison Service；OLS）の良い適応症例である。

▶基礎疾患として糖尿病・高血圧症があるので，併存疾患管理を行うために，かかりつけ医との連携が重要である。

▶栄養指導を含む生活指導，転倒予防・運動療法の指導などは，専門知識を有するチームによる指導を，急性期病院のリエゾンチームが行うのが効率的である。

▶情報の共有と経時的なチェックが有効である。

▶再骨折予防のため治療が途切れないよう，医療機関同士の連携も大切であるが，患者・家族に対しても繰り返し，経時的なアドバイスを行うことが有効である。

▶期日を置いてアドバイスを行うことを，退院時にあらかじめ知らせておくとよい。一般に受傷3カ月後，6カ月後，1年後に連絡をすると治療継続率が高まると

表1 本症例での骨粗鬆症リエゾンサービス®に関連する情報

臨床データ・評価項目	
年齢（歳）	78
性別	女性
身長（20歳時からの短縮程度）	154 cm（−4 cm）
体重	48 kg
既存骨折	なし：今回発生
続発性骨折の原疾患となる併存症・薬剤	2型糖尿病
両親の骨折歴	なし
喫煙	なし
飲酒	なし
大腿骨頸部骨密度（健側）	Tスコア −2.0
服薬指導	お薬手帳管理，今回退院時薬剤師による指導
栄養指導状況	1,400 kcal，糖尿病減塩食指導済み
運動指導・転倒リスク評価	今回転倒による骨折
QOL・ADL評価	ケアマネージャーによる支援開始
データベース登録	今回登録

されている。

▶骨粗鬆症リエゾンサービス®簡易評価票OLS-7に従って，診療支援サービスを組み立てる（**表2**）。

1 リエゾンサービスとマネージャー制度

▶骨粗鬆症リエゾンサービス®とは，日本骨粗鬆症学会が策定した，骨粗鬆症の啓発・予防・診断・治療のための多職種連携システムで，その目的は脆弱性骨折の一次予防ならびに二次予防である[1]。

▶大腿骨近位部骨折の発生率が高い欧米では，国際骨粗鬆症財団を中心に再骨折予防プログラム，骨折リエゾンサービス（Fracture Liaison Service；FLS）が推進されている[2,3]。日本骨粗鬆症学会では，その担い手としての骨粗鬆症マネージャー®と骨粗鬆症学会認定医を設置し，その活動支援を行っている。

▶骨粗鬆症マネージャー®となるためには，年2回開催される学会の教育プログラム「レクチャーコース」を受講し，学会認定の資格試験に合格することが必要となる。資格取得対象者は，日本骨粗鬆症学会正会員のうち学会が定める国家資格を有するメディカルスタッフで，実際に医療・保健・教育活動に従事する者とされている（**表3**）。

表2 本症例での簡易評価票OLS-7に準じた診療支援

評価項目	対応方法	評価	方針
1. 骨折リスクツールでリスク評価されていますか？	・FRAX®による定量的評価 ・FOSTA ・身長低下	・FRAX®による10年間の主要骨折リスク25% ・大腿骨近位部骨折確率7.0% ・FOSTA高リスク群 ・身長短縮 −4 cm	要治療群であるため，服薬継続に向けての指導を行う
2. 既存骨折と併存疾患は確認されていますか？	既存骨折・骨折部位・続発性骨粗鬆症の原疾患の確認	・今回大腿骨近位部骨折 ・2型糖尿病のためリスクが増幅	
3. 栄養状態は評価されていますか？	管理栄養士による個人栄養指導・もしくはNSTによる評価	糖尿病減塩食1,400 kcalが指導されている	管理栄養士により，糖尿病・高血圧管理に向けての再指導を行うとともにカルシウム1日800 mg程度の摂取，ビタミンD・ビタミンK摂取の必要性を指導
4. 運動・転倒リスクは評価されていますか？	転倒リスクについて評価され，運動療法についての指導もしくは情報提供がされている	・今回転倒により骨折しているので，「過去1年間の転倒歴あり」 ・運動指導は，術後リハビリテーション中心である	転倒を繰り返さないように，術後のリハビリテーションとともに，下肢筋力とバランス感覚の維持・向上のための運動を指導する
5. 服薬状況は評価されていますか？	薬剤師による服薬管理・重複投与と経時的服薬状況の確認	・病棟薬剤師による内服薬の確認とお薬手帳のチェックがされている ・糖尿病と高血圧の内服治療あり ・退院に向けてのビスホスホネート薬ならびに活性型ビタミンDの服薬指導がされている	・他の慢性疾患の薬とともに骨粗鬆症治療薬の継続の必要性を薬剤師より指導する ・退院後も定期的に服薬状況を確認することを，あらかじめ通知する
6. QOL・ADLは評価されていますか？	メディカルスタッフによりQOL・ADLが評価されている	入院時生活環境聞き取りの結果，独居であること，退院後の生活に不安を感じていることが判明した	ソーシャルワーカーによる対応と退院後の相談体制，介護支援についてかかりつけ医とともに計画
7. 循環型の連携システムが考慮されていますか？	循環型リエゾンサービスが経時的に行われている	今回OLSの対象患者として院内のデータベースに登録	・OLS対象患者として，転院先の回復期病院，かかりつけ医院にも，定期的な確認を行うことを通知 ・受傷後，3カ月，6カ月，1年後に患者本人に療養状況を確認する

FRAX®：WHO骨折リスク評価ツール，FOSTA：アジア人女性のための骨折評価ツール，NST：栄養サポートチーム，OLS：骨粗鬆症リエゾンサービス®
骨粗鬆症自己評価指数（〔体重kg −年齢〕×0.2）<−4

▶実際にFLS導入により英国，豪州，カナダなどでは，骨折後の治療率が向上することで死亡率，再骨折発生率が低下し，費用対効果面でも医療費の削減につながる可能性も報告されている。

▶連携システムの中心となる施設が明示されるように，国際骨粗鬆症財団のホームページ上で，Best Practice Framework（BPF）と称される自己評価ツールに基づくFLSの達成度を公開できる仕組みも作成されている[4]（http://capturethefracture.org/best-practice-framework）。

表3　骨粗鬆症マネージャー®取得条件

保有資格		所属施設
1. 保健師	10. 薬剤師	病院
2. 助産師	11. 管理栄養士	診療所
3. 看護師	12. 社会福祉士	介護サービス施設/事業所
4. 診療放射線技師	13. 介護福祉士	薬局
5. 臨床検査技師	14. 歯科衛生士	臨床検査センター
6. 理学療法士		自治体
7. 作業療法士		保健所
8. 臨床工学技士		教育機関など
9. 言語聴覚士		

1. 本学会会員で実際に医療・保健・教育活動に従事する者。骨粗鬆症学会評議員（過去の評議員含む）で医師以外のスタッフも資格付与対象となる。
2. 学会指定のレクチャーコース受講ならびに学術集会参加歴が必須要件。
3. 学会認定試験にて資格付与を決定する。

（日本骨粗鬆症学会ホームページより作成）

▶2022年4月より大腿骨近位部骨折を発症し手術を行った患者に対し，FLSを行うことで二次性骨折予防継続管理料が算定可能となった[5]。

2 簡易評価票「OLS-7」の策定と運用について

▶OLSを行う上での臨床指標となる評価票「OLS-7」が作成され，職種・環境に応じた運用を推奨している（**表4**）[6]。

▶施設や職種により行いうるサービスは自ずから異なる。そのため，すべての項目で詳細版をめざす必要はなく，施設状況と各々の立場に応じた評価と介入とを行うことが現実的である。

▶OLS-7の項目は，大まかにリスク評価，生活指導，診療計画の立案と実行の3つにわかれている。

▶職種と施設とを超えた情報の共有と診療計画の一貫性を保つためのツールとしてOLS-7が活用されることが望ましい。

▶特に臨床的なニーズの高い二次性骨折予防について，具体的な施設でのリエゾンサービスの仕組み作りと運用のために，日本骨粗鬆症学会ならびに日本脆弱性骨折ネットワークを中心にFLSクリニカルスタンダードならびに実践マニュアルが作成された[7,8]。現場での具体的なリエゾンサービスの構築と改善につながることが期待される。

表4　骨粗鬆症リエゾンサービス®のための7項目の指標（OLS-7）

評価項目	具体的な方法 （詳細版）	具体的な方法 （簡易版）	具体的な方法 （ミニマム版）
1. 骨折リスク評価ツールでリスク評価されていますか？	・FRAX®による定量的評価 ・FOSTA 身長低下	・身長・体重・年齢・既存骨折・家族歴（FRAX®の簡易型） ・FOSTA 身長低下	FOSTA 身長低下
2. 既存骨折と併存疾患は確認されていますか？	既存骨折・骨折部位・続発性骨粗鬆症の原疾患の確認	既存骨折・骨折部位・お薬手帳による他疾患治療状況の確認	既存骨折・骨折部位の確認
3. 栄養状態は評価されていますか？	管理栄養士による個人栄養指導もしくはNSTによる評価	メディカルスタッフにより食事摂取状況と栄養についての情報提供がされている	食事摂取ができているかの確認がされている
4. 運動・転倒リスクは評価されていますか？	運動機能の定量的評価（握力・片脚起立時間・TUGなどフレイルに関連するもの）やロコチェック・転倒歴が確認され，指導されている	転倒リスクについて評価され，運動療法についての指導もしくは情報提供がされている	過去1年間の転倒の有無が確認されている
5. 服薬状況は評価されていますか？	薬剤師による服薬管理・重複投与と経時的服薬状況の確認	残薬の確認・重複投与と経時的服薬状況の確認	服薬継続の有無が確認されている
6. QOL・ADLは評価されていますか？	JOQOL, SF-36などの評価ツールで定量的に評価されている	メディカルスタッフによりQOL・ADLが評価されている	QOL・ADLについて問診している
7. 循環型の連携システムが考慮されていますか？	データベースを用いた循環型リエゾンサービスが経時的に行われている	循環型リエゾンサービスが経時的に行われている	OLSの対象患者としてリストが作成されている

FRAX®：WHO骨折リスク評価ツール，FOSTA：アジア人女性のための骨折評価ツール，NST：栄養サポートチーム，TUG：Timed Up and Go test, JOQOL：Japanese Osteoporosis Quality of Life Questionnaire, SF-36：Medical Outcomes Study 36-Item Short-Form Health Survey

（文献6，p126より引用）

文献

1) 骨粗鬆症の予防と治療ガイドライン2015年版. 骨粗鬆症の予防と治療ガイドライン作成委員会，編. ライフサイエンス出版, 2015, p146-7.

2) McLellan AR, et al：Osteoporos Int. 2003；14(12)：1028-34.

3) Eisman JA, et al：J Bone Miner Res. 2012；27(10)：2039-46.

4) Akesson K, et al：Osteoporos Int. 2013；24(8)：2135-52.

5) 日本骨粗鬆症学会：大腿骨近位部骨折に関わる診療報酬算定について.（2024年12月閲覧）
   http://www.josteo.com/ja/liaison/effort.html

6) 鈴木敦詞：日骨粗鬆症会誌. 2016；2(2)：123-8.

7) FLSクリニカルスタンダード作成ワーキンググループ，編：日本版 二次骨折予防のための骨折リエゾンサービス（FLS）クリニカルスタンダード.（2024年12月閲覧）
   http://www.josteo.com/ja/news/doc/200518_3.pdf

8) 日本骨粗鬆症学会，他，監：二次骨折予防のための骨折リエゾンサービス（FLS）実践マニュアル.（2024年12月閲覧）
   http://www.josteo.com/ja/news/doc/201125_1.pdf

鈴木敦詞

10章　今さら聞けない骨粗鬆症の基礎

37 原発性骨粗鬆症の病態生理とは？

Point

- 骨は，破骨細胞による骨吸収と骨芽細胞による骨形成を繰り返す臓器である。
- 骨吸収量が骨形成量を相対的に上回ることにより，骨量は減少する。
- 閉経後骨粗鬆症の主要な原因は，エストロゲン欠乏である。

1 骨の機能と骨リモデリング

▶ 骨芽細胞が分泌するI型コラーゲンを主とする骨基質に，ハイドロキシアパタイト $[Ca_{10}(PO_4)_6(OH)_2]$ 結晶が沈着することにより，硬組織としての骨が形成される。

▶ 骨は，生体の支持器官，運動の支柱として機能することに加え，内臓や中枢神経系の保護器官としての役割も果たしている。さらに骨は，カルシウムやリンの貯蔵庫として，ミネラル代謝にも必須である。また骨は，骨髄を内包し造血にも必要であり，線維芽細胞増殖因子23（FGF23）を産生し血中リン濃度を調節するという内分泌臓器としての機能も有している。これらの多様な作用を発揮するため，骨は環境に応じてその量や構造を変化させる臓器である。

▶ このため骨は，破骨細胞による骨吸収と，骨芽細胞による骨形成を繰り返している。これを，骨リモデリングと呼んでいる（図1）。破骨細胞は，造血幹細胞に由来する多核巨細胞で，プロトンとカテプシンKなどの蛋白分解酵素を分泌することにより，それぞれハイドロキシアパタイトと骨基質蛋白を分解する。

▶ 一方，骨形成を担う骨芽細胞は，間葉系幹細胞に由来する。さらに骨芽細胞が最終分化し，自ら産生する骨基質中に埋没したものが，骨細胞と考えられている。骨細胞は，骨中に約420億個存在すると考えられている非常に数の多い細胞である[1]。骨細胞は，骨への力学負荷の感知，Wnt系の阻害因子であるスクレロスチンやFGF23産生など，多くの機能を担っていることが明らかにされてきた。破骨細胞による骨吸収期間は約30日で，その後数カ月にわたり骨形成が行われるものと考えられている[2]。

228

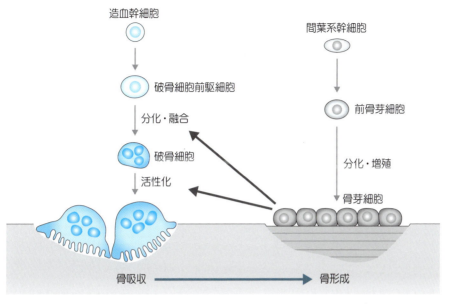

図1 骨リモデリング
破骨細胞は造血幹細胞に由来する多核巨細胞である。一方，骨芽細胞は間葉系幹細胞に由来する。通常の骨リモデリングでは，骨吸収の起こった部位に骨芽細胞が誘導され，吸収された量と同量の骨が形成される。

2 カップリングとその機序

- 通常の骨リモデリングでは，骨吸収の起こった部位に骨芽細胞が誘導され，吸収された量と同量の骨が形成される。したがって，骨リモデリングにより骨量は変化しない。これを，骨吸収と骨形成のカップリングと呼んでいる。このカップリングの詳細な機序は，いまだ不明である。ただしこれまでの検討により，骨に存在する細胞間には，緊密な機能連関が存在することが明らかにされている[3]。

- まず，骨芽細胞や骨細胞に発現するRANKLが，破骨細胞前駆細胞に発現するRANKに結合することにより，破骨細胞の形成や活性が促進される。また，破骨細胞による骨吸収に伴い，骨基質中に蓄積したtransforming growth factor-β（TGFβ）やIGFなどが遊離し，骨芽細胞の増殖や機能に影響する。さらに，破骨細胞が産生するsemaphorin 4Dが骨芽細胞に作用し骨形成を抑制することや，骨芽細胞が産生するsemaphorin 3Aが骨形成促進，骨吸収抑制作用を示すことも報告されている。これに加え骨細胞はスクレロスチンを産生することにより，骨形成を抑制する。また，リンパ球が産生する種々のサイトカインも，骨代謝に影響を及ぼす。これらの骨に存在する細胞間の機能連関により，カップリングが維持されるものと推定される。

3 骨粗鬆症の発症機序

▶骨量は，生後から成人期にかけてしだいに増加し，最大骨量（peak bone mass）に達する。その後，壮年期には骨量は維持されるものの，老年期にはしだいに減少する。

▶特に女性では，閉経期に急速な骨量減少が認められる（図2）。このため，最大骨量が低い場合，早期閉経により骨量低下が早く始まる場合，老年期の骨量減少の速度が速い場合には，骨粗鬆症発症リスクが高まることになる。

▶壮年期の骨量が維持されている時期には，骨吸収と骨形成のカップリングが維持されている。一方，骨量が減少する時期には，相対的に骨吸収量が骨形成量を上回っており，アンカップリングの状態にあることになる。ただし，カップリング機構の詳細が明らかではないことから，この骨量減少期におけるアンカップリングの機序にも不明な点が残されている。

▶閉経後骨粗鬆症の主要な原因は，エストロゲン欠乏である。エストロゲンは，骨代謝に関連する種々の細胞に対し，多様な作用を有している[4]。まず，エストロゲン欠乏により，骨髄細胞や骨芽細胞でのinterleukin-1（IL-1）やIL-6，tumor necrosis factor（TNF）などの骨吸収性サイトカイン産生が亢進する。これらのサイトカインは，破骨細胞形成や活性を促進することにより，骨吸収を亢進させる。またエストロゲン欠乏により，B細胞やT細胞上のRANKL発現が亢進する。さらにエストロゲンは，直接破骨細胞に作用し，アポトーシスを誘導するとの成績も報告されている[5]。これらの機序から，エストロゲン欠乏により骨吸収が亢進するものと考えられる。

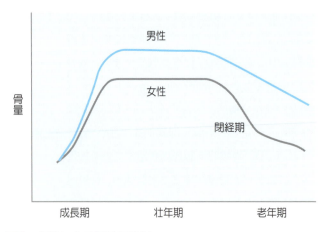

図2　年齢による骨量の変化

▶閉経後骨粗鬆症患者では，骨吸収とともに骨形成も亢進している。この骨形成の亢進は，骨吸収促進からのカップリングによるものと考えられる。一方，エストロゲンは直接骨芽細胞や骨細胞に作用し，骨形成に促進的に作用すると報告されている。またIL-1やTNFは，骨形成抑制作用を有することも報告されている。このためエストロゲン欠乏では，骨形成が通常のカップリング状態のように十分促進されず，骨量が減少する可能性が考えられる。

▶骨粗鬆症は，骨密度の減少とともに，骨質の劣化により骨強度が低下する疾患である。骨質は，骨微細構造や骨代謝回転などにより規定されるものと考えられている。エストロゲン欠乏による骨吸収の亢進により，海綿骨骨梁幅や数の減少，皮質骨の菲薄化などの骨微細構造変化が惹起される。さらにエストロゲン欠乏は，酸化ストレスの増加などによりコラーゲン架橋を劣化させ，骨強度を低下させる[6]。したがってエストロゲン欠乏により，骨量減少とともに骨質劣化が惹起され，骨粗鬆症が発症するものと考えられる。

文 献

1) Buenzli PR, et al：Bone. 2015；75：144-50.
2) Eriksen EF：Rev Endocr Metab Disord. 2010；11(4)：219-27.
3) Sims NA, et al：Bonekey Rep. 2014；3：481.
4) Weitzmann MN, et al：J Clin Invest. 2006；116(5)：1186-94.
5) Nakamura T, et al：Cell. 2007；130(5)：811-23.
6) Manolagas SC：Endocr Rev. 2010；31(3)：266-300.

福本誠二

10章 今さら聞けない骨粗鬆症の基礎

38 骨粗鬆症と骨折の疫学 ──日本の動向は？

Point

● 地域住民コホートROADベースライン調査参加者1,690人において，日本骨代謝学会骨粗鬆症診断基準を用いて骨粗鬆症(OP)の有病率(40歳以上)を求めたところ，腰椎では男性で3.4%，女性で19.2%，大腿骨頸部では男性で12.4%，女性で26.5%となった。

● ROADコホート参加者のうち，ベースライン調査時にはOPではなかったが，3年後の追跡調査時にOPの範疇に入ったOP発生者の割合は，腰椎では0.76%／年，大腿骨頸部では1.83%／年となった(OP診断はWHO基準)。

● ROADスタディによる10年後のOP有病率の推移をみると，最近の腰椎OPの有病率は10年前より有意に低下していることがわかった($p < 0.01$)。大腿骨頸部OPの有病率に有意差はなかった。腰椎または大腿骨頸部のOPをみると，女性の70歳以上の群で有意に低下していた($p < 0.01$)。

● ROADスタディ第3回調査(2012〜2013)において，山村・漁村在住の調査参加者1,544人の全脊椎側面単純X線写真から脊椎椎体骨折の有病率を推定したところ，Genantの半定量法によるGrade 1以上の脊椎椎体骨折(VF)有病率は総数で21.3%(男性25.9%，女性19.1%)となった。

● 過去30年，5年おきに実施された大腿骨頸部骨折全国調査の結果，最近の大腿骨頸部骨折の発生率は上昇傾向にないが，人口の高齢化を反映して大腿骨頸部骨折(HF)の発生者数は増え続けており，直近では1年間で19万人が新たにHFに罹患していることが明らかになった。

1 はじめに

▶骨粗鬆症(osteoporosis；OP)は，骨強度が低下することで骨折のリスクが高くなる骨の障害[1]と定義される疾患である。2019年の厚生労働省国民生活基礎調査[2]によれば，要介護になった理由の1位である認知症(17.6%)，2位の脳卒中(16.1%)，3位の高齢による衰弱(12.8%)に続いて，4位に骨折・転倒(12.5%)が入る。これからみても，高齢者の生活の質(QOL)の維持・増進や健康寿命の延

伸，医療費の低減のためには，骨折の原因疾患としてのOPの予防は喫緊の課題であることがわかる。

▶ OPの予防対策を立てるためには，まずOPの疫学的側面を知らなければならない。具体的には，今どのくらいの患者がいるのか（有病率）を明らかにする必要がある。さらに，追跡調査によりどのくらいの患者が発生するのか（発生率）が解明されれば，発生に影響する要因も明らかにすることができる。しかしながら，OPは症状がほとんどないまま緩徐に進行するという特徴があるため，骨折などによる有症状状態でなければ，医療機関での発見は難しい。したがって，OPの予防に必要な疫学指標を得るためには，一般住民の集団を設定して，集団全体の観察を行う必要があるが，そのような研究はまだ十分とは言えない。

▶ 筆者らは，わが国の運動器障害とそれによる運動障害や要介護の予防のために，OPを含む骨関節疾患の基本的疫学指標を明らかにし，その危険因子を同定することを主たる目的として，2005年より大規模住民コホートResearch on Osteoarthritis/osteoporosis Against Disability（ROAD）スタディを開始した[3, 4]。

▶ 本項ではROADスタディのデータ解析結果を用いてOPの有病率・発生率を推定する。さらに，わが国におけるOPによる骨折，特に大腿骨頸部骨折（hip fracture；HF），脊椎椎体骨折（vertebral fracture；VF）の疫学指標についての報告を引用し，わが国におけるOPの疫学指標の動向について述べる。

2　OPの有病率と有病者数

▶ ROADスタディでは，2005〜2007年に，都市型コホート（東京都），山村型コホート（和歌山県），漁村型コホート（和歌山県）の特性の異なる3地域コホートを設置し，3,040人（男性1,061人，女性1,979人，平均年齢70.3歳）の参加を得た（ベースライン調査）。

▶ ROADスタディのベースライン調査参加者の中から，腰椎および大腿骨頸部の骨密度を二重エネルギーX線吸収法（dual energy X-ray absorptiometry；DXA）にて測定した山村，漁村型コホート参加者1,690人（男性596人，女性1,094人，平均年齢65.2歳）を対象に，日本骨代謝学会骨粗鬆症診断基準を用いて骨粗鬆症の有病率（40歳以上）を求めたところ，腰椎では男性3.4％，女性19.2％，大腿骨頸部では男性12.4％，女性26.5％となった。

▶ OPの年代別有病率を**図1**[3]に示す。これを調査実施時の2005年度の年齢別人口構成に当てはめてわが国のOP有病者数（40歳以上）を推定すると，腰椎で診断し

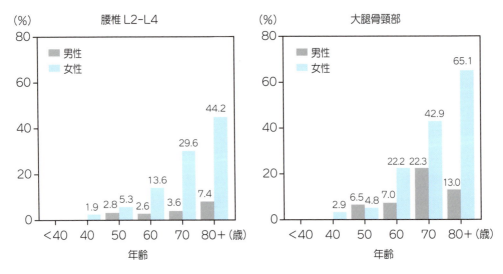

図1 OPの年代別有病率　　　　　　　　　　　　　　　　　　　　　　　　　　　　　（文献3より作成）

た場合は約640万人（男性80万人，女性560万人），大腿骨頸部では約1,070万人（男性260万人，女性810万人）と推計された[3]。これらの診断箇所をまとめて，腰椎か大腿骨頸部のいずれかでOPと判断されたものを「OPあり」とすると，その患者数は1,280万人（男性300万人，女性980万人）と推定された。

3　OPの累積発生率

▶ROADスタディでは，2008～2010年に3年目の追跡調査にあたる第2回調査を行い，初回調査参加者3,040人中2,485人の参加を得た（81.7％，平均年齢69.3歳，平均追跡期間3.3年）。

▶これらROADコホートのうち，骨密度を測定している和歌山県山村・漁村地域1,683人について，腰椎・大腿骨近位部の骨密度測定から，ベースライン調査時にはOPではなかったが，3年後の追跡調査時にWHO基準[5,6]に基づいてOPの範疇に入った者を「OP発生者」と定義した。3年間でのWHO基準による発生率は，腰椎では0.76％/年，大腿骨頸部では1.83％/年となり，3年間の追跡結果からの推定では，OPの累積発生率はそれほど高くはなかった[7]。

4 OPの有病率の推移

▶ ROADスタディでは，2005～2007年のベースライン調査から10年後の第4回調査（2015～2016年）において，ベースライン調査と同様に山村，漁村の住民を対象として，腰椎および大腿骨頸部の骨密度をDXAにて測定した。第4回調査におけるDXA検査への参加者は1,906人（男性637人，女性1,269人，平均年齢65.0歳）であった。第4回調査参加者の骨密度をWHO診断基準[5,6]を用いて評価し，OPの有病率を求めたところ，腰椎では男性1.4%，女性13.9%，大腿骨頸部では男性4.1%，女性18.3%となった。

▶ 第4回調査の結果を10年前のベースライン調査結果と比較し，OPがこの10年間で増えているのか減っているのかを検討した。ベースライン調査時のOP有病率（日本骨代謝学会診断基準使用）をWHO診断基準を用いて計算し直し，年代別に10年後の第4回調査結果と比較した（図2）[8]。この結果から，最近の腰椎OPの有病率は10年前より有意に低下していることがわかった（$p < 0.01$）。大腿骨頸部OPの有病率に有意差はなかった。腰椎または大腿骨頸部のOPをみると，女性の70歳以上の群で有意に低下していた（$p < 0.01$）[8]。ベースライン調査結果と同様に，第4回の調査から得られたOP有病率を日本骨代謝学会基準を用いて計算し直し，そこから得られた有病率を平成27年の国勢調査による年齢別人口構成に当てはめた結果，腰椎L2-4または大腿骨頸部で診断した場合のOPの有病者数は1,590万人（男性410万人，女性1,180万人）となった[8]。

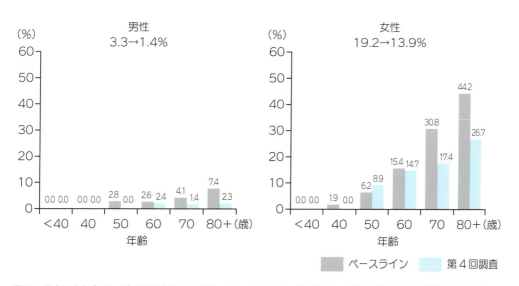

図2 骨粗鬆症（L2-4）の有病率の比較：ベースライン（2005～2006）と第4回調査（2015～2016）（WHO基準）

（文献8より改変）

5 脊椎椎体骨折(VF)の有病率

▶ VFはOPに関連する骨折の中では最も頻度が高いが、軽症あるいは無症状で経過することが多く、骨折の発生時点を把握するのが困難である。そこで、VFの実態を把握するためには、ある定義された集団(多くは地域住民)を設定し、集団に所属する者全員を対象として、脊椎の画像調査を行う必要がある。このようにVFの疫学調査は実施に困難が伴うため、わが国では地域住民を対象とした疫学調査の報告は少ない。筆者らはROADスタディ第3回調査(2012〜2013年)において、山村・漁村在住の調査参加者1,544人(男性506人、女性1,038人、平均年齢65.6歳)に全脊椎側面単純X線撮影を実施し、VFの有病率を推定した。VFの診断は1人の整形外科医がすべてのX線画像をGenantの半定量法[9]を用いて読影し、Grade 1を「mild VF」あり、Grade 2以上を「severe VFあり」とした。

▶ 図3[10]にGrade 1以上のVF有病率の性・年齢別分布を示す。VF(Grade 1以上)の有病率は総数で21.3%(男性25.9%、女性19.1%)となり、男性で有意に高かった($P<0.01$)。この有病率の性差はVFのGradeによって異なり、Grade 1のmild VFの有病率は男性21.2%、女性10.0%となり、男性で有意に高い($P<0.001$)が、Grade 2以上のsevere VFの有病率は男性4.7%、女性9.1%となり、女性で有意に高かった($P<0.01$)[10]。

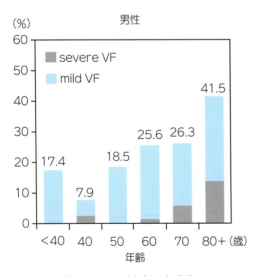 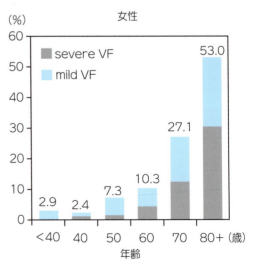

図3 VF(Grade 1以上)の有病率 (文献10より作成)

6 大腿骨頸部骨折（HF）の発生率

▶OPに関連する骨折の中で，寝たきりの原因となり高齢者のQOLを著しく阻害するHFは，社会的関心も強く，予防が急務な疾患である。HFの実態について，わが国では厚生省（当時）シルバーヘルスサイエンス研究老人性骨粗鬆症の予防および治療法に関する総合的研究班（1987年，班長：折茂 肇）により初めての全国調査が行われた後，1992，1997，2002，2007，2012，2017と5年ごとに30年にわたって同じ手法を用いた全国調査が実施されてきた。長期にわたり持続的に実施されてきた全国調査は，HFの発生率の推定のみならず，HFの長期トレンドを解明することにも成功した。**表1**[11]に1992～2017年の25年間におけるHF発生率の性・年代別分布を示す。直近の2017年の結果をみると，HFの発生率は70歳代，80歳代で低下傾向にあることがわかった。この1992～2017年の発生率

表1　10万人当たりのHFの推定発生率（1992～2017年）

カテゴリー	1992年	1997年	2002年	2007年	2012年	2017年	P value for trend
男性（年齢，歳）							
≦39	3.6	3.0	3.0	3.2	2.9	3.3	0.476
40～49	10.3	9.1	8.4	9.2	10.9	10.6	0.416
50～59	22.1	20.0	18.2	20.3	22.3	26.9	0.218
60～69	57.4	51.2	52.6	48.1	50.3	57.6	0.872
70～79	191.3	172.9	174.9	181.2	168.8	156.5	0.045
80～89	560.2	574.1	586.1	610.3	608.1	606.5	0.009
90＋	1,249.6	1,288.9	1,413.9	1,466.2	1,594.6	1,729.0	＜0.001
全年齢	30.8	33.8	40.8	51.1	61.0	73.6	＜0.001
年齢調整	25.6	24.0	24.3	25.1	25.2	26.1	0.340
女性（年齢，歳）							
≦39	1.6	1.3	1.2	1.5	1.4	1.2	0.390
40～49	6.1	6.0	5.8	7.0	7.3	7.6	0.017
50～59	28.2	23.9	24.1	29.5	31.3	36.7	0.068
60～69	96.9	90.7	91.1	81.1	86.6	94.9	0.562
70～79	443.2	408.5	410.7	397.1	367.1	315.5	0.005
80～89	1,396.0	1,477.9	1,561.0	1,571.4	1,510.3	1,392.1	0.909
90＋	2,646.6	2,810.4	3,155.2	3,135.8	3,232.5	3,181.5	0.022
全年齢	92.0	111.9	144.3	181.4	213.1	235.4	＜0.001
年齢調整	49.0	48.1	49.9	49.8	48.6	46.0	0.289

（文献11より改変）

に初回調査の1987年の結果も加えた[12]，HFの発生者数の推移を図4[11, 12]に示す．これをみると，発生率は上昇傾向にないとしても，人口の高齢化を反映してHFの発生者数は増え続けており，直近では1年間で約19万人が新たにHFに罹患していることが明らかになった．

▶この長期にわたる同手法での全国調査に加えて，近年，レセプト情報・特定健診等情報データベース（NDB）を用いたHFの発生率の推定結果も報告された[13]．これら2つの調査をみると，2012年において，2つの調査が同年に実施されている．そこで，これら方法の異なる2つの2012年におけるHF発生率調査の結果を性・年代別に図5[11, 13]に示した．これらによれば，90歳以上の高齢者になると，全国調査のほうがNDBを用いた推定よりも少し高めの数値が出る傾向があるよ

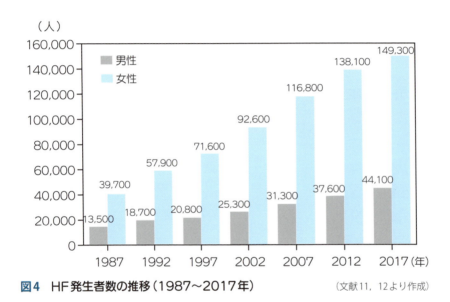

図4 HF発生者数の推移（1987〜2017年） （文献11，12より作成）

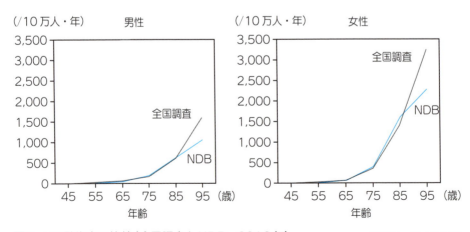

図5 HF発生率の比較（全国調査とNDB，2012年） （文献11，13より作成）

うだが，それ以下の年代ではほぼ2つの調査の発生率は重なっており，NDBを用いる方法は，今後のHF推定のための有力な方法のひとつだと言える。

7 おわりに

▶地域住民を対象とし，運動器疾患を主たる予防目的としたROADスタディの結果から，OPの有病率・累積発生率を推定し，VFの有病率についても述べた。さらに2つの異なるアプローチによるHFの発生率調査についても述べた。VFの発生の動向については，まだ結論に至るほど報告がそろっているとは言えないが，OPの有病率は高齢女性を中心として低下傾向にあること，HFも高齢者の発生率が低下してきていることがわかった。今後このような傾向を持続できれば，OPの発生者数，OPにより骨折に罹患する患者数は低下していく可能性が示唆される。既に海外では多くの国・地域においてHF発生率の低下傾向が報告されてきており[14]，わが国もそれに続いてOP，OPによる骨折を予防しうる社会の仲間入りができるかもしれない。そのような希望の持てる未来のためにも，検診スクリーニング方法の確立，服薬率の上昇，服薬維持率の改善，リスク要因の解明など，考えられるOP予防の課題を1つひとつ克服する継続的な努力が必要であると考える。

文 献

1) NIH Consensus Development Panel on Osteoporosis Prevention, Diagnosis, and Therapy : JAMA. 2001 ; 285(6) : 785-95.
2) 厚生労働省：2019年国民生活基礎調査の概況．統計表．(2024年12月閲覧)
   https://www.mhlw.go.jp/toukei/saikin/hw/k-tyosa/k-tyosa19/dl/06.pdf
3) Yoshimura N, et al : J Bone Miner Metab. 2009 ; 27(5) : 620-8.
4) Yoshimura N, et al : Int J Epidemiol. 2010 ; 39(4) : 988-95.
5) World Health Organ Tech Rep Ser. 1994 ; 843 : 1-129.
6) Kanis JA, et al : Osteoporos Int. 2013 ; 24(11) : 2763-4.
7) Yoshimura N, et al : Osteoporos Int. 2015 ; 26(1) : 151-61.
8) Yoshimura N, et al : J Bone Miner Metab. 2022 ; 40(5) : 829-38.
9) Genant HK, et al : J Bone Miner Res. 1993 ; 8(9) : 1137-48.
10) Horii C, et al : J Bone Miner Metab. 2019 ; 37(5) : 844-53.
11) Takusari E, et al : JBMR Plus. 2020 ; 5(2) : e10428.
12) Orimo H, et al : J Bone Miner Metab. 2000 ; 18(3) : 126-31.
13) Tamaki J, et al : Osteoporos Int. 2019 ; 30(5) : 975-83.
14) Cooper C, et al : Osteoporos Int. 2011 ; 22(5) : 1277-88.

吉村典子

10章　今さら聞けない骨粗鬆症の基礎

39 骨粗鬆症治療薬の「有効性」はどのように評価されているのか？

Point

- 骨粗鬆症治療の有効性は，薬剤（骨吸収抑制薬，骨形成促進薬）の特徴を理解した上で，経過中の骨折発生，骨量変化や骨代謝マーカーなどを含めて総合的に判定する。
- 治療経過の判定に用いる骨量や骨代謝マーカーは同一の条件で実施し，最小（少）有意変化をもとに評価する。

1　骨粗鬆症治療のエンドポイント

▶骨粗鬆症治療の目的は骨折を予防し，骨格の健康を保って生活機能と生活の質（QOL）を維持することである[1]。骨粗鬆症によって増大した骨折リスクを低下させ，健全な骨格を維持する目的を達成するには薬物治療が中心となる。骨粗鬆症の治療効果を検討するために用いるエンドポイントは骨折である。ただし，骨折自体，特に股関節骨折は発生率が低いため，股関節骨折をエンドポイントとした研究は大規模で長期的な観察を要し，莫大な費用がかかることになる。

▶このように，真のエンドポイントの発生が少ない場合，代わりに短期間で比較的容易に測定できるエンドポイントとして，代替エンドポイント（surrogate endpoint）を用いることがあり，骨粗鬆症分野では骨密度（bone mineral density；BMD）がこれにあたる。しかし歴史的にみると，骨粗鬆症治療薬として開発されたフッ素化合物は，BMDを大きく増加させたものの骨折抑制にはほとんど効果がなかった[2]経緯があり，第3相臨床試験では真のエンドポイントである骨折を評価した試験が求められる。

▶さらに，骨量と骨折発生抑制の関連について，これまで骨吸収抑制薬による骨量増加率と骨折抑制効果は必ずしも強い関連が認められないことが指摘されてきた[3]。このため，「骨粗鬆症の予防と治療ガイドライン2015年版」では有意な骨量増加を認めないからといって無効とは判断せず，骨代謝マーカーなども含めて総合的に判定することを推奨している[1]。

240

2 治療効果を判定するツール

1 骨量

▶ 骨量測定は骨粗鬆症の診断に限らず，治療効果の評価に広く用いられている。しかし，骨量測定は測定部位や方法，機種などいくつかの種類があり，治療効果の判定においては各測定法の特徴に留意する必要がある。たとえば，腰椎二重エネルギーX線吸収法（dual-energy X-ray absorptiometry；DXA）は圧迫骨折や高度変性，大動脈の石灰化の影響を受け，特に椎体骨折部は経時的に測定した場合，骨硬化とともにBMDが変化する可能性（図1）があり，評価が不適当と考えられる場合は，大腿骨近位部DXAを用いる必要がある。

▶ 骨量の経時的変化は骨量の再現性〔変動係数（coefficient of variation；CV）〕と実際の変化量を用いて有意性が評価される。つまり，CVに一定の値を掛けた値〔最小有意変化（least significant change；LSC）〕が経過観察における骨量変化の検出限界と考えられ，計算上，LSCはCVの2.8倍（95％の信頼水準）以上の変化をもって有意と判定される[1]。CVは装置や術者によって異なるため，各医療施設で独自に求めることが望ましいが，一般にDXAによる腰椎正面のCVは1〜2％，大腿骨近位部は1〜3％とされる[4]（表1）[1]。たとえば，腰椎DXAのCVが1.5％の場合，LSCは1.5％×2.8＝4.2％となり，骨量が4.2％以上変化した場合に有意とみな

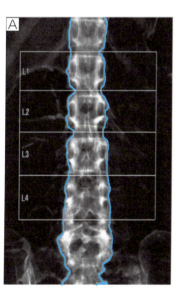
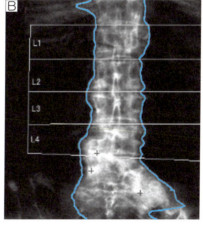

図1　腰椎DXAにおける変性の影響（自験例）
A：腰椎変性なし，B：腰椎変性あり
Bの症例は退行性変化の影響を受けるため，CVが増大しやすく，この場合，大腿骨近位部DXAの値を用いる。

表1　骨量測定法とCV

部位	測定方法	測定精度CV（%）
腰椎正面	DXA	1〜2
大腿骨近位部	DXA	1〜3
橈骨遠位1/3	DXA	〜1
全身骨	DXA	〜1
第二中手骨	MD	1〜2
踵骨	QUS（SOS）	0.1〜1
	QUS（BUA）	2〜5

MD：micro densitometry, QUS：quantitative ultrasound, SOS：speed of sound, BUA：broadband ultrasound attenuation

（文献1より作成）

せる（95%の信頼水準）。

▶ただし，骨量変化率には無治療の状態での加齢や閉経による減少率と，治療による増加効果が影響する。また，骨量の測定部位からみた治療による骨量変化の検出感度は，腰椎正面DXAや全大腿骨近位部が高い。橈骨遠位や踵骨超音波法の測定は，CVは小さい（**表1**）が，治療による変化率も小さいため，治療後の経過観察には不利である[1]。

▶文献上，骨粗鬆症治療反応（responder）と判断した基準として，薬剤使用1年時のベースラインからの腰椎BMD変化率＞3%とし，さらに骨代謝マーカーの変化と併せてresponderと判断した報告[5, 6]がある。

【治療効果の評価としての骨量測定のPOINT】

・腰椎・大腿骨近位部DXAを用いる。

・経過観察測定時は前回と同じ機種，測定モード，解析方法を用い，腰椎は変性や骨折部位を避け，大腿骨近位部は測定時のポジショニングを一致させる。

・骨量変化率とLSCをもとに評価する。

❷　骨代謝マーカー

▶骨代謝マーカーは骨粗鬆症治療薬の評価目的に用いられる。個々のマーカーで算出された最少有意変化（minimum significant change；MSC）を超える変化が認められると効果ありと判定でき，MSCを超える変化を示すかどうかが1つの基準となる[1]。ビスホスホネート，SERM（selective estrogen receptor modulator），テリパラチド（遺伝子組換え），デノスマブなど，治療効果が骨代謝マーカーで評価可能と考えられる薬物においては，尿・血液試料の採取時間が治療前後で同一であ

表2 薬物治療で骨代謝マーカーが有意な変化を示さないときに考えられる要因

1. 測定条件の変動, 検体採取に関連した原因
・治療開始時と測定時刻が異なっている
・長期にわたる測定のための誤差(季節変動, 患者の状態の変化など)
・測定間隔が短すぎた
・測定を依頼した検査センターが変更になった
2. 不十分なアドヒアランス
・食事とのタイミング(ビスホスホネート)
・服薬・注射方法の誤認
3. 続発性骨粗鬆症を惹起する他の疾患の合併
4. 最近発生した骨折が存在する

(文献1より作成)

るにもかかわらず両者の差がMSCに達しなかった場合, 薬物療法の効果はなかったと評価する。

▶一方, MSCに達しなかった場合, 薬効がなかったということ以外の原因(**表2**)[1]にも注意する。薬物治療で骨代謝マーカーが有意な変化を示さないときに注意すべき点として, 測定条件の変動(測定間隔が適切か, 測定を依頼した検査センターは同一か, など), 服薬状況の確認(ビスホスホネートの場合, 薬物と食事摂取のタイミングによって薬物吸収に影響がある), 腎機能障害(DPD, NTX, CTX, ucOCは腎機能障害の影響を受けやすいが, TRACP-5b, P1NP, BAPは腎機能の影響が少ない)を考慮する。また, 最近発生した骨折がある場合も骨代謝マーカーが変動することに留意する。

▶骨吸収抑制薬の投与後は, 骨吸収マーカーの変化から3カ月程遅れて骨形成マーカーの低下が起こる。このため, 投与後短期間での薬物治療の効果の評価には骨吸収マーカーが有用で, 投与後6カ月を超えると, 薬効評価ではBAPなどの骨形成マーカー測定が有用である。骨代謝マーカーの基準範囲の下限を下回る場合や骨代謝回転の過剰抑制が長期間にわたる場合は, 休薬や中止を考慮する(**図2**)[1]。

【治療効果の評価としての骨代謝マーカーのPOINT】

・治療開始前, 投与開始3～6カ月後に骨吸収マーカー, 骨形成マーカーを測定する。

・骨吸収抑制薬の場合, 骨吸収マーカーがMSCを超えて変化せず, 閉経前女性の基準値内に達しない場合, 薬剤変更も検討する。

・骨代謝マーカーの測定時刻, 腎機能, 服薬アドヒアランスを確認する。

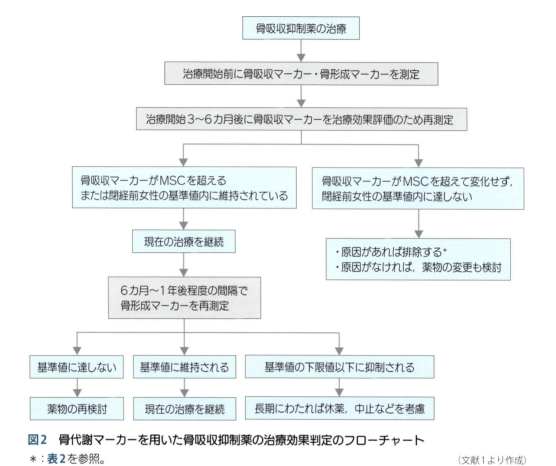

図2 骨代謝マーカーを用いた骨吸収抑制薬の治療効果判定のフローチャート
＊：**表2**を参照。 （文献1より作成）

3 骨折

▶治療経過中の新規骨折の有無にはX線評価を用い，特に脊椎圧迫骨折の評価には定量的評価法（QM）または半定量的評価法（SQ）を用いる。治療経過中に骨折を起こした場合，骨粗鬆症薬を変更するべきかについては統一した基準がない。特に治療導入後，1年以内の骨折や複数でない骨折発生は治療不応とみなさないのが一般的である[7]。また，骨粗鬆症治療は，主にQOLを障害する腰椎・大腿骨近位部骨折を抑制することが目的であり，手指や足趾，頭蓋骨などの骨折は脆弱性骨折ではなく，骨粗鬆症治療不応とはみなさない[8]。骨折の発生のみで治療薬の効果を判断するのではなく，骨量や骨代謝マーカーなどによる総合的な評価が必要とされる[1]。

4 CT/有限要素解析を用いた骨強度評価

- DXAを用いた通常の面積骨密度（areal BMD；aBMD）評価は，三次元構造物である骨組織を二次元平均値としてとらえるため，本来不均質であるはずの立体構造の骨の強度を完全に反映しているとは限らない。その限界を補うためにCT画像データと有限要素解析（finite element analysis；FEA）により，三次元的に骨強度を算出し，薬剤効果をとらえる方法がある。
- FEAはCTデータをもとに腰椎や大腿骨近位部の三次元構造物を有限個の要素にわけ，コンピュータ上で仮想的に荷重を与え，骨折の有無やひずみを評価する方法（図3）である。前述のような腰椎の骨棘や血管石灰化，大腿骨の回旋の影響を受けることがなく，再現性・正確性が良いことが特徴である[9,10]。

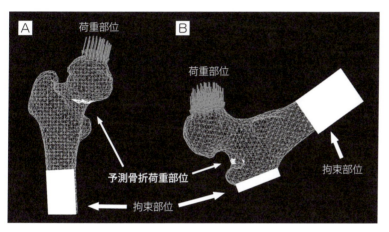

図3 CT/FEAによる骨折荷重部位予測（自験例）
A：大腿骨立位条件，B：大腿骨転倒条件
CTデータをもとに有限個の要素にわけて三次元構造物を構築し，コンピュータ上で仮想的に荷重を与え，予測骨折荷重を算出する。

5 その他，治療不応のリスク因子評価

- 治療不応のリスク因子を排除することも重要である。カルシウムとビタミンDの不足は骨粗鬆症治療薬による治療不応のリスク因子である[11]。
- 具体的には，25-ヒドロキシビタミンD〔25（OH）D〕の低値がないか確認する。25（OH）Dは原則として保険上1回のみの測定であるため，骨粗鬆症治療開始前に測定し，低値であれば補正する。
- 骨粗鬆症治療を効果的に実施するために適度な運動も重要な要素である。歩行など下肢の荷重運動・筋力訓練はBMD上昇や転倒予防に効果があるため，薬物治療の効果を高めるために，適切に実施するよう指導する。

3 骨粗鬆症治療に不応の例

▶骨粗鬆症治療の薬物治療に反応しなかった症例はnon-responderやtreatment failureとされる。Diez-Perezらは骨吸収抑制薬を変更するべき基準[8]として，下記を示した。

①2つ以上の脆弱性骨折発症（ただし，手指，足趾，頭蓋骨や足関節は脆弱性骨折としない）

②1箇所の脆弱性骨折を発症した場合，βCTXやPINPのベースラインからの上昇がある（治療中の有意な低下を伴わない），もしくはBMDの有意な低下がある。この場合のBMD低下とは，5％を超えた低下，もしくは腰椎／大腿骨近位部の少なくともどちらかが4％を超えて低下した場合を指す

③βCTXやPINPの有意な低下がないこと，かつBMDの有意な低下のいずれにも当てはまる

4 サロゲートマーカーとしての全股関節骨密度

▶BMDは骨粗鬆症のサロゲートマーカーとして再注目されている。9万人以上を対象とした23のランダム化比較試験をもとに複数の骨吸収抑制薬，骨形成促進薬のデータをメタ回帰分析したところ，投与24カ月時，全股関節BMDの変化率がプラセボより，椎体骨折は1.42％，股関節骨折は3.18％，非椎体骨折は2.1％，全骨折は1.83％上昇すると骨折が抑制された[12, 13]。

▶この結果から，DXAによる全股関節BMD変化率は椎体・股関節骨折抑制と強く相関しており，全股関節BMD測定が骨折発生のサロゲートマーカーとなり，閾値は骨折部位により異なることが示唆された[12~14]。

5 まとめ

▶本項では，原発性骨粗鬆症を中心に，骨粗鬆症治療の評価について概説した。骨粗鬆症治療薬は現在，多岐にわたり，治療薬の特徴を十分に把握する必要がある。骨粗鬆症は単一の疾患ではなく，病態が多様であるため，治療効果は患者の年齢や治療期間，併存疾患の有無を含めて総合的に判断する必要がある。

文 献

1) 骨粗鬆症の予防と治療ガイドライン2015年版. 骨粗鬆症の予防と治療ガイドライン作成委員会, 編. ライフサイエンス出版, 2015.

2) Riggs BL, et al：N Engl J Med. 1990；322(12)：802-9.

3) Cummings SR, et al：Am J Med. 2002；112(4)：281-9.

4) Genant HK, et al：J Bone Miner Res. 1996；11(6)：707-30.

5) Nakano T, et al：J Bone Miner Metab. 2016；34(6)：678-84.

6) Tsujimoto M, et al：Bone. 2011；48(4)：798-803.

7) Confavreux CB, et al：Joint Bone Spine. 2010；77(Suppl 2)：S128-32.

8) Diez-Perez A, et al：Osteoporos Int. 2012；23(12)：2769-74.

9) Imai K, et al：Osteoporos Int. 2009；20(5)：801-10.

10) Ono K, et al：J Bone Miner Metab. 2021；39(2)：270-7.

11) Carmel AS, et al：Osteoporos Int. 2012；23(10)：2479-87.

12) Black DM, et al：Lancet Diabetes Endocrinol. 2020；8(8)：672-82.

13) Eastell R, et al：J Bone Miner Res. 2022；37(1)：29-35.

14) Black DM, et al：Lancet Diabetes Endocrinol. 2024；12(6)：371-3.

大野久美子, 田中　栄

11章　治療薬を安全に使うためには？

40 歯科医師からビスホスホネートやデノスマブの休薬を求められたら？

Point

- ◉侵襲的歯科治療前にビスホスホネートやデノスマブを休薬することについては，推奨しないとされている。
- ◉抜歯などの侵襲的歯科治療を要する場合は，抜歯前後に抗菌薬を使用する。
- ◉侵襲的歯科治療時以降もデノスマブは継続し，ビスホスホネートについては緊密な医歯薬連携のもとで薬剤関連顎骨壊死（MRONJ）と骨折のリスクを勘案して決定する。
- ◉骨吸収抑制薬治療前および治療中は，歯科での定期的な口腔管理を行い，緊密な医科歯科連携をとることが，MRONJの予防にはきわめて重要である。

1 薬剤関連顎骨壊死（MRONJ）の病態と対応

① MRONJの診断・発生頻度

▶ビスホスホネートの投与を受けているがん患者，あるいは骨粗鬆症患者に，頻度は非常に低いが難治性の顎骨壊死（osteonecrosis of the jaw；ONJ）が発生することがあり，ビスホスホネート関連顎骨壊死（bisphosphonate-related ONJ；BRONJ）と呼ばれる。

▶デノスマブを投与中の患者にもBRONJと同様の顎骨壊死が発生することが判明し，両者を包括した骨吸収抑制薬関連ONJ（anti-resorptive agents-related ONJ；ARONJ）という名称が使われるようになった。また，骨吸収抑制薬以外にも血管新生阻害薬などがONJをきたすことが明らかとなり，これらも含め薬剤関連顎骨壊死（medication-related osteonecrosis of the jaw；MRONJ）と呼ばれる。

▶ARONJの病態と管理について，2016年に「顎骨壊死検討委員会ポジションペーパー」が公表され[1]，その後集積した新たなデータが加えられ「薬剤関連顎骨壊死の病態と管理」として2023年に改訂された[2]。

▶口腔内には多くの常在細菌が存在し，う蝕や歯周病などを介して炎症が波及しやすいことなどから，顎骨は他の骨と比較するときわめて感染しやすい環境にある。このことがMRONJの発生に関与するとされている。

248

表1　MRONJの診断基準

以下の3項目を満たした場合にMRONJと診断する。

1. ビスホスホネートやデノスマブ製剤による治療歴がある。
2. 8週間以上持続して，口腔・顎・顔面領域に骨露出を認める。または口腔内，あるいは口腔外から骨を触知できる瘻孔を8週間以上認める。
3. 原則として，顎骨への放射線照射歴がない。また顎骨病変が原発性がんや顎骨へのがん転移でない。

（文献2より作成）

▶**表1**の3項目を満たした場合，MRONJと診断する[2]。

▶ビスホスホネートの投与を受けている骨粗鬆症患者におけるONJの発生頻度は，0.001〜0.01％であり，一般人口集団にみられる発生頻度の0.001％未満よりごくわずかに高い程度と推定されている[3]。また，わが国では非薬剤性のONJの推定発生率が0.0004％であったのに対し，低用量（骨粗鬆症の治療用量）でのビスホスホネート投与患者におけるONJでは0.104％とする報告や[4]，骨吸収抑制薬未使用者のONJ発症率は5.1人／10万人・年のところ，低用量ビスホスホネート投与患者では，135.5人／10万人・年と推定されるとの報告がある[5]。

▶デノスマブ（60mgを6カ月に1回）の投与を受けている骨粗鬆症患者におけるONJの発生率は，0〜30.2人／10万人・年とされる[3]。また，デノスマブの大規模臨床試験のFREEDOM延長試験におけるONJの発生率は，52人／10万人・年と報告されている[6]。わが国における推定発生率は0.133％との報告や[4]，124.7人／10万人・年との報告がある[5]。

▶MRONJのリスク因子として，糖尿病やグルココルチコイドの投与などが関与する可能性が考えられている（**表2**）[2]。がん患者に対する高用量のビスホスホネートやデノスマブ投与によりMRONJのリスクは高まる。また，低用量，高用量とも長期投与によりリスクは増大する。

② ビスホスホネート・デノスマブ投与患者への対応に関する報告

▶侵襲的歯科治療前のビスホスホネートの休薬について，質の高いエビデンスは得られていないが，「顎骨壊死検討委員会ポジションペーパー2023」では「原則として抜歯時に骨吸収抑制薬を休薬しないことを提案する」としている[2]。したがって，治療前の徹底した感染予防処置を行った上で，ビスホスホネートの休薬は行わず侵襲的歯科治療を行う。「顎骨壊死検討委員会ポジションペーパー2016（および2023）」に記載された事項[1,2]を中心にまとめる。

　・日本骨粗鬆症学会が行った調査結果では，骨粗鬆症患者においてビスホスホネー

表2　MRONJ発症に関わるリスク因子

薬剤関連因子	・ビスホスホネートおよびデノスマブ（投与量：高用量＞低用量，累積投与量） ・抗スクレロスチン抗体製剤 ロモソズマブ ・抗悪性腫瘍薬：殺細胞性抗悪性腫瘍薬，血管新生阻害薬，チロシンキナーゼ阻害薬，mTOR阻害薬 ・グルココルチコイド ・免疫抑制薬：メトトレキサート，mTOR 阻害薬
局所因子	・歯周病，根尖病変，顎骨骨髄炎，インプラント周囲炎などの顎骨に発症する感染性疾患 ・侵襲的歯科治療（抜歯など） ・口腔衛生状態の不良 ・不適合義歯，過大な咬合力 ・好発部位：下顎（47〜73％），上顎（20〜22.5％），上下顎（4.5〜5.5％），その他下顎隆起，口蓋隆起，顎舌骨筋線の隆起の存在
全身因子	・糖尿病 ・自己免疫疾患（全身性エリテマトーデス，関節リウマチ，シェーグレン症候群） ・人工透析中の患者 ・骨系統疾患（骨軟化症，ビタミンD欠乏，骨パジェット病） ・貧血（Hb＜10g/dL） ・生活習慣：喫煙，飲酒，肥満
遺伝的要因	・*VEGF*遺伝子，*RBMS3*遺伝子，*SIRT1*遺伝子のSNPs

（顎骨壊死検討委員会：薬剤関連顎骨壊死の病態と管理：顎骨壊死検討委員会ポジションペーパー2023，p11 表3 MRONJ発症に関わるリスク因子より転載）

トを予防的に休薬してもONJ発生の減少は認められていない[7]。

- 日本での多施設研究において，抜歯前休薬によるBRONJの防止効果は認めない[8]。

- ビスホスホネートの休薬により骨粗鬆症患者での症状悪化，骨密度低下および骨折の発生が増加する[7, 9]。

- MRONJ発生は感染が引き金となっており，歯科治療前に感染予防を十分に行えばMRONJ発生は減少するとの結果が示されている[10]。したがって良好な口腔衛生状態を維持し，一般的な観血的歯科治療と同様の抗菌薬の適正使用を順守することが重要である[2]。

▶侵襲的歯科治療前のデノスマブの休薬については，デノスマブ休薬後に逐次治療としてビスホスホネートなどを投与しなかった場合，多発椎体骨折をきたす可能性がある。したがって，デノスマブについてもビスホスホネート同様，治療前の徹底した感染予防処置を行った上で，休薬は行わず侵襲的歯科治療を行う[2]。

▶侵襲的歯科治療時から術創が治癒するまでの間においても，「顎骨壊死検討委員会ポジションペーパー2023」では，低用量のビスホスホネートとデノスマブについては，休薬を前提としない侵襲的歯科治療を含むすべての治療の継続が望まれるとしている[2]。しかしながら，ビスホスホネートは特に長期投与例で非定型大腿骨骨折リスクの上昇を認めることから，休薬や他剤への変更が提案されている

こともあり，侵襲的歯科治療時以降については，緊密な医歯薬連携のもとMRONJのリスクと骨折のリスク評価を行い，他剤への変更など方針決定を行うこととしている[2]。

▶ MRONJが発生した場合について，「顎骨壊死検討委員会ポジションペーパー2023」では，現時点において賛否両論あるが，骨吸収抑制薬休薬を積極的に推奨する根拠もないとしている[2]。ビスホスホネートについては緊密な医歯薬連携のもとMRONJと骨折のリスク評価を行い，他剤への変更など方針決定を行う[2, 11]。テリパラチド製剤がMRONJの治療に好影響を与えるとの少数例での報告があるが，エビデンスとしては十分でないとされている[2]。

▶ ビスホスホネートとデノスマブ以外にロモソズマブでもMRONJ発生の報告があり，注意を要する。これら以外の既存の骨粗鬆症治療薬は，MRONJをきたさない。

❸ 侵襲的歯科治療と骨吸収抑制薬の開始・再開のタイミング

▶ 侵襲的歯科治療後に骨吸収抑制薬を開始する場合，あるいは侵襲的歯科治療後に休薬，代替薬へ変更した場合，骨吸収抑制薬は，術創部の上皮化がほぼ終了する2週間を待って術部に感染がないことを確認した上で投与を開始あるいは再開するとされている[2]。MRONJのリスクが高い例では4週間後との報告もあり[12]，侵襲的歯科治療部位の治癒を確認できた時点で連絡頂くよう，歯科医に依頼する。

▶ 侵襲的歯科治療が予定手術の場合，デノスマブの血中濃度の推移，抜歯後の骨の治癒過程を鑑み，デノスマブ最終投与4カ月後頃に侵襲的歯科治療を行い，予定通り6カ月後にデノスマブ投与を行うことが治療面で良い結果が得られる可能性があると提案している[2, 13]。

症例をもとに考えてみよう！

症例 78歳女性

- 1年2カ月前から骨粗鬆症に対しデノスマブの投与を行っている（**表3**）。歯科医師から歯科治療を要するとの連絡があった。1年2カ月前と8カ月前，および2カ月前にデノスマブを投与し，現在も沈降炭酸カルシウム/コレカルシフェロール/炭酸マグネシウムの投与を継続している。左橈骨，および第12胸椎と第1腰椎に脆弱性骨折歴を有する。椎体骨折の半定量的評価法（SQ法）にて，第12胸椎にはグレード1，第1腰椎にはグレード2の椎体骨折を認めた。

表3　骨粗鬆症治療開始前および歯科治療必要時の検査結果

骨粗鬆症治療開始前

骨密度		
正常：YAM 80％以上 　　　あるいは 　　　Tスコア − 1.0以上		
腰椎	YAM	60％
	Tスコア	− 3.3
大腿骨頸部	YAM	58％
	Tスコア	− 3.1

骨代謝マーカー	
P1NP	**77.2 ng/mL**〔16.8〜70.1〕
TRACP-5b	**548 mU/dL**〔120〜420〕

歯科治療必要時

骨密度		
正常：YAM 80％以上 　　　あるいは 　　　Tスコア − 1.0以上		
腰椎	YAM	69％
	Tスコア	− 2.8
大腿骨頸部	YAM	64％
	Tスコア	− 2.6

骨代謝マーカー	
P1NP	18.0 ng/mL
TRACP-5b	233 mU/dL

〔　〕内は基準値
青太字：基準値より低値
黒太字：基準値より高値

対応

- 抜歯を含めた侵襲的歯科治療を要する状況であるとのことであった。侵襲的歯科治療前後の抗菌薬投与を確認し，歯科治療の開始を依頼した。脆弱性骨折歴を有し，椎体骨折はグレード2と中等度の骨折を含む多発椎体骨折を有し，骨密度も著明低値であることから骨折リスクが高く，デノスマブによる治療効果も得られていることから，デノスマブの投与を継続した。術創部の治癒を歯科医に確認し，デノスマブ開始2年後の4回目の投与を歯科治療の4カ月後に予定通り行った。現在も歯科通院を継続し，定期的な口腔管理を受けている。

▶医科歯科連携による定期的な口腔内衛生管理対策を行ったドイツやカナダ，スウェーデンではMRONJの発生率の顕著な低下を認めている。MRONJの診断と管理に関する国際的なコンセンサスにおいて，ARONJ予防のために推奨されている事項を**表4**に示す。

表4　ARONJ予防のための推奨事項

- ・骨吸収抑制薬治療を開始する前に，抜歯等の侵襲的歯科治療を終了しておく
- ・抜歯等の侵襲的歯科治療前後に抗菌薬を使用する
- ・抜歯後の創傷部の適切な縫合
- ・定期的な口腔内診査による口腔内衛生管理

▶MRONJの予防のためには，骨吸収抑制薬治療を開始する前に歯科を受診して口腔管理を行い，侵襲的歯科治療は骨吸収抑制薬治療開始の2週間前までに終えておくことが望ましい[2]。

▶骨吸収抑制薬治療中も，歯科での定期的な口腔管理を行い，緊密な医科歯科連携をとることが，MRONJの予防にはきわめて重要である。

文 献

1) 顎骨壊死検討委員会：骨吸収抑制薬関連顎骨壊死の病態と管理：顎骨壊死検討委員会ポジションペーパー2016. 2016.

2) 顎骨壊死検討委員会：薬剤関連顎骨壊死の病態と管理：顎骨壊死検討委員会ポジションペーパー2023. 2023.（2024年12月閲覧）
https://www.jsoms.or.jp/medical/pdf/2023/0217_1.pdf

3) Khan AA, et al：J Bone Miner Res. 2015；30(1)：3-23.

4) 藤盛真樹, 他：日口外誌. 2021；67(10)：571-83.

5) Kunihara T, et al：Osteoporos Int. 2023；34(6)：1101-9.

6) Watts NB, et al：J Clin Endocrinol Metab. 2019；104(6)：2443-52.

7) Taguchi A, et al：Curr Med Res Opin. 2016；32(7)：1261-8.

8) Hasegawa T, et al：Osteoporos Int. 2017；28(8)：2465-73.

9) Mignot MA, et al：Osteoporos Int. 2017；28(12)：3431-8.

10) Mücke T, et al：J Craniomaxillofac Surg. 2016；44(10)：1689-93.

11) 厚生労働省：重篤副作用疾患別対応マニュアル 骨吸収抑制薬に関連する顎骨壊死・顎骨骨髄炎（平成30年6月改定）.（2024年12月閲覧）
https://www.mhlw.go.jp/topics/2006/11/dl/tp1122-1l13.pdf

12) Anastasilakis AD, et al：J Clin Endocrinol Metab. 2022；107(5)：1441-60.

13) Ruggiero SL, et al：J Oral Maxillofac Surg. 2022；80(5)：920-43.

山内美香

11章　治療薬を安全に使うためには？

41 非定型大腿骨骨折の予防はどうする？

Point

◉骨粗鬆症治療の第一選択薬ビスホスホネート（BP）製剤は椎体骨折や非椎体骨折を抑制できる優れた薬剤であるが，骨密度の増加や脆弱性骨折の抑制を目標とした骨粗鬆症治療ではその使用が長期に及ぶことが多く，これに伴い，非定型大腿骨骨折（AFFs）の発生が増加する可能性が示唆されてきた。

◉最近では，デノスマブやロモソズマブの使用によるAFFs発生も報告があり，BP製剤特有の合併症ではないことが明らかとなっている。

◉AFFsの頻度はきわめて低いが，発生した際の治療に難渋することも知られている。

◉AFFsの確実な予防方法は存在しないが，前駆症状を確実にとらえることで，AFFsを発見できる可能性がある。

1 骨粗鬆症治療と非定型大腿骨骨折（AFFs）

▶2005年，OdvinaらがBP製剤と非定型大腿骨骨折（atypical femoral fractures；AFFs）との関連性を初めて示唆した[1]。BP製剤のひとつであるアレンドロン酸投与中に，脆弱性骨折とは異なる特徴を持つ骨折が生じ，さらに遷延治癒や偽関節を生じ，組織学的には骨代謝回転が過度に抑制されていたというものである。それ以来，様々な視点からAFFsに関する研究が行われてきた。

▶米国骨代謝学会が2010年にAFFsに関するタスクフォースレポートを発表し，さらに2014年にその改訂版が発表された。このタスクフォースレポートでは，単純X線所見をもとにしたAFFsの定義を示している（**表1**）[2]。典型的なAFFsの単純X線写真を示す（**図1**）。

▶AFFsの診断に重要な項目の第一は，骨折部位が小転子遠位部直下から顆上部直上までという発生部位の限定が存在することである。その上で，主要項目（major features）の5項目中4項目を満たさなければならない。副次項目（minor features）は，AFFsに伴うことがある事項であり必須ではないが，AFFsを疑う上で特徴的な所見として重要である。

▶副次項目に「大腿骨骨幹部骨皮質の全般的な増加」という項目があるが，これは

254

表1 非定型大腿骨骨折（AFFs）の定義

AFFsの定義を満たすには，骨折部位が小転子遠位部直下から大腿骨顆上でなければならない。さらに，下記主要項目の中の4項目を満たさなければならない。一方で，副次項目は必須ではなく，AFFsに伴うことがある項目である。

主要項目* （major features）	1. 発生機転：外傷なし，もしくは軽微な外傷（立位の高さからの転倒） 2. 骨折線：外側骨皮質に端を発し横骨折を示す。大腿骨内側に骨折線が抜ける斜骨折となることがある 3. 骨折型：両側骨皮質を貫通する完全骨折（内側スパイクを伴うことがある）。もしくは不完全骨折の場合は外側のみ 4. 骨折型：非粉砕骨折，もしくは粉砕があってもごくわずか 5. 骨折部外側骨皮質の外骨膜もしくは内骨膜の限局性骨膜肥厚〔「くちばし状（beaking）」もしくは「フレア状（flaring）」〕
副次項目 （minor features）	・大腿骨骨幹部骨皮質の全般的な増加 ・片側性もしくは両側性の前駆症状：鼠径部痛や大腿部のだるさ，鈍痛 ・両側性の大腿骨骨幹部不全もしくは完全骨折 ・骨折遷延治癒

＊除外：大腿骨頸部骨折，転子部骨折，転子下部まで及ぶ転子間螺旋骨折，インプラント周囲骨折，原発性もしくは転移性骨腫瘍そして分類不能な骨疾患（パジェット病，線維性骨異形成症など）に伴う病的骨折。

（文献2より改変）

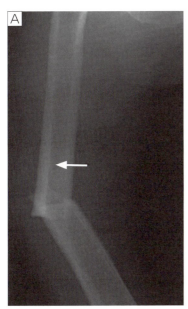 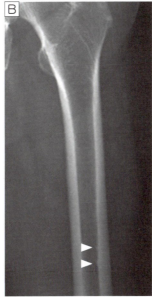

図1 非定型大腿骨骨折（AFFs）の単純X線写真

A：AFF完全骨折の症例
大腿骨骨幹部の両側骨皮質を貫通する完全骨折で，骨折型は横骨折で粉砕はほとんど認めない。骨折部外側骨皮質の内骨膜の限局性骨膜肥厚「くちばし状（beaking）」を認める（矢印）。
B：AFF不完全骨折の症例
大腿骨骨幹部外側骨皮質の内骨膜の限局性骨膜肥厚「くちばし状（beaking）」を認める（矢頭）。

2010年のタスクフォースレポートでは，主要項目として取り入れられていた事項である。しかしその後，大腿骨骨幹部骨皮質幅は，AFFs例で特に肥厚していることはなく，むしろ加齢とともに減少することが明らかとなり，改訂版では副次項目となった。さらにNiimiらが，BPを5年以上使用した患者と使用していない対照群の大腿骨骨幹部の骨皮質幅を計測比較したところ，両群間に統計学的な有意差は認められなかったとし，BP製剤により，大腿骨骨幹部の骨皮質の全体的な増加が引き起こされる可能性が低いことを報告した[3]。そして，2010年のタスクフォースレポート[4]では，AFFsの発症にBP製剤，ステロイド，プロトンポンプ阻害薬（PPI）の内服歴があることを特徴のひとつに挙げていたが，改訂版ではBP製剤など薬剤使用歴とAFFsの因果関係についての項目は除外された。これは，BP製剤とAFFsの関連を否定したわけではない。

▶ AFFsの病態はいまだに不明な点が多く，その病態解明に至っていない。しかし，単純X線像と臨床症状の所見からは，骨粗鬆症患者に発生する脆弱性骨折とは根本的に異なる骨折であることは明らかである。つまり，①下肢疲労骨折との共通性，②骨材質特性に対する骨リモデリングの影響，③疲労骨折の治癒過程に対する骨リモデリングの影響，④下肢アライメントとの関連，といった視点から研究成果を加味すると，AFFsは疲労骨折としてとらえるべきであるという方向性は支持されていると言えよう。

2 AFFsのリスク

▶ AFFsの発生の機序はいまだ不明な点が多いが，少しずつAFFsの発生リスクに関する報告が蓄積されてきている。AFFsはBP製剤の5年以上の長期使用例で発生する傾向にあり，BP製剤の使用中止でその発生頻度が低下する。よって，安易なBP製剤の長期使用は避けるべきと考えられる。また，BP製剤の非使用での発生例もあり，AFFsがBP製剤特有の合併症でないということも事実である。さらに，デノスマブやロモソズマブの使用例でのAFFsの発生報告もあり，BP製剤に特有というよりも，骨吸収抑制薬と何らかの関連があると言えそうである。

▶ またAFFs発生について，大腿骨の弯曲が対照群と比較して強い[5]という報告や，発生頻度が人種により異なり，アジア人に発生頻度が高いという報告がある[6]。また，AFFsは大腿骨小転子から大腿骨顆上部まで様々な箇所で発生するが，大腿骨転子下骨折例と骨幹部骨折例では特徴が異なることが報告されている[7]。

▶ 大腿骨転子下骨折例では，膠原病が基礎疾患として存在し，ステロイド内服のた

め，BP製剤を内服している傾向があり，骨幹部骨折例では一般的な閉経後骨粗鬆症例が多くを占める傾向にある。またAFFsは両側発生の報告があるが，この両側発生例では骨折高位が一致しており，立位下肢全長を撮影した単純X線像で評価した大腿脛骨角（femoro-tibial angle；FTA）と相関する[8]。

▶上記のように，大腿骨の弯曲や下肢アライメントなどに伴う大腿骨への応力分布がAFFsの発生に関連している可能性や，アジア人に多いとの報告があることから，欧米を中心としたデータのみならず，わが国をはじめとした東洋人でのデータの蓄積と解析が待たれるところである。

3　BP製剤とAFFsの発生頻度

▶BP製剤とAFFsに関連性があることが指摘されつつも，AFFsの発生に関する解析が進まない要因のひとつに，AFFsの発生頻度がきわめて低いことが挙げられる。その発生頻度は，BP製剤使用患者10万人・年当たり3.2〜50例と稀である[9]。

▶また，Blackらは，BPで3年間骨粗鬆症治療をした際の，1つの脆弱性骨折を防ぐために必要な患者数（number needed to treat；NNT）とAFFsの発生数を比較すると，BP製剤による骨折抑制効果は，AFFsの発生確率を優に上回ることを報告している（表2）[10]。したがって，AFFsを危惧するがゆえにBP製剤による骨粗鬆症治療をためらうことは，理にかなわないと言える。

4　AFFsを生じたら

▶AFFsの前駆症状として，半数以上の患者に鼠径部痛と大腿部痛が認められており，BP製剤をはじめとした骨吸収抑制薬を使用している患者に，この症状の有無を問診することは重要である。疑わしい症状がある場合には単純X線撮影を行う。皮質骨の肥厚などのAFFsを疑う所見を認めた場合には，MRIやCT，骨シンチグラフィーなど追加検査を行う。また，AFFsは両側性の骨折を生じる可能性があることから，片側でAFFが起きた場合には，反対側の症状を確認，単純X線撮影の追加を検討する。

▶AFFsの診断となった際は骨吸収抑制薬の使用を中止し，十分量のCaとビタミンDの補充を行う。完全骨折の場合は大腿骨顆上部まで到達する髄内釘による骨接合術が推奨される。疼痛を伴う不完全骨折の場合は予防的髄内釘固定が推奨されて

257

表2　ビスホスホネート（BP）製剤による脆弱性骨折予防のためのNNTとAFFsの発生頻度

［A］事象	治療必要数（3年） (number needed to treat)	1,000患者の3年間の 治療当たりの骨折防止数
非椎体骨折	35	29
大腿骨近位部骨折	90	11
椎体骨折（形態学的）	14	71
脆弱性骨折		100

［B］仮定する相対危険度 (relative risks)	害必要数（3年） (number needed to harm)	1,000患者の3年間の治療当たりの AFFs発生数（推定）
1.2	43,300	0.02
1.7	12,400	0.08
2.4	6,200	0.16
11.8	800	1.25

BP製剤にて3年間治療をした際の，［A］1個の脆弱性骨折を防ぐための患者数（number needed to treat；NNT）と［B］AFFs推定発生数。

（文献10より改変）

いる。疼痛がわずか，もしくは疼痛がない不完全骨折の場合，補助具を利用した荷重制限による保存療法を行う。

▶しかし，2〜3カ月の保存療法を行っても，症状や単純X線所見の改善が認められなければ，完全骨折へ移行する可能性が高いため，予防的髄内釘固定が推奨されている。さらに，疼痛を伴わない不完全骨折例や骨膜肥厚があるが骨皮質の骨透亮像がない例では，荷重制限を継続し，MRIで骨髄浮腫がみられなくなるまで，もしくは骨シンチグラフィーで活性亢進がなくなるまで活動制限を継続すべきとしている。

▶近年AFFsに対して，骨形成促進効果のあるテリパラチドの使用報告が散見されるが，無作為プラセボ対照試験が実施されていないため，その効果は確定的ではない。しかし，テリパラチドの使用はAFFsの骨癒合を促進したという報告が多いのも事実であり，保存療法で骨癒合が得られそうにない症例では検討に値するが，現時点では骨吸収抑制薬の中止の推奨にとどめ，テリパラチドによる治療が骨折治療と関連するかもしれないという記述にとどめることとする。また，AFFsは両側発生例があるため，必ず対側の評価も十分に行う必要がある（**図2**）[11]。

▶AFFsの発生を確実に予防する方法は存在しない。しかし，鼠径部痛や大腿部痛などの前駆症状を確実にとらえることで，片側性の不全骨折の段階でAFFsを発見できる可能性があり，さらに対側も精査することで反対側の発生予防策を講じることは可能である。

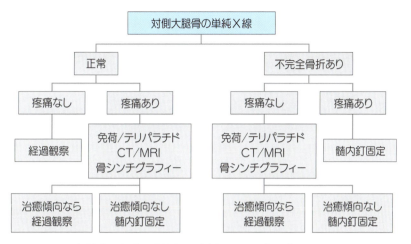

図2　AFFsを発症した際の対側への対応のアルゴリズム
ただし，AFFsに対するテリパラチドの効果のエビデンスはなし。（文献11より改変）

5 おわりに

▶AFFsの発生頻度はきわめて低い。そして，AFFsの確実な予防方法は存在しない。AFFsを発生した際には，適切に診断し治療を行うことが大切である。

▶AFFsとBP製剤の長期使用の関連が謳われてきたが，BP製剤のみならずデノスマブやロモソズマブでもAFFsの報告があり，またステロイド使用とAFFsも関連を持つ。AFFsはBP製剤特有の合併症ではない。

▶骨粗鬆症の治療にBP製剤をはじめとした骨吸収抑制薬の使用は欠かせない。AFFs発生リスクと，骨吸収抑制薬の脆弱性骨折抑制効果を理解し，広い視野で骨粗鬆症治療にあたることが大切である。

文献

1) Odvina CV, et al：J Clin Endocrinol Metab. 2005；90(3)：1294-301.
2) Shane E, et al：J Bone Miner Res. 2014；29(1)：1-23.
3) Niimi R, et al：J Bone Miner Res. 2015；30(2)：225-31.
4) Shane E, et al：J Bone Miner Res. 2010；25(11)：2267-94.
5) Sasaki S, et al：J Bone Miner Metab. 2012；30(5)：561-7.
6) Lo JC, et al：Bone. 2012；51(1)：181-4.
7) Saita Y, et al：J Bone Miner Metab. 2015；33(3)：311-8.
8) Saita Y, et al：Bone. 2014；66：105-10.
9) 須藤啓広：骨粗鬆症治療. 2015；14(2)：111-5.
10) Black DM, et al：N Engl J Med. 2016；374(3)：254-62.
11) Im GI, et al：J Bone Metab. 2015；22(1)：1-8.

木下真由子，石島旨章

11章　治療薬を安全に使うためには？

42 活性型ビタミンD₃製剤を処方するときの注意点は？──いまだに侮れない高カルシウム血症と急性腎障害

Point

● 活性型ビタミンD₃製剤は，単独投与時でも高カルシウム血症，高カルシウム尿症に注意が必要である。

● 血清Ca値は必ずアルブミン（Alb）補正をして評価を行う。

● 高カルシウム血症をきたす基礎疾患や病態を有する患者に対する活性型ビタミンD₃製剤投与は慎重に判断する。

● 骨粗鬆症に対しては，基本的に活性型ビタミンD₃とカルシウム製剤の併用は行わない。

症例をもとに考えてみよう！

症例1　75歳女性

- 骨粗鬆症に対してアルファカルシドール1μg／日の投与を受けていた。数日前より上気道炎症状と発熱があり，近医でNSAIDsの投与を受けた。昨日より食事摂取量の低下がみられ，本日より意識障害が出現し，紹介受診した。表1に受診時の検査結果を示す。

表1　症例1の受診時血液生化学およびホルモン検査

	1カ月前	本日	基準値
Alb	3.5 g/dL	2.8 g/dL	3.8〜5.3
尿酸	4.7 mg/dL	7.7 mg/dL	2.4〜5.8
BUN	11 mg/dL	38 mg/dL	8〜20
Cr	0.8 mg/dL	1.5 mg/dL	0.4〜0.8
Ca	9.5 mg/dL	11.5 mg/dL	8.5〜10.2
intact PTH	62 pg/mL		10〜65

青太字：基準値より低値
黒太字：基準値より高値

病態

- 1カ月前のintact PTH，血清補正Caはいずれも正常上限であり，基礎に原発性副甲状腺機能亢進症があった可能性がある。ここに感染および食事摂取不良による脱水とNSAIDsによる腎障害などが加わり，Crの上昇および高カルシウム血症をきたした。紹介受診時の血清補正Caは12.7mg/dLと著明に上昇しており，意識障害も出現してきているので，直ちにアルファカルシドールを中止し，補液やループ利尿薬投与により血清Caの正常化を図る必要がある。

▶ 活性型ビタミンD₃製剤投与は，高カルシウム血症をきたしうる基礎疾患を有さない患者においても，感染や脱水を契機として高カルシウム血症をきたすことがある。特に高齢者では高カルシウム血症のリスクが高いことを認識し，定期的な血清Caの測定が必要である。

▶ 血清Ca濃度は，血清Albが4g/dL未満の場合は，次の式で補正する。

補正Ca値（mg/dL）＝実測総Ca値（mg/dL）＋［4－血清Alb値（g/dL）］

▶ 本症例では上気道炎発症前より血清Ca値は正常上限であることに留意する。

▶ 通常，血清補正Ca濃度が12mg/dL程度までなら無症状である。それ以上になると易疲労感や尿濃縮力低下に伴う多尿，腸管運動低下に基づく便秘や食欲不振などが高頻度にみられる。血清補正Ca濃度が14mg/dLを超えると中枢神経症状がみられることが多い。**表2**に高カルシウム血症でみられる症候をまとめた。

▶ 高カルシウム血症がみられた場合には，活性型ビタミンD₃製剤など血清Ca上昇を起こしうる薬剤をいったん中止し，補液を行うなど適切な処置が必要である。**表3**に高カルシウム血症への対処方法をまとめた。

▶ がんの骨転移や副甲状腺機能亢進症などが基礎にあった場合，高カルシウム血症が進行すると尿濃縮低下から脱水の進行および腎障害が悪化し，これらがさらに血中Ca濃度を上昇させるといった悪循環が形成される（**図1**）。

表2 高カルシウム血症の症候（長期的な高カルシウム血症による症状を含む）

一般症状	食思不振，易疲労感，倦怠
中枢神経症状	情緒不安定，記憶障害，傾眠，昏迷，昏睡
循環器系	高血圧，心電図上のQTc短縮，不整脈，ジギタリス中毒の誘発
消化器系	便秘，消化性潰瘍，膵炎
腎泌尿器系	多飲・多尿，腎機能障害，腎石灰化，尿路結石
筋骨格系	近位筋筋力低下，偽痛風
その他	皮膚瘙痒感（皮下石灰化による），角膜石灰化

表3 高カルシウム血症への対処方法

1. 活性型ビタミンD₃製剤やPTH製剤など高カルシウム血症をきたす薬剤の休止
2. サイアザイド製剤や高Ca食，不動など，血清Caを上昇させる因子の除去
3. 高カルシウム血症による症状の有無，血清Caの上昇程度や病状進展の速さによって以下の治療を追加する
   - 生理食塩水の補液：脱水の補正とCa利尿の促進
   - ループ利尿薬の静注：Ca利尿の促進と補液による心負荷の軽減
   - カルシトニン製剤の投与：骨吸収の抑制。効果持続は48時間程度
   - 静注ビスホスホネート製剤：骨吸収の抑制がカルシトニンより強力。保険適用は悪性腫瘍による高カルシウム血症で，高カルシウム血症のみでは不可
   - ステロイド投与：ビタミンDへの拮抗作用

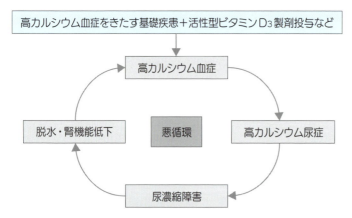

図1 高カルシウム血症進展の病態
腎機能が維持され尿中Ca排泄が保たれている間は，高カルシウム血症は軽度にとどまる。しかし，高カルシウム血症，高カルシウム尿症が尿濃縮障害を引き起こすと，脱水・腎機能低下のためにさらなる血清Ca値の上昇がもたらされる。このような悪循環が形成されると，高カルシウム血症が急速に悪化する可能性がある。

▶悪性腫瘍を有する患者，原発性副甲状腺機能亢進症，腎機能障害患者，不動（長期臥床）など，血清Caが上昇しやすい病態を有する患者に対しての活性型ビタミンD₃製剤の投与は慎重に判断する。

症例2　60歳男性

- 膠原病に対してプレドニゾロンの投与と，グルココルチコイド誘発性骨粗鬆症の予防として活性型ビタミンD₃製剤の投与を5年以上にわたり受けていた。1年前に左背部痛と血尿がみられ，他医で尿路結石と診断されている。今回，強い右背部痛が出現したため，緊急受診した。39℃の発熱と嘔吐あり。右肋骨脊柱角叩打痛を認める。検査所見は**表4**のとおり。

表4 症例2の受診時検査所見

検尿，尿化学		血液生化学		基準値
潜血	(3+)	BUN	**23 mg/dL**	8〜20
蛋白	(±)	Cr	0.9 mg/dL	0.6〜1.1
糖	(−)	Alb	4.3 g/dL	3.8〜5.3
WBC	**100/視野**	Ca	9.8 mg/dL	8.5〜10.2
Ca	**30 mg/dL**			
Cr	**50 mg/dL**			

黒太字：基準値より高値

病態

- 長期にわたるステロイドおよび活性型ビタミンD_3製剤投与により，尿中Ca排泄増加からカルシウム結石が形成され，結石による尿路閉塞および腎盂炎をきたしたと考えられる。腹部単純CTにて右側優位の両側水腎症と左腎石灰化を認めた(図2)。スポット尿のCa/Cr比からはビタミンD製剤およびプレドニゾロンによると考えられる尿中Ca排泄の増加が認められる。

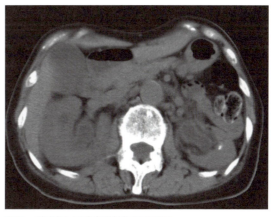

図2 症例2の腹部単純CT所見

▶活性型ビタミンD_3製剤は，腸管からのCa吸収のみならず，尿中Ca排泄も増加させるので，投与中はスポットで尿Ca(mg/dL)/尿Cr(mg/dL)を測定し，これが0.3を超えないよう投与量の調節や飲水の指示を行う必要がある。

▶ステロイド投与中や不動(長期臥床)においては尿中Ca排泄が増加することが知られており，このような患者に対する活性型ビタミンD_3製剤の投与では特に尿路結石予防の配慮が必要である。

▶高カルシウム血症や高カルシウム尿症のリスクが高まるため，基本的には活性型ビタミンD_3製剤とカルシウム製剤の併用は行わない。ただし，明らかにCa摂取不足が骨粗鬆症の病態に影響を及ぼしている場合や続発性副甲状腺機能亢進症を伴っている場合には，これらの併用は有効である。

1　活性型ビタミンD₃製剤の役割と種類

▶骨粗鬆症治療における活性型ビタミンD₃製剤の役割については，骨・カルシウム代謝調節薬，骨折予防薬，ビタミンD補充薬として位置づけられる。

▶骨粗鬆症に適応を有する活性型ビタミンD₃製剤は，カルシトリオールおよびそのプロドラッグであるアルファカルシドール，そしてビタミンD₃誘導体のエルデカルシトールがある。

2　活性型ビタミンD₃製剤に関するエビデンスと使用の実際

▶活性型ビタミンD₃製剤は単独投与のみならず，ビスホスホネート製剤にアドオンした場合の良好な骨折抑制効果[1]や骨密度増加効果[2]が示されている。

▶わが国の患者データを含む臨床検討成績の結果より，アルファカルシドールでは1日当たり0.5～1μgを投与した場合に骨折抑制効果が得られている[3, 4]。この結果に基づき，投与量の目安はアルファカルシドールでは0.5～1μg/日を1日1回，アルファカルシドールの約2倍の作用を有するカルシトリオールでは，この半量程度を1日投与量とする。

▶カルシトリオールは1日複数回の分服としなければ1,25(OH)₂D血中濃度を維持できないのに対して，アルファカルシドールでは1日1回投与で1α25(OH)₂D濃度は急峻なピークを示さず一定濃度を保てることから，高カルシウム血症が起こりにくいとされている。

▶ビタミン不足・欠乏の判定指標として，骨粗鬆症においても血清25(OH)D測定が保険適用となっている。血清25(OH)D濃度20ng/mL未満をビタミンD欠乏，20ng/mL以上30ng/mL未満をビタミンD不足とする[5]。

▶高齢者を対象としたメタ解析[6]では，ビタミンD投与は転倒の危険性を22％減少させると結論づけられている。また，血清25(OH)D濃度の低下は身体能力・活動性の低下と有意な関連性を示し，高齢者に対するビタミンD投与は骨格筋の機能を改善する可能性が示されている[7, 8]。

▶エルデカルシトールについても，アルファカルシドールなどと同様に高カルシウム血症および高カルシウム尿症においては減量，中止を考慮する必要がある。ただし，エルデカルシトールは0.75μg/日未満の投与量では骨折抑制効果は証明されていない。

文 献

1) Orimo H, et al: Curr Med Res Opin. 2011; 27(6): 1273-84.

2) Zheng Z, et al: J Orthop Surg Res. 2020; 15(1): 390.

3) O'Donnell S, et al: J Bone Miner Metab. 2008; 26(6): 531-42.

4) Papadimitropoulos E, et al: Endocr Rev. 2002; 23(4): 560-9.

5) 一般社団法人日本内分泌学会, 他: 日内分泌会誌. 2017; 93(Suppl): 1-10.

6) Bischoff-Ferrari HA, et al: BMJ. 2009; 339: b3692.

7) Gerdhem P, et al: Osteoporos Int. 2005; 16(11): 1425-31.

8) Dam TT, et al: Osteoporos Int. 2009; 20(5): 751-60.

遠藤逸朗

11章　治療薬を安全に使うためには？

43 ロモソズマブの安全性に関する注意点は？

Point

- ロモソズマブは最も強力な骨形成促進薬である。ロモソズマブと心血管系事象の発現に関して，最新の基礎的な検討でも関連を示唆するエビデンスは示されていないが，その治療においては添付文書の「警告」「禁忌」および「特定の背景を有する患者に関する注意」の記載に基づき，特に低カルシウム血症，少なくとも，過去1年以内の虚血性心疾患または脳血管障害の既往歴のある患者には投与は避けることなど，適正使用についての注意喚起が重要である。
- 重度の腎機能障害患者（eGFR 30mL/分/1.73m^{2}未満）あるいは透析を受けている患者では低カルシウム血症が発現しやすく，慎重投与とされている。
- 安全性を確保できる患者に適正使用することにより，ロモソズマブの治療ベネフィットを最大限に生かすことができ，本剤の育薬にもつながると考える。

1 ロモソズマブによる治療のベネフィットとリスク

▶本項では，ロモソズマブの安全性に関する注意点について臨床試験，市販後2年間に至る安全性報告を中心に概説する。

▶表1[1~6]にロモソズマブの主な臨床試験の一覧を示す。さらに，表2にロモソズマブ（イベニティ®）による治療のベネフィットとリスクを示す（私見）。ロモソズマブによる治療のベネフィットは，FRAME試験[3]での顕著な骨量増加効果，骨代謝マーカーにおける，投与後の骨形成マーカーP1NP（Ⅰ型プロコラーゲン-N-プロペプチド）の一過性の上昇かつ骨吸収マーカーβCTXの持続的な低下にみられる骨形成優位のポジティブバランスなどがある。FRAME試験およびその延長試験（FRAME Extension）[7]で新規椎体・臨床・非椎体骨折の有意なリスク低下がみられたほか，アレンドロン酸（ALN）対照のARCH試験[6]においても新規椎体・臨床・非椎体・大腿骨近位部骨折の有意な骨折抑制効果がみられた[8~11]。

▶想定されるリスクに関しては，心血管事象の発生が最も重要な問題である。これについてもFRAME試験およびFRAME Extension試験での日本人集団の安全性に関するデータ，市販後の国内副作用発生状況を含めて述べる[12]。

表1　ロモソズマブの主な臨床試験の一覧

	試験デザイン	対象	投与方法・投与量	主要評価項目
国際多施設共同第2a相用量設定試験[1]（海外データ）	国際多施設共同，無作為化，プラセボ対照，並行群間比較試験	低骨密度の閉経後女性（登録例数：419例）	・0～12カ月 イベニティ®70 mg，140 mg，210 mgまたはプラセボを月1回 イベニティ®140 mg，210 mgまたはプラセボを3カ月に1回 テリパラチド（遺伝子組換え）20 μgを1日1回皮下投与 アレンドロン酸70 mgを週1回経口投与 ・12カ月～ 期間ごとに投与薬剤を切り替え，6年（72カ月）間にわたり投与を行った	12カ月時点における腰椎BMDのベースラインからの変化率
国内第2b相用量設定試験[2]	多施設共同，無作為化，二重盲検，プラセボ対照，並行群間比較試験	閉経後日本人骨粗鬆症（登録例数：252例）	イベニティ®70 mg，140 mg，210 mgまたはプラセボを月1回12カ月間皮下投与	12カ月時点における腰椎BMDのベースラインからの変化率
FRAME試験[3]（海外データ）	国際多施設共同，無作為化，二重盲検，プラセボ対照，並行群間比較試験	閉経後骨粗鬆症患者（登録例数：日本人492例を含む7,180例）	・0～12カ月 イベニティ®210 mgまたはプラセボを月1回皮下投与 ・12～36カ月 デノスマブ60 mgを6カ月に1回皮下投与	12カ月および24カ月時点の新規椎体骨折発生率
BRIDGE試験[4]（海外データ）	国際多施設共同，無作為化，二重盲検，プラセボ対照試験	骨粗鬆症男性（登録例数：日本人27例を含む245例）	イベニティ®210 mgまたはプラセボを月1回12カ月間皮下投与	12カ月時点における腰椎BMDのベースラインからの変化率
STRUCTURE試験[5]（海外データ）	国際多施設共同，無作為化，非盲検，テリパラチド（遺伝子組換え）対照試験	3年以上の経口BP薬（直近1年はアレンドロン酸）治療歴のある骨折の危険性の高い閉経後骨粗鬆症患者（登録例数：436例）	イベニティ®210 mgを月1回またはテリパラチド（遺伝子組換え）20 μgを1日1回12カ月間皮下投与	DXAによる大腿骨近位部BMDのベースラインからの変化率（6，12カ月時点での治療効果の平均）
ARCH試験[6]（海外データ）	国際多施設共同，無作為化，二重盲検，アレンドロン酸対照比較試験	骨折の危険性の高い閉経後骨粗鬆症患者（登録例数：4,093例）	・0～12カ月 イベニティ®210 mgを月1回皮下投与またはアレンドロン酸70 mgを週1回経口投与 ・12カ月以降 アレンドロン酸70 mgを週1回経口投与	・24カ月時点の新規椎体骨折発生率 ・主要解析時点*の臨床骨折（非椎体骨折および臨床椎体骨折）発生率

＊：主要解析期間は，無作為化から330例以上の症例に臨床骨折（非椎体骨折および臨床椎体骨折）が確認され，かつ全症例が24カ月時点の治験来院を完了した時点とした。主要解析時点の追跡期間中央値は2.7年（四分位範囲2.2～3.3年）

BP：ビスホスホネート

（文献1～6より作成）

表2　ロモソズマブ（イベニティ®）による治療のベネフィットとリスク（私見）

ベネフィット	
骨量増加作用	他剤を上回る腰椎・大腿骨BMD増加効果
骨代謝マーカーの動き	投与後の一過性のP1NPの上昇かつ持続的なβCTXの低下 骨形成＞骨吸収のポジティブバランス
骨折抑制効果	椎体・臨床・非椎体・大腿骨近位部骨折
リスク	
安全性	
有害事象	**心血管イベントの発生**
低カルシウム血症	特にCKDステージ4～透析例は注意
顎骨壊死，非定型大腿骨骨折	

▶低カルシウム血症の発症について，特にeGFR 30mL/分/1.73m²未満のCKDステージ4透析例での使用は要注意で，これらの症例では心血管系事象発生リスクがそもそも高いため慎重に投与すべきであると考える。その他のリスクとして，頻度は高くないものの，顎骨壊死や非定型大腿骨骨折などがある。

2　ロモソズマブの医薬品リスク管理計画書（RMP）

▶**図1**にロモソズマブ（イベニティ®）の医薬品リスク管理計画書（risk management plan；RMP）の概要を示す。

▶ロモソズマブはモノクローナル抗体であるため，アナフィラキシーを含む過敏反応の潜在的リスクがある。ロモソズマブ群はプラセボ群より過敏症関連事象の発現割合は低いが，ロモソズマブと血管浮腫，多形紅斑，発疹，皮膚炎，蕁麻疹を含む過敏症関連事象との関連が示されている。

▶その他，重要な特定されたリスクとして低カルシウム血症，重要な潜在的リスクとして重篤な心血管系事象，顎骨壊死，非定型大腿骨骨折などがある。

3　ロモソズマブの安全性―臨床試験における有害事象

1　FRAME試験

▶日本人症例〔プラセボ群245例，ロモソズマブ（以下，ロモ）群247例〕を含むFRAME試験（プラセボ群3,591例，ロモ群3,589例）[13]において，二重盲検期間

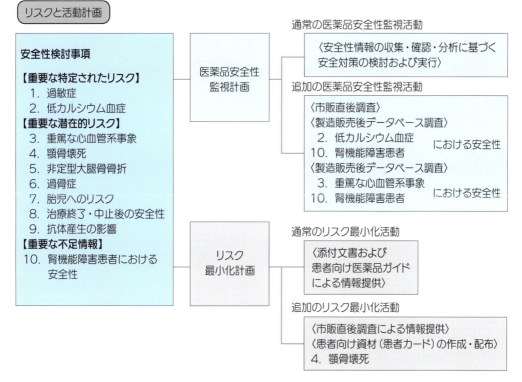

図1 イベニティ®の医薬品リスク管理計画書（RMP）の概要

12カ月の安全性評価における有害事象は，おおむね群間差はなく，忍容性は良好であった。

▶ほとんどは軽度の注射部位反応がロモ群に多く，全体の5.3％（日本人3.3％）にみられた。日本人では過敏症，変形性関節症の頻度が高い傾向がみられたが，プラセボ群，ロモ群での発生頻度は同様であった。ロモ群で1例の非定型大腿骨骨幹部骨折が認められた。この事象はロモ投与後3.5カ月で発生したが，試験開始前より同部の痛みの前駆症状を認めたものであった。

▶試験期間24カ月内に2例の顎骨壊死が認められた。1例はロモ投与後12カ月で発生し，背景に義歯不適合があった。もう1例は日本人で，ロモ投与後12カ月でデノスマブ1回投与後に抜歯に伴う顎骨骨髄炎を併発した。

② FRAME Extension 試験

▶FRAME試験を12カ月延長したFRAME Extension試験の36カ月時点では，24カ月時点以降の顎骨壊死，非定型大腿骨骨幹部骨折の発生はみられなかった[7]。なお，最初の15カ月で18％にロモソズマブに対する結合抗体および0.7％に中和

抗体がみられたが，同症例における有効性・安全性に変化はみられなかった。

▶変形性関節症，過剰骨形成，がん，過敏症は，全体および日本人集団でも群間差は
みられなかった[13]。

3 日本人を対象とした国内第2相試験

▶日本人を対象とした国内第2相試験[2]においても，有害事象はおおむね群間差は
なく，忍容性は良好であった。

▶投与中止に至った例は，ロモ70mg群において，浮動性めまい，くも膜下出血に
よる2例，ロモ210mg群において心気症の1例であった。変形性関節症が各群
63例中，70mg群1例，140mg群2例，210mg群10例にみられたが，変形性関
節症を有する例での骨密度（bone mineral density；BMD），P1NP反応性に差はな
く，またFRAME試験[3]での変形性関節症の発生頻度には，全体・日本人集団で差
はみられなかった。

4 BRIDGE試験

▶男性骨粗鬆症を対象としたBRIDGE試験[4]においても，有害事象はおおむね群間
差はなく，忍容性は良好であった。

▶ほとんどは軽度の注射部位反応がロモ群に多く，5.5％（プラセボ3.7％）にみら
れた。非定型大腿骨骨幹部骨折，顎骨壊死の発生はなかった。18％にロモに対す
る結合抗体がみられたが，同症例における有効性・安全性に変化はなかった。

5 ARCH試験

▶前述のARCH試験[6]において，全試験期間およびロモを投与した最初の12カ月間
における有害事象および重篤な有害事象を発現した患者の割合は，変形性関節
症，過敏症，がん，低カルシウム血症の発現率を含め両群で均衡していた。

▶最初の12カ月間の注射部位反応の発現率は，ロモ群で4.4％，ALN群で2.6％で
あったが，ほとんどは軽度であった。非盲検下でのALN投与期間中に，顎骨壊死
と判定された有害事象が2件認められた。1件はロモ投与後に継続してALNを投
与した患者，もう1件はALNを単剤投与した患者であった。

▶同様に，非盲検下でのALN投与期間中に，非定型大腿骨骨折が6件認められた。
2件はロモ投与後に継続してALNを投与した患者，4件はALNを単剤投与した患
者であった。

4　心血管系事象の発現に関する注意事項

▶ARCH試験[6]における有害事象および重篤な有害事象の全体的な発現率はおおむね同程度であった。しかし，独立評価委員会によって判定された心血管系の重篤な有害事象の発現率は，最初の12カ月間において，ロモを投与した患者50例（2,040例中2.5%），ALNを投与した患者38例（2,014例中1.9%）で，虚血性心事象および脳血管事象の発現率において不均衡が認められた〔オッズ比（OR）1.31，95%信頼区間（CI）0.85～2.00〕。さらに，ロモを投与した患者16例（0.8%），ALNを投与した患者6例（0.3%）で，虚血性心事象の発現率において不均衡が認められた（OR 2.65，95% CI 1.03～6.77）。

▶また，市販後において本剤との関連性は明確ではないが，重篤な心血管系事象を発現し，死亡に至った症例も報告されていることを鑑み，2019年9月に添付文書の「警告」の改訂が行われた。添付文書の改訂により，「特定の背景を有する患者に関する注意」の項に「虚血性心疾患又は脳血管障害のリスクが高い患者への投与は，本剤の骨折抑制のベネフィットと心血管系事象の発現リスクを考慮して判断すること，少なくとも，過去1年以内の虚血性心疾患又は脳血管障害の既往歴のある患者に対して，本剤の投与は避けること」と記載された。

▶男性骨粗鬆症を対象としたBRIDGE試験[4]においても，独立評価委員会によって重篤と判定された心血管イベントはロモ群で数値的に多くみられた〔ロモ群8例（4.9%），プラセボ群2例（2.5%）〕。日本人男性被験者27人においては，重篤な心血管事象の発現はみられなかった。重篤な心血管イベントはロモ群で多くみられたが，ロモ群の全例，プラセボ群の半数がリスクファクターを持つ症例であった。心血管イベントによる死亡について，群間差はみられなかった。

▶ARCH試験[6]では日本人被験者の登録はなかった。アジア人集団（275人，香港・台湾・韓国被験者）においては，12カ月の二重盲検期で，ロモ群（1.6%），ALN群（1.4%）の重篤な心血管系事象の発生に差はみられなかった（各群1例の心虚血事象，ロモ群1例の脳血管事象，ALN群1例の心不全）[14]。

5　臨床試験：日本人での重篤な心血管系事象の発現

▶FRAME試験[3]およびその延長試験（FRAME Extension[7]）では，ロモ群2例〔二重盲検期での急性心筋梗塞80歳女性（転帰：回復）およびデノスマブ移行後の脳出血・多臓器不全85歳女性（転帰：死亡）〕，プラセボ群1例〔二重盲検期での脳梗塞

77歳女性〔転帰：回復〕〕の心血管系の重篤な有害事象がみられた。心血管死はロモ群で2例発生し〔二重盲検期でのうっ血性心筋症60歳女性と，前述症例のデノスマブ移行後脳出血・多臓器不全85歳女性〕，プラセボ群ではデノスマブ移行後の急性心不全（74歳女性）があった。

▶ARCH試験[6]に日本人被験者の登録はなかった。BRIDGE試験[4]は，前述のように日本人被験者27例において重篤な心血管系事象の発現はなかった。

▶国内第2相試験[2]では，プラセボ群で狭心症・心室性期外収縮，ロモ70mg群でくも膜下出血/第2度房室ブロック・冠動脈狭窄，ロモ140mg群で脳梗塞，ロモ210mg群で不安定狭心症がみられた。 死亡例は急性心筋梗塞の1例で，ロモ140mg群で追跡期・最終投与後13カ月に発生した。

6 市販直後調査における副作用の発現状況

▶製薬企業より公表されている市販後国内副作用（治療薬との因果関係あり，または不明なもの）の発現状況について述べる（https://evenity.jp）。

▶新医薬品の市販直後の安全性確保を目的とした市販直後調査が行われた（実施期間：2019年3月4日〜9月3日）。販売開始から6カ月間に本剤を投与されたと推定される症例数は約4万2,000例であった（対象：医療機関・診療所4,561施設，病院2,375施設）。 販売開始から6カ月間で医療機関から収集された副作用は1,626例（2,269件），そのうち重篤な副作用は190例（244件）であった。

▶主な重篤な副作用は，腎機能障害19件，脳梗塞15件，転倒13件，心不全13件，大腿骨頸部骨折6件であった。 本剤との関連が否定できない死亡症例が16例あり，うち虚血性心疾患/脳血管障害の転帰が死亡のものは2例（急性心筋梗塞84歳女性，急性心筋梗塞85歳女性）であった。心血管系事象（重篤）も39例（40件）あり，そのうち病歴に「心血管系事象（関連事象を含む）」を有していると報告された症例は13例であった。心血管系事象発現までの期間は，最長のもので105日であった。 心血管系事象（重篤）を発現した年齢層別の症例数では，80歳代に多くみられた。

▶低カルシウム血症（重篤）は5例にみられた（転帰：回復3例，不明2例）。低カルシウム血症もしくは「血中カルシウム減少」を発現した症例では，本剤初回投与から1カ月以内に発現している症例が多くみられた。

▶顎骨壊死（重篤）は2例〔83歳女性（転帰：不明），76歳女性，関節リウマチあり（転帰：軽快）〕にみられた。

▶重篤な非定型大腿骨骨折（関連事象を含む，企業で定義したMedDRA検索式に該当する事象として）は5例（5件）報告されたが，市販直後調査期間中に，MedDRA基本語（PT）で「非定型大腿骨骨折」として報告された症例はなかった。上記5例において，MedDRA下層語（LLT）では「大腿骨転子部骨折」が3例，「大腿骨骨折」が2例であった。よって，これらが臨床的に明らかな非定型大腿骨骨折であるかは，現時点で不明である。

▶副作用のうち報告数の多いもの（器官別分類順20件以上）は，食欲減退21（重篤3）件，低カルシウム血症36（重篤1）件，感覚鈍麻29（重篤1）件，頭痛31（重篤1）件，浮動性めまい57（重篤1）件，悪心103（重篤1）件，関節痛78件，四肢痛27件，背部痛23件，倦怠感71件，注射部位瘙痒感33件，注射部位紅斑79（重篤2）件，注射部位腫脹106（重篤3）件，注射部位痛432件，発熱40件，血中カルシウム減少37件であった。

▶発売後約1年時点での国内副作用報告の集積状況（2020年5月28日，収集期間：2019年3月4日～2020年3月7日，2020年2月末時点での出荷本数より推定された投与患者数は約6万1,000人）では，副作用は2,963例（4,116件）あった。重篤件数461例（595件）のうち，主なものは転倒36件，脳梗塞30件，心不全27件であった。

▶本剤との関連が否定できない死亡症例は43例，虚血性心疾患／脳血管障害（重篤）は99例で，うち病歴に「心血管系事象（関連事象を含む）」を有している症例は32例であった。その他，低カルシウム血症75（重篤5）件，顎骨壊死（重篤）8件，非定型大腿骨骨折（重篤）1件と報告されている。症例の詳細調査が進むにつれ，副作用報告事象名が取り下げ・変更になる例があるため，市販直後調査と比較すると各副作用報告数に増減がみられる。

▶発売後約4年時点での国内副作用報告の集積状況（2023年7月3日，収集期間：2019年3月4日～2023年3月7日）においては，推定累積投与患者数・出荷本数より，推定223,021.3人・年（2023年2月末時点）のうち，重要な特定されたリスクは過敏症356例（373件），重篤件数は24例（24件）（発疹，アナフィラキシーショック，多形紅斑，アナフィラキシー反応，湿疹，薬疹，ショック，スティーヴンス・ジョンソン症候群，過敏症，結節性紅斑，血管浮腫，抗好中球細胞質抗体陽性血管炎，水疱性皮膚炎，免疫性血小板減少症）であった。また，非重篤の主な副作用としては発疹，蕁麻疹，湿疹，歯肉腫脹，薬疹，注射部位発疹，顔面腫脹があった。低カルシウム血症は297例（297件），重篤件数14例（14件）であった。

▶重要な潜在的リスクとして，重篤な心血管系事象では虚血性心疾患115例（120件），脳血管障害260例（275件）があった。その他，顎骨壊死43例〔43件（いず

れも重篤）〕，非定型大腿骨骨折〔骨折に至った原因が不明の大腿骨骨折を含む（いずれも重篤）〕25例（25件），過骨症5例（5件）〔このうち重篤なものとして頸部脊柱管狭窄症，腰部脊柱管狭窄症2例（2件）〕がみられた。

▶胎児へのリスクについて報告はなかった。

▶なお，治験終了・中止後の安全性に関連する副作用として61例（65件）の報告があり，そのうち重篤な副作用は14例（16件）（ストレス骨折，骨吸収亢進，骨折，骨密度減少，脊椎圧迫骨折，脊椎骨折，大腿骨骨折，非定型大腿骨骨折，病的骨折，橈骨骨折）があった。非重篤の主な副作用としては骨密度減少があった。抗体産生の影響は119例（200件）（薬効欠如および治療用製品効果不十分）として報告された。ただし，市販後の抗ロモソズマブ抗体の測定は未実施とされている。

▶臨床試験の結果より，ロモソズマブ投与により抗ロモソズマブ抗体は発現するが，薬剤の有効性（骨密度増加）および安全性（過敏症，注射部位反応，自己免疫障害に関連した事象）には影響しないと考えられている。

▶発売後，約5年時点以降での国内副作用報告の集積状況についても2024年8月1日に公開されており，結果に概ね変化はないが参照されたい。

7 ロモソズマブの心血管系事象に関する知見と私見

▶ロモソズマブの心血管系事象に関して，現在までの基礎的な検討では心血管系事象発現リスクと抗スクレロスチン抗体の影響を認めるデータは示されていない。スクレロスチンが生涯欠損している硬結性骨化症[15]およびvan Buchem病[16]患者において，血管石灰化または心血管疾患発生率の増加は報告されていない。また，臨床試験・非臨床試験においても，ARCH試験でみられたロモソズマブ群とアレンドロン酸群における重篤な心血管系事象の発現率の不均衡を説明しうる生物学的機序は特定されていない。大動脈および血管の石灰化巣にスクレロスチンの発現が認められたとの報告があり[17]，ロモソズマブによるスクレロスチンの阻害が血管の石灰化を促進または悪化させる懸念が理論的には考えられるが，動脈硬化促進モデルであるApoEノックアウトOVXマウスの大動脈プラークに対する抗スクレロスチン抗体の影響をみた最新の研究でも，抗スクレロスチン抗体投与の動脈硬化促進作用は認められなかった[18]。

▶本剤は日本において世界で最初に承認・上市が行われ，多くの薬剤処方がなされた。それに伴い，市販後において本剤との関連性は明確ではないが，重篤な心血管系事象が発現し，死亡に至った症例が報告されていることを鑑み，添付文書の

「警告」の改訂が2019年9月になされたことは重要な経緯である。添付文書の記載に基づき，少なくとも，過去1年以内の虚血性心疾患または脳血管障害の既往歴のある患者に対して本剤の投与を避けることは必須である。

▶私見として，たとえば心血管インターベンションの適応がある患者や治療中（冠動脈ステント留置など）の患者，心房細動などの不整脈治療中（アブレーションなど）の患者，脳血管障害で抗血小板薬を内服中の患者など，心血管系事象発現のリスクが高い患者には，循環器内科・脳神経外科などの専門医療機関と連携し，脳・心血管系疾患の治療を優先して，本剤の投与について他の骨粗鬆症治療薬とのリスク・ベネフィットを比較した上で慎重な判断が必要と考える。患者・家族への心血管系事象発現のリスクに関するインフォームドコンセントも必須である。ロモソズマブの心血管系事象に関してはTakeuchiによる優れた総説に詳述されているので参考にされたい[19]。

8 腎機能低下患者におけるロモソズマブ投与の注意点

▶腎機能・eGFRの低下とともに死亡率・心血管系事象の発現率が上昇することが示され[20]，CKDステージ3b，4以上の腎障害がある骨粗鬆症患者では，特に心血管系事象の問題に配慮することが重要である。

▶ロモソズマブによるスクレロスチン阻害により投与初期に骨量が急激に増加し，カルシウムなどの骨形成に関与する基質に対する需要が大きくなることから，血清カルシウム濃度が減少する可能性がある。腎機能障害の薬物動態試験[21]においては，低カルシウム血症が重度腎機能障害者で8例中1例，末期腎不全患者で8例中4例に認められた。また，CKDステージ5D透析例の末期腎不全患者でグレード1〜3の低カルシウム血症が認められた。

▶FRAME試験におけるアルブミン補正血清カルシウムのベースラインからの変化率（日本人を含まない129例）に関しては，ロモソズマブ群は投与14日から1カ月時点で最低値に達し，それぞれ−3.0％，−3.1％であった。その後，6カ月＋14日までにベースライン値付近まで回復した。

▶FRAME試験のロモソズマブ群では，eGFR 60〜89mL／分／1.73m^{2}のCKDステージ2群で軽度（グレード1）のカルシウム低下が5例（0.2％），中等度（グレード2）のカルシウム低下が5例（0.2％），eGFR 30〜59mL／分／1.73m^{2}のCKDステージ3群で軽度（グレード1）のカルシウム低下が1例（0.1％），中等度（グレード2）のカルシウム低下が1例（0.1％）みられた。また，有害事象としての低カルシウム血

症がeGFR 60〜89mL/分/1.73m^{2}のCKDステージ2群で1例（0.1％以下）にみられた。

▶これらの結果をふまえ，添付文書上，低カルシウム血症の患者は禁忌とされ，重度の腎機能障害患者（eGFRが30mL/分/1.73m^{2}未満）あるいは透析を受けている患者は慎重投与とされている。

▶さらに「重要な基本的注意」の項に，①低カルシウム血症やマグネシウム，intact-PTH等の骨・ミネラル代謝異常がある場合には，本剤投与前にあらかじめ治療すること，②本剤投与中は適切なカルシウムおよびビタミンDの補給を行うこと。本剤投与後に血清カルシウム値が低下する可能性があるので，低カルシウム血症の徴候や症状がないか観察し，血清カルシウム値に注意すること。なお，臨床試験では，本剤投与後2週間から1カ月の時点で血清カルシウム値の低下が認められている，と記載されている。

▶大規模臨床試験（FRAME, BRIDGE, ARCH）では，試験中にカルシウム（500〜1,000mg/日以上）および天然型ビタミンD（600〜800IU/日）の補充がされていた。さらに，スクリーニング時の25（OH）D値＜20ng/mLの被験者は除外されていた。ECLIA法による25（OH）D値（保険診療においては，原発性骨粗鬆症の薬剤治療方針の選択時に用いる）が＜20ng/mLのビタミンD欠乏はわが国では頻度が高く，骨折および転倒リスクが高いと報告されており[22]，当院でも天然型ビタミンD〔商品名：ネイチャーメイドスーパービタミンD（1,000IU）など〕による補充を勧めている。

▶エルデカルシトールを含む活性型ビタミンD製剤も，イベニティ®治療時に併用されることが多いが，特にエルデカルシトールについては高カルシウム血症を認めた副作用報告において，血清カルシウム値が定期的に測定されていない事例が報告されており，PMDA（独立行政法人 医薬品医療機器総合機構）より血清カルシウムを定期的（3〜6カ月に1回程度）に測定することなどの医薬品適正使用のお願いがなされたところである（2020年10月）。併せて順守をお願いしたい。

9 顎骨壊死

▶前述のようにFRAME試験においては，ロモ投与群2例，ARCH試験においては12カ月の二重盲検期のALN投与群1例，ロモ投与群2例に顎骨壊死の報告がみられた。ロモソズマブは骨吸収抑制作用を有し，顎骨壊死のリスクとなる可能性があるため，悪性腫瘍の既往がある患者，化学療法・血管新生阻害薬・コルチコス

テロイド・放射線療法による治療歴のある患者，口腔が不衛生，歯科処置の既往がある患者などは注意が必要である。

▶侵襲的な歯科治療は投与前にすませておく，投与中は口腔内清潔や定期的な歯科検診を受ける，などの患者指導が重要である。

▶イベニティ®による治療中に，抜歯などの侵襲的歯科処置が必要な際の休薬や再開の必要性については，ビスホスホネート，デノスマブの場合のポジションペーパー[23]が参考になるが，骨粗鬆症治療医・歯科主治医および近隣の大学病院口腔外科などの専門施設を交えた緊密な連携治療が非常に重要である。

10 非定型大腿骨骨折

▶特にビスホスホネートを長期投与された骨粗鬆症患者で，過度のリモデリング抑制に伴う非定型大腿骨骨折の発生が報告されており，ロモソズマブも骨吸収抑制作用を有することから，リスクのひとつと想定される（図1）。また最近，添付文書の「重要な基本的注意」の項に，ビスホスホネート系薬剤を長期使用している患者において，近位尺骨骨幹部などの非定型骨折の発現が報告されていることが追加された〔添付文書2021年7月（第2版）〕。

▶前述のように，FRAME試験での日本人において非定型大腿骨骨幹部骨折はなく，海外での1例はロモソズマブ投与後3.5カ月で発生したが，試験開始前より同部の痛みと前駆症状を認めた症例であった。ARCH試験においても，12カ月の二重盲検期後のALN投与時に前ALN投与4例，前ロモソズマブ投与2例に非定型大腿骨骨折がみられた。頻度は稀だが，特に大腿骨や鼠径部，前腕部に疼痛がある患者，片側に非定型骨折を起こした患者は注意が必要である。

11 おわりに

▶筆者らは実臨床下における，ロモソズマブ治療を行った骨折の危険性の高い骨粗鬆症患者の，多施設での後ろ向き診療記録調査につき主として前治療・逐次療法の有効性を中心に報告した[24, 25]。今後も安全性を含めたロモソズマブ治療のリアルワールドエビデンスの集積が期待される。

文 献

1) McClung MR, et al：N Engl J Med. 2014；370(5)：412-20.

2) Ishibashi H, et al：Bone. 2017；103：209-15.

3) Cosman F, et al：N Engl J Med. 2016；375(16)：1532-43.

4) Lewiecki EM, et al：J Clin Endocrinol Metab. 2018；103(9)：3183-93.

5) Langdahl BL, et al：Lancet. 2017；390(10102)：1585-94.

6) Saag KG, et al：N Engl J Med. 2017；377(15)：1417-27.

7) Lewiecki EM, et al：J Bone Miner Res. 2019；34(3)：419-28.

8) 宮内章光：骨粗鬆症診療. 稲葉雅章, 編. 医薬ジャーナル社, 2018. p200-5.

9) 宮内章光：内分泌糖尿代謝内科. 2019；49(2)：138-45.

10) 宮内章光：日骨粗鬆症会誌. 2020；6(3)：381-90.

11) 宮内章光：日臨. 2020；78(12)：2093-102.

12) 宮内章光：日骨粗鬆症会誌. 2021；7(2)：349-56.

13) Miyauchi A, et al：Arch Osteoporos. 2019；14(1)：59.

14) Lau EMC, et al：Osteoporos Int. 2020；31(4)：677-85.

15) Balemans W, et al：Hum Mol Genet. 2001；10(5)：537-43.

16) Balemans W, et al：J Med Genet. 2002；39(2)：91-7.

17) Zhu D, et al：PLoS One. 2011；6(5)：e19595.

18) Turk JR, et al：Regul Toxicol Pharmacol. 2020；115：104697.

19) Takeuchi Y：Osteoporos Sarcopenia. 2021；7(3)：89-91.

20) Go AS, et al：N Engl J Med. 2004；351(13)：1296-305.

21) 20110227試験 腎機能障害患者における薬物動態試験. イベニティ皮下注インタビューフォーム.

22) Okazaki R, et al：Endocr J. 2017；64(1)：1-6.

23) 顎骨壊死検討委員会：薬剤関連顎骨壊死の病態と管理：顎骨壊死検討委員会ポジションペーパー2023. 2023.

24) Miyauchi A, et al：J Bone Miner Metab. 2024；42(1)：77-89.

25) 宮内章光：シリーズＧノート 骨粗鬆症の薬の使いかたと治療の続けかた. 小川純人, 編. 羊土社, 2023, p152-9.

宮内章光

11章 治療薬を安全に使うためには？

44 デノスマブを休薬する場合の注意点は？

Point

◉デノスマブ治療は連続する骨粗鬆症治療の一段階であることを認識する必要がある。

◉デノスマブ休薬後の無治療は骨塩量を低下させ，骨折リスクを上昇させる。

◉デノスマブの骨塩量増加・骨折抑制効果は10年間持続する。

◉デノスマブ後のテリパラチド投与は過剰な骨塩量減少につながる。

◉デノスマブ後の治療薬としては，骨組織に結合するビスホスホネート製剤が推奨されている。

◉デノスマブ中止後の無治療はありえないと心すべきである。

症例をもとに考えてみよう！

症例1 78歳女性

- 関節リウマチ患者で，メトトレキサート16mg/週と生物学的製剤投与で寛解状態。糖質コルチコイド使用歴なし。body mass index（BMI）22.9kg/m²。

- 5年前に骨粗鬆症を指摘され，デノスマブ 60mgを6カ月ごとに投与中。肝・腎機能には異常なく，カルシウム・リンも正常。骨代謝マーカーも正常範囲内。大腿骨頸部骨塩量Tスコアは5年間で−2.9から−1.9に改善（図1）。

- 骨減少症まで回復し，デノスマブ投与も長期となり，非定型骨折が危惧され治療中断を検討。

- 骨代謝系併用薬は天然型ビタミンDとカルシウム・マグネシウム合剤。

▶デノスマブはreceptor activator of nuclear factor-κB ligand（RANKL）に対するモノクローナル抗体であり，最も強力な骨吸収抑制薬である。3年間の投与で椎体骨折リスクを68％，大腿骨近位部骨折リスクを40％低下させる[1]。

▶デノスマブの10年間の投与で骨塩量は持続的に増加し，骨代謝は抑制され，骨折抑制効果も持続していた[2]。

▶デノスマブは休薬後に無治療であると，骨塩量が急激に低下し，1～2年で治療前レベルにまで達する[3]。休薬後無治療患者で多発椎体骨折の報告もある[4]。

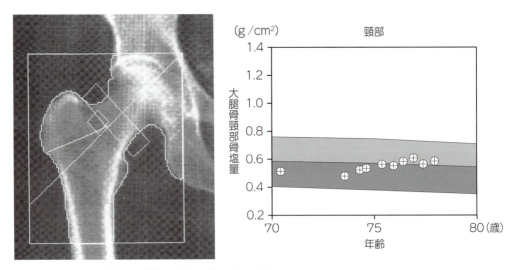

図1 症例1の右大腿骨頸部の画像と骨塩量の変化

- デノスマブ長期使用者を追跡した10年コホートにおける顎骨壊死（5.2／1万人・年）および非定型骨折（0.8／1万人・年）の発生率は高くはない[2]。
- 休薬後の骨量減少や椎体骨折のリスク因子としては，若年・低BMI・デノスマブ治療期間が長いこと・デノスマブ前治療に骨吸収抑制薬が使用されていないこと・デノスマブ治療で骨量増加が認められなかったことが報告されている[5]。
- デノスマブ後に骨形成促進薬であるテリパラチドを投与すると，一過性あるいは進行性の骨量減少が生じ，デノスマブ効果がキャンセルされてしまう[6]。デノスマブ休薬に引き続き，新しい骨形成促進薬であるアバロパラチドを投与したデータは存在しないが，テリパラチド投与と同様の現象が生じると予測される。
- 1年間のデノスマブ投与後に別タイプの骨形成促進薬であるロモソズマブを投与すると，腰椎骨塩量は増加し，大腿骨骨塩量も維持される。ただし，研究対象人数は少ない（$n=16$）[7]。同様の結果は平均2年間のデノスマブ投与後に1年間のロモソズマブ投与を行った観察研究でも認められている[8]。また，未治療患者にロモソズマブを投与した際の骨塩量増加（18.2％）に比較すると，デノスマブ後にロモソズマブを投与した際の増加率は低かった（6.4％）[8]。
- 平均4.6年のデノスマブ治療後の患者を，デノスマブ最終投与後6カ月あるいは9カ月時点でゾレドロン酸5mgを投与した群，ならびに観察群の3群にランダム化し，観察群においては骨代謝マーカー上昇あるいは骨塩量低下時にゾレドロン酸を投与した研究がある。いずれの群においても骨塩量は1年目に低下したが，ゾレドロン酸投与群は観察群よりは低下度は抑制され，2年目は骨量が維持されていた[9]。ゾレドロン酸投与が遅れた群では，大腿骨塩量低下が最小有意変化

を超えていたため，ゾレドロン酸投与はデノスマブ投与後6カ月時点（次のデノスマブ投与予定時期）がベストである[9]。

▶ 1年間のデノスマブ治療後にアレンドロン酸治療群とselective estrogen receptor modulator（SERM）のラロキシフェン治療群にランダム化した研究では，ラロキシフェン群において骨代謝は亢進し，骨塩量は低下した[10]。

▶ 219名の女性骨粗鬆症患者を対象としたデノスマブ投与中止後の観察研究では，ゾレドロン酸が最も椎体骨折を抑制していた。骨塩量に関しては，ゾレドロン酸も他のビスホスホネート製剤やSERMもある程度，無治療群に比較して骨塩量を維持する作用を示した[5]。

▶ 上記の結果は，デノスマブ投与期間による影響を受ける。デノスマブ投与中止後にゾレドロン酸投与を受けた患者の骨量減少はデノスマブ投与期間が長いほど大きかった[11]。

▶ 骨折リスクが十分に低下した患者においては，デノスマブ休薬もひとつの選択肢になりうる。しかし，閉経後骨粗鬆症患者を対象としたデノスマブのランダム化対照比較試験（FREEDOM）のpost hoc解析では，年齢や既存椎体骨折と独立して大腿骨骨塩量がTスコア−1.5を超えることが，骨折リスク低減に必要な因子であった[12]。

対応

- 5年間のデノスマブ治療により骨塩量が骨減少症レベルに回復し，ひとつの治療目標に到達できた症例と考えることができる。
- デノスマブは10年にわたり効果が持続することが証明されており，非定型骨折や顎骨壊死の頻度も高くはない。デノスマブ中止後の治療は，どのような治療を行っても無治療よりは骨塩量を維持できる可能性が高いが，どれも完全ではない（表1）[3, 5～10]。
- デノスマブ中止後の治療として，ゾレドロン酸を代表とするビスホスホネート製剤の効果を調査した研究が多いが，非定型骨折も顎骨壊死もビスホスホネート製剤でも起こりうる合併

表1 デノスマブ休薬後の治療選択による骨塩量変化

デノスマブ後の治療薬	腰椎骨塩量	大腿骨骨塩量	文献
無治療	低下	低下	3
テリパラチド	一過性に低下し，その後増加	1年にわたって低下	6
ロモソズマブ	増加（プライマリ症例より効果は低い）	維持	7, 8
ゾレドロン酸	1年目は低下，2年目は維持	1年目は低下，2年目は維持	9
アレンドロン酸	維持	維持	5, 10
ラロキシフェン	維持～低下	維持～低下	5, 10

（文献3，5～10より作成）

症である。

- 本症例においては，合併症に注意しながらデノスマブを休薬することなく継続するのが良い選択肢であると考える。

▶**表1**[3, 5~10)] に示したデノスマブ休薬後の治療薬の骨塩量に関する効果は，数少ない研究の結果を示したもので，例数も多くない。今後，さらなる研究の蓄積が必要であるが，デノスマブ休薬後の無治療は患者にとって利益にならないことだけは確実である。

症例2　62歳女性

- 閉経後骨粗鬆症に対して，1.5年前よりデノスマブ投与を開始。脳梗塞後遺症で軽度の左片麻痺があり，歩行には杖を必要とする。併用薬はエルデカルシトール。デノスマブ最終投与は3カ月前。
- 腰椎骨塩量Tスコアは−2.3，大腿骨近位部骨塩量Tスコアは−3.0。肝腎機能やカルシウム値に異常なし。
- 下顎3歯に重度の歯周病を認め，歯科より，抜歯の必要があるため骨粗鬆症治療の中止を求められた。

▶閉経後骨粗鬆症患者4,550名を対象にデノスマブ効果を検証した3年間のランダム化試験ならびに全症例にデノスマブを投与した7年間の延長試験において，45.1％の対象者が，7年間の延長試験中に何らかの侵襲的歯科治療を受けていた。この観察期間中に13例の顎骨壊死が生じ，侵襲的歯科治療を受けた対象者で0.68％，受けていない対象者で0.05％の発生率であったことから，デノスマブ投与中の侵襲的歯科治療は顎骨壊死のリスク因子であると考えられる[13)]。

▶上記報告で，顎骨壊死の発生時期はデノスマブ曝露年数で言うと，2年未満～9年以上と様々であり，曝露期間との明確な関連性は認められなかった。また，全体としての顎骨壊死発生率は1万人・年当たり5.2であり，決して高い割合ではない。また，顎骨壊死を生じた13例中，経過不明の1例を除いて，口腔ケアや抗菌薬投与で治癒したことが確認されている[13)]。

対応

- 本症例はデノスマブ投与期間が短く，投与中断後のリバウンド現象は強くないと考えられる。しかし，軽度片麻痺による転倒リスクがあり，骨塩量も大腿骨に関しては重度と判断できる低値である。骨粗鬆症治療を中断することを選択すべきではない。

- デノスマブ投与中の顎骨壊死の発生率はそれほど高くなく，抜歯前後の抗菌薬投与や口腔ケアでさらに発生率を下げることができるはずである。歯科医師との緊密な連携が必要である。
- 次回のデノスマブ投与予定は3カ月後である。その時期にデノスマブ効果が最も低下すると考え，歯科医師から，その時期に抜歯を行いたいとの申し出があった場合には，危惧を表明する必要がある。なぜなら，現時点で抜歯を要する状況にある歯を3カ月後に抜歯すれば歯科治療成績が悪くなるのは自明の理であるからである。「今抜かないといけない歯」は今抜くべきである。
- 残念ながら顎骨壊死が生じ，口腔ケアや抗菌薬投与でもコントロールできない場合には，骨塩量低下のリスクはあるが，テリパラチドの投与もひとつの選択肢である。
- 本症例において，どうしてもデノスマブを休薬せざるをえない場合には，併用薬であるエルデカルシトール単独での治療は，骨塩量のモニタリングをしながら許容されるかもしれない。

1 デノスマブ休薬時に考慮すべきこと

▶デノスマブは破骨細胞形成を抑制する強力な骨吸収抑制薬であり，投与中止により骨吸収が急激に上昇するリバウンド現象が生じる。これは，同じ骨吸収阻害薬であっても，骨に吸着するために投与中止後も効果がしばらく持続するビスホスホネート製剤との大きな違いである。

▶したがって，デノスマブ投与中止後には何らかの骨粗鬆症治療薬に変更しなければ，それまでのデノスマブ投与が無駄になる程度の骨塩量低下が生じる可能性がある。

▶デノスマブは10年間の効果持続が証明されている。その間の顎骨壊死や非定型骨折の発生頻度も高くない。デノスマブの休薬を考えた際には，もう一度状況を考慮して，継続も選択肢のひとつに加えるべきである。

2 デノスマブを休薬する際の次の一手

▶デノスマブの休薬後無治療は患者にリスクを押しつけることになると再度認識して頂きたい。実際には，状況により次の一手は様々であり，以下にその例を示すが，理想的な対応ができない場合も当然ある。

デノスマブが休薬となる最も多い理由は患者の未受診である

これを防ぐには半年に1回程度の dual-energy X-ray absorptiometry（DXA）を用いた骨塩量測定の「予約」を入れて，患者に受診に対する動機づけを行うべきであ

る。また，その際にはカルシウムを含む生化学検査も併せて行い，有害事象の発見に努める。併用するビタミンD製剤による腎機能障害を認めることも決して少なくはない。

合併症などの問題なく，骨粗鬆症レベルを超える骨塩量に到達した場合

Treat-to-Target戦略の考えに従えば骨粗鬆症治療の中断も可能である。その際には，ゾレドロン酸の単回投与を行い，半年ごとに血液尿生化学検査とDXAによる骨塩量モニタリングを行う。理想的には，より鋭敏な骨代謝マーカー測定を行うべきであるが，わが国の保険診療では制限がある。骨塩量が治療対象レベルに低下すれば，2回目のゾレドロン酸投与あるいはデノスマブ再開を含めた骨粗鬆症治療を検討する。

高齢者施設などへの入所により，デノスマブ投与が不可能となる場合

経口ビスホスホネート製剤やビタミンD製剤が投与できる施設であれば，それらの薬剤に変更する。処方継続が無理な場合は，ゾレドロン酸単回投与を行う。

歯科治療に伴い，歯科医師よりデノスマブ中止の要請があった場合

本当に休薬が必要かを患者状況に合わせて判断し，歯科医師と緊密な連携をとる。どうしても中止せざるをえない場合には，侵襲的歯科治療に影響しないと考えられるSERMや活性型ビタミン製剤に変更する。顎骨壊死が生じて治癒困難な場合には，骨量減少リスクを認識しながらテリパラチド投与を検討するのもひとつの選択肢である。

文 献

1) Cummings SR, et al：N Engl J Med. 2009；361(8)：756-65.
2) Bone HG, et al：Lancet Diabetes Endocrinol. 2017；5(7)：513-23.
3) Bone HG, et al：J Clin Endocrinol Metab. 2011；96(4)：972-80.
4) Anastasilakis AD, et al：Osteoporos Int. 2016；27(5)：1929-30.
5) Everts-Graber J, et al：Bone. 2021；144：115830.
6) Leder BZ, et al：Lancet. 2015；386(9999)：1147-55.
7) McClung MR, et al：JBMR Plus. 2021；5(7)：e10512.
8) Ebina K, et al：Joint Bone Spine. 2021；88(5)：105219.
9) Sølling AS, et al：J Bone Miner Res. 2021；36(7)：1245-54.
10) Ramchand SK, et al：Osteoporos Int. 2024；35(2)：255-63.
11) Everts-Graber J, et al：Bone. 2022；163：116498.
12) Ferrari S, et al：J Bone Miner Res. 2019；34(6)：1033-40.
13) Watts NB, et al：J Clin Endocrinol Metab. 2019；104(6)：2443-52.

小池達也

11章　治療薬を安全に使うためには？

45 選択的エストロゲン受容体モジュレーター（SERM）を処方するときの注意点は？

Point

- ◉SERMには椎体骨折抑制，ハイリスク群での非椎体骨折抑制などの効果がある。
- ◉SERMには心血管系疾患や乳がんの発症を抑制する効果がある。
- ◉SERMは静脈血栓塞栓症の発症を若干増加させる可能性がある。
- ◉静脈血栓塞栓症の危険因子を持つ患者では，SERMを慎重に投与することが望ましい。
- ◉SERMでホットフラッシュ，下肢痙攣が稀に発症する。

症例をもとに考えてみよう！

症例　75歳女性

- ▪身長148.0cm，体重53.3kg，BMI 24.3kg/m²。
- ▪家族歴：血栓症なし。
- ▪既往歴：73歳時，卵巣がんⅢc期にて1年間治療（手術療法・化学療法）を行い完全寛解したが，その7カ月後に腹腔内播種にて再発した。再度化学療法を9カ月施行し有効（PR）と判断され，腫瘍摘出術を施行。病巣完全摘出手術であったが，術中腹水細胞診classⅤであり，入退院を繰り返しながら周期的な化学療法継続中であった。
- ▪現病歴（図1）[1]：卵巣がんの初回術後化学療法中に腰痛の訴えがあり，当初骨転移を疑い精査したが，骨転移は否定的であった。その際，第二中手骨（DIP法）にて骨密度（BMD）2.21mmAL（YAM 77%）で骨量減少を認め，腰椎X線検査にて骨粗鬆症化Ⅱ度の所見があり，骨粗鬆症と診断した。アレンドロン酸（ALN）5mg 1日1回内服を開始したが，内服開始9カ月目から胃部の不快感（胃液の逆流，頻回の嘔気）が増強したためラロキシフェン（RLX）60mgに変更した。この頃から，タキサン系抗がん剤の副作用である末梢神経障害・下肢のしびれのため，日中も臥床していることが多くなった。RLX投与開始後10カ月目に左下肢の浮腫が出現した。血液検査によりFDP 84.7µg/mL，Dダイマー24.9µg/mLで凝固線溶系異常を認めたため，直ちにRLXの内服を中止。その後，FDP 12.0µg/mL，Dダイマー6.0µg/mLまで低下するも下肢浮腫の改善がなく，造影CTを行った。
- ▪画像所見（図2）[1]：腹部骨盤部の造影CTにより，血管径1cm弱，12スライス（約12cm）

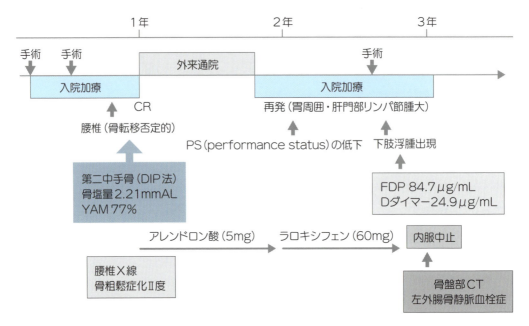

図1 症例の臨床経過 (文献1より引用)

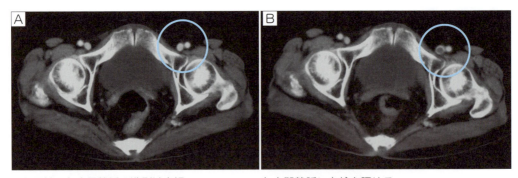

1カ月前。左大腿静脈の造影は良好。　　左大腿静脈に血栓を認める。

図2 症例の腹部骨盤部造影CT (文献1より引用)

にわたり左大腿静脈から左外腸骨静脈まで血栓を指摘された。他の血管の検索を行うも、血栓は1箇所のみであり、肺シンチグラフィーにて肺塞栓の所見も認めなかった。その1カ月前のCTでは同じ血管に血栓を認めなかった。

- 治療経過：同日から9日間のヘパリン12,000単位/日の持続静注を開始した。その後ワルファリン内服へ移行し経過観察とした。左下肢浮腫は若干の改善を認め、ワルファリン内服開始後2カ月後のCTにて血栓は消失した[1]。

▶本症例では，深部静脈血栓症（deep vein thrombosis；DVT）の発症原因として，高齢者，悪性疾患，がん化学療法中，長期臥床（活動性の低下）などが考えられた（**表1**）[2]。これらに加えRLXの中止のみで凝固系のデータが改善傾向にあることから，RLXによる発症への関与も否定できないと考えられた。

表1 VTEの主な危険因子

	後天性因子	先天性因子
血流停滞	長期臥床 肥満 妊娠 心肺疾患（うっ血性心不全，慢性肺性心など） 全身麻酔 下肢麻痺，脊椎損傷 下肢ギプス包帯固定 加齢 下肢静脈瘤 長時間座位（旅行，災害時） 先天性iliac band, web, 腸骨動脈による iliac compression	
血管内皮障害	各種手術 外傷，骨折 中心静脈カテーテル留置 カテーテル検査・治療 血管炎，抗リン脂質抗体症候群，膠原病 喫煙 高ホモシステイン血症 VTEの既往	高ホモシステイン血症
血液凝固能亢進	悪性腫瘍 妊娠・産後 各種手術，外傷，骨折 熱傷 薬物（経口避妊薬，エストロゲン製剤など） 感染症 ネフローゼ症候群 炎症性腸疾患 骨髄増殖性疾患，多血症 発作性夜間血色素尿症 抗リン脂質抗体症候群 脱水	アンチトロンビン欠乏症 PC欠乏症 PS欠乏症 プラスミノーゲン異常症 異常フィブリノーゲン血症 組織プラスミノーゲン活性化因子インヒビター増加 トロンボモジュリン異常 活性化PC抵抗性（第V因子Leiden*） プロトロンビン遺伝子変異（G20210A*） *日本人には認められていない

［日本循環器学会，他.肺血栓塞栓症および深部静脈血栓症の診断，治療，予防に関するガイドライン（2017年改訂版）.
https://js-phlebology.jp/wp/wp-content/uploads/2020/08/JCS2017.pdf（2024年12月閲覧）］

1 SERM製剤の骨に対する効果

▶ SERMは，エストロゲン受容体（ER）に結合し，その構造変化を起こさせることで組織選択的に薬理効果を発揮する。その結果，骨に対してはエストロゲン様作用を発揮し，乳房や子宮に対してはエストロゲン様作用を発揮しない。SERMは，ビスホスホネート（BP）とともに第一選択の骨吸収抑制による骨粗鬆症治療薬であり，わが国ではRLXとバゼドキシフェン（BZA）が発売されている。BP製剤と異なり，その内服時間にしばりがない。

▶ RLXでは，MORE試験においてその椎体骨折抑制効果が4年間維持されるも，非椎体骨折の予防効果は認められなかったが[3]，MORE試験を延長して8年間追跡したCORE試験では，8年時点でハイリスク群における非椎体骨折の発生率低下が認められた[4]。RLXに骨量減少例に対する骨折防止効果が認められることはホルモン補充療法（HRT）と同様である[5]。BZAでは，海外第3相試験の5年間の投与報告で有意な椎体骨折発生抑制効果を認め，ハイリスク群にて非椎体骨折抑制効果を認めた[6]。

▶ 65歳以上の米国メディケア受給者を対象とした12カ月間の観察研究では，非椎体骨折発生率についてRLX群とBP群〔ALN，リセドロン酸（RIS）〕との間に差がみられなかった[7]。また，RLXとALNのランダム化二重盲検比較試験を行ったEVA研究によると，BMDの変化は腰椎・大腿骨ともRLXに比べALNのほうが明らかに高値であったが，骨折率は腰椎・大腿骨ともに両者間に有意差はなかった[8]。また，BZAと各種BP製剤の77のRCTにおけるネットワークメタ解析で，BZAの椎体骨折抑制効果は経口BP製剤と同等であることが示唆された[9]。これらの臨床データから，BMDの増加傾向の少ないSERMがBPと同等の骨強度を示した理由として，SERMが骨質を改善する効果が考えられる[10,11]。

▶ SERMは閉経に伴うエストロゲン欠乏による骨吸収亢進に対する抑制作用が主であるが，それ以外にも骨外作用として乳がん発症抑制や脂質代謝改善作用など生活習慣病に関与する酸化ストレスに対する効果なども期待される[12]。

2 SERM製剤の副作用

▶ SERMは骨粗鬆症治療薬として使用しやすい有効な薬剤と考えられるが，以下のような副作用に注意する必要がある。

① 静脈血栓塞栓症

▶ 肺血栓塞栓症（pulmonary embolism；PE）とDVTは1つの連続した病態であるとの考えから，これらを合わせて静脈血栓塞栓症（venous thromboembolism；VTE）と呼称している。RLXの重大な副作用として，海外では約1％の頻度でVTEが報告されている[3]。MORE試験では，DVTの発症率は約2倍になったと報告している。わが国でのRLXによるDVT発生率は0.16％で欧米に比べかなり低く[13]，人種差も示唆される。また，同じ調査で75歳以上の高齢者における安全性は若年者と同等であることが報告されている[14]。BZAの安全性についても7年間まで検証され，RLXを上回る問題は指摘されていない[15]。わが国の臨床試験では，VTEリスクを有する例を除外しコンプライアンスも厳しく規定しており，実際の臨床現場でのVTE発症は，より高率である可能性も否定できない。

▶ DVTの発症メカニズムが十分にわかっていない現在，SERMもVTEを増加させる可能性があると考えて対応する必要がある。SERMを処方する際には，**表1**[2]のようなVTEの危険因子の有無もチェックして，本症例のようにVTEの危険因子を持つ患者に対して，慎重に投与することが望ましい。

▶ VTEは突然発症することが多く，致死的になる前に対処する工夫も必要である。低用量経口避妊薬などのホルモン剤使用時には，Abdominal pain（腹痛），Chest pain（胸痛，息切れ），Headache（頭痛），Eye disorder（視覚障害），Severe leg pain（強い下肢痛）の頭文字を取ってACHESというVTEの徴候の発現に関して問診し，また医療機関受診の目安に用いることが普及してきており，SERM服用時にも活用できると思われる。

② ホットフラッシュ

▶ SERMによるホットフラッシュ発現機序は，SERMがERとエストロゲンの結合を阻害することに関連すると推測されるが，現時点では不明である。エストロゲンがホットフラッシュに有効であることは周知であるが，SERMはその血管拡張作用によりホットフラッシュを悪化させる可能性がある。

▶ RLX 60mg投与によるホットフラッシュの発症について，8つの臨床試験の合計2,789例の閉経後女性におけるpooled-analysisで，RLX群はHRT群やプラセボ群に対して有意に高頻度であるが，多くは軽微または中等度で，実際に投与中止された例は1.7％であった[16]。別の報告でも，BZA群，RLX群でホットフラッシュの発症率がプラセボと比較してともに有意に増加した（**図3**）[17]。国内臨床試験におけるホットフラッシュの発症率はRLX，BZA各々2.9％，1.4％である[18,19]。

▶ 軽症のホットフラッシュに対しては，更年期障害に対する治療として漢方薬や自

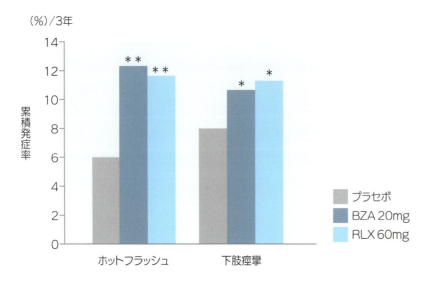

図3 BZAとRLXによるホットフラッシュ・下肢痙攣の発症頻度
BZA 20mg投与群，RLX 60mg投与群でホットフラッシュの発症率がそれぞれ12.6％，12.0％であり，プラセボ投与群の6.3％と比較してともに有意に増加した．下肢痙攣の発症率もBZA 20mg投与群，RLX 60mg投与群で10.9％，11.7％であり，プラセボ投与群の8.2％と比較して有意に増加した（＊：$P<0.01$，＊＊：$P<0.001$）．

（文献17より引用）

律神経調整薬の併用が考慮される．一時的にSERMを中止するか，他の要因，たとえば心理的・社会的要因や甲状腺機能亢進症などの内分泌疾患の否定も必要である．
▶SERM継続の場合には，エストロゲンを併用することによりホットフラッシュを回避する試みがある．子宮内膜増殖作用を抑制するのに必要なプロゲスチンの代わりにSERMを用いる新しいホルモン補充療法であるtissue selective estrogen complex（TSEC）が考案され，海外では臨床応用が始まっている．2013年10月に米国FDAは，ホットフラッシュなどの血管運動神経障害様症状と閉経後骨粗鬆症に対してBZA20mg＋結合型エストロゲン（CEE）0.45mgの合剤を認可したが，これによりホットフラッシュの回数が投与前の約1/4へと減少し，重症度も低下させる効果が認められる[20]．TSECは，RLX単独，BZA単独よりも腰椎・大腿骨頸部の骨密度増加効果や脂質プロファイル改善効果も期待でき，腟内環境の悪化も改善させる[21〜23]．ただし，VTEの発症に注意が必要である．TSECでは，更年期障害の改善とともにエストロゲンによる乳がん発症や子宮内膜増殖作用をSERMで抑制することが不可欠であり，長期的な安全性のデータの蓄積が望まれる．

③ 下肢痙攣

▶下肢痙攣（leg cramps；いわゆるこむら返り）は，不随意で突然の有痛性の筋収縮であり，健康な人でも経験するきわめてよくみられる病態である。SERMによるcrampsは薬剤性であり，他の薬剤として，スタチン，利尿薬，ニフェジピン，β刺激薬，β阻害薬，ACE阻害薬，鎮痛薬，Caチャネル阻害薬，男性ホルモン，女性ホルモン，ペニシラミン，ステロイド，モルヒネ，シメチジン，リチウム，ビンカアルカロイド，シクロスポリンなどが報告されている。ただし，これらの薬剤で必ず下肢痙攣を生じるわけではなく，薬剤とは関係がないとする報告もある。現時点では，SERMによる下肢痙攣の機序は不明である。念のため下肢痙攣がDVTによる症状でないことを確認しておくことは重要である。

▶RLX 60mg投与による下肢痙攣発症について，8つの臨床試験のpooled-analysisで，RLX群で有意に高値であるが，すべて軽～中等症であった。RLX群はHRT群との比較では差はなく，プラセボ群との比較ではやや高い傾向を示したが，下肢痙攣になり実際に投与中止された例はなかった[16]。別の報告では，下肢痙攣の発症率は，BZA群，RLX群でプラセボ群と比較して有意に増加した（**図3**）[17]。国内臨床試験における下肢痙攣の発症率はRLX，BZAそれぞれ1.3％，2.5％である[18, 19]。

▶一般の下肢痙攣は致死的疾患ではないため，医療機関の受診理由にならないことも多い。最近のシステマティックレビューでも確実に有効性が示された治療方法はなく，痙攣が生じた筋のストレッチを普段から行うことが有効かもしれない。SERM以外の原因が不明であればSERMを一時中止することも考慮する。痙攣に対する内服治療も一部の患者には有効であるが，内服治療薬の副作用に注意するとともに，背景に隠れている基礎疾患などを見逃さないようにすることが大切である。

文 献

1) 菖蒲川紀久子, 他：Osteoporo Jpn. 2007；15(3)：478-81.
2) 日本循環器学会, 他：肺血栓塞栓症および深部静脈血栓症の診断, 治療, 予防に関するガイドライン（2017年改訂版）. 2018.（2024年12月閲覧）
   https://js-phlebology.jp/wp/wp-content/uploads/2020/08/JCS2017.pdf
3) Ettinger B, et al：JAMA. 1999；282(7)：637-45.
4) Siris ES, et al：J Bone Miner Res. 2005；20(9)：1514-24.
5) Kanis JA, et al：Bone. 2003；33(3)：293-300.
6) Silverman SL, et al：Osteoporos Int. 2012；23(1)：351-63.
7) Cadarette SM, et al：Ann Intern Med. 2008；148(9)：637-46.
8) Recker R, et al：Bone. 2007；40(4)：843-51.
9) Ellis AG, et al：Curr Med Res Opin. 2014；30(8)：1617-26.

10) Allen MR, et al：Osteoporos Int. 2008；19(3)：329-37.

11) Saito M, et al：Osteoporos Int. 2010；21(4)：655-66.

12) Walsh BW, et al：J Clin Endocrinol Metab. 2000；85(1)：214-8.

13) Iikuni N, et al：J Bone Miner Metab. 2012；30(6)：674-82.

14) Takeuchi Y, et al：Menopause. 2015；22(10)：1134-7.

15) Palacios S, et al：Menopause. 2015；22(8)：806-13.

16) Davies GC, et al：Obstet Gynecol. 1999；93(4)：558-65.

17) Silverman SL, et al：J Bone Miner Res. 2008；23(12)：1923-34.

18) 日本イーライリリー株式会社：医薬品インタビューフォーム. エビスタ錠®60mg（2019年7月改訂第9版）.

19) ファイザー株式会社：医薬品インタビューフォーム. ビビアント錠®20mg（2022年9月改訂第10版）.

20) Pinkerton JV, et al：Menopause. 2009；16(6)：1116-24.

21) Lindsay R, et al：Fertil Steril. 2009；92(3)：1045-52.

22) Lobo RA, et al：Fertil Steril. 2009；92(3)：1025-38.

23) Pinkerton JV, et al：J Clin Endocrinol Metab. 2014；99(2)：E189-98.

倉林　工

索引

欧文

A

advanced glycation end products；AGEs *179*

ARCH試験 *270*

areal BMD；aBMD *245*

aromatase inhibitor；AI *190*

　── treatment-induced bone loss；AIBL *191*

atypical femoral fractures；AFFs *254*

　──の発生頻度 *257*

　──のリスク *256*

B

Best Practice Framework；BPF *94, 225*

　──評価での基準 *94*

body mass index；BMI *147, 196*

bone mineral content；BMC *50*

bone mineral density；BMD *23, 50*

BRIDGE試験 *270*

C

cancer treatment-induced bone loss；CTIBL *193*

Capture the Fracture® *92*

chronic kidney disease；CKD *61, 184*

　──合併骨粗鬆症 *187*

CT *245*

D

drug holiday *80*

dual-energy X-ray absorptiometry；DXA *18, 90, 184*

E

Euro QOL；EQ-5D *118*

F

fibroblast growth factor；FGF23 *47, 67*

　──産生腫瘍 *47*

Fracture Liaison Service；FLS *86, 93*

　──クリニカルスタンダード *86*

FRAME Extension試験 *269*

FRAME試験 *268*

FRAX® *12, 19, 22*

　──の問題点 *27*

G

GH分泌不全症 *37*

H

Health Utilities Index；HUI *118*

J

Japanese Osteoporosis Quality of Life Questionnaire；JOQOL *118*

M

medication-related osteonecrosis of the jaw；MRONJ *248*

　──の診断基準 *249*

　──発症に関わるリスク因子 *250*

minimum significant change；MSC *60, 121*

O

osteocytic osteolysis *155*

293

osteonecrosis of the jaw；ONJ *72*

Osteoporosis Liaison Service；OLS® *95, 223*

　　——-7 *225, 226*

P

parathyroid hormone；PTH *63*

　　——製剤 *156*

peak bone mass *167, 230*

Q

quantitative CT；QCT *112*

quantitative ultrasound；QUS *18, 30, 50*

R

receptor activator of nuclear factor-kappa B
　ligand；RANKL *137*

ROADスタディ *233*

S

SD値 *31*

second hip fracture *5*

selective estrogen receptor modulator；SERM
　281, 288

semiquantitative method；SQ法 *12, 112*

Short Form 36；SF-36 *118*

T

Tスコア *51*

the Cardiovascular Health Study；CHS *11*

　　—— index *11*

the Study of Osteoporotic Fracture；SOF *11*

　　—— index *11*

tissue selective estrogen complex；TSEC *290*

TmP／GFR *65*

　　——の算出方法 *66*

total hip *53*

trabecular bone score；TBS *28, 53*

Y

YAM *51*

Z

Zスコア *51*

和文

あ

アバロパラチド *7, 108*

アルカリホスファターゼ（ALP）*65*

アルファカルシドール *264*

アロマターゼ阻害薬（AI）*190*

悪性腫瘍 *193*

　　——の骨転移 *65, 116*

い

イベニティ® *266*

医科歯科連携 *252*

維持透析 *185*

胃切除 *39*

う

運動介入 *209*

え

エストロゲン *147, 230*

　　——欠乏 *230, 288*

エネルギー摂取 *197*

エルデカルシトール *188, 264*

か

がん治療関連骨量減少（CTIBL）*193*

カップリング *229*

カルシウム　168, 199

　　──サプリメント　201

　　──自己チェック表　200

カルシトリオール　264

下肢痙攣　291

海綿骨スコア（TBS）　28, 53

活性型ビタミンD3製剤　261

顎骨壊死（ONJ）　72, 80, 248

き

偽関節　218

偽骨折　42

休薬期間　72, 76

強直性脊椎骨増殖症　221

く

クッシング症候群　37, 38

グルココルチコイド　107, 172

　　──による骨粗鬆化　174

　　──による骨粗鬆症　174

　　──誘発性骨粗鬆症　55, 167, 173

け

血算　64

血清Ca　64

血清IGF-1　147

血清オステオカルシン　176

血糖管理状況　180

月経　150

原発性骨粗鬆症　3, 29

　　──の診断基準　31

　　──の薬物治療開始基準　25

原発性副甲状腺機能亢進症　34, 38

こ

コルチゾール　173

高アルカリホスファターゼ血症　160

高カルシウム血症　34, 151, 261

　　──の症候　261

　　──への対処方法　262

高回転型骨病変　188

高リン血症　65, 186

高齢者骨粗鬆症　10

国際骨粗鬆症財団（IOF）　92

骨塩量（BMC）　50, 279

骨芽細胞　173, 228

骨型ALP　160

骨吸収　228

　　──マーカー　126, 243

骨吸収抑制薬　58, 257

　　──を変更するべき基準　246

骨形成　228

　　──促進薬　101, 156

　　──マーカー　126, 243

骨質劣化　178, 231

骨生検　184

骨折予防　209

骨折抑制効果　99

骨折リスク　29

骨粗鬆症検診　15

　　──の有効性　49

骨粗鬆症性椎体骨折　218

　　──に対する保存的治療経過　218

　　──の外科的治療　219

骨粗鬆症マネージャー®　223

　　──取得条件　226

骨粗鬆症もどき　40

骨粗鬆症リエゾンサービス®（OLS®）　95, 223

骨粗鬆症類縁疾患　41, 62

骨代謝　205

　　──回転　57, 185

　　──マーカー　55, 116, 242

骨大理石病 *47*

骨軟化症 *42, 149, 161*

骨パジェット病 *47*

骨密度（BMD）*23, 50, 178*

 ——測定 *30, 49, 112*

骨リモデリング *228*

骨量 *50, 241*

 ——減少症 *18, 146*

 ——測定法とCV *242*

さ

サプリメント *12, 201*

サルコペニア *203*

 ——予防 *206*

最小有意変化（MSC）*60, 126*

最大骨量 *151, 230*

産褥期 *155*

し

ジャンプ *212*

若年成人平均値（YAM）*23, 70*

授乳 *153*

終末糖化産物（AGEs）*179*

静脈血栓塞栓症 *289*

食事 *196*

 ——の摂取状況 *197*

 ——バランスガイド *198*

神経障害 *219*

神経性やせ症 *145*

心血管系事象 *271*

侵襲的歯科治療 *249, 282*

身長低下 *11*

深部静脈血栓症（DVT）*287*

腎機能障害 *81, 275*

腎性骨異栄養症 *184*

せ

センチネル骨折 *92*

生活の質（QOL）評価 *118*

脆弱性骨折 *5, 30, 98*

脊椎X線撮影 *112*

脊椎椎体骨折 *33, 192*

 ——の有病率 *236*

全股関節骨密度 *246*

前立腺がん *163, 190*

そ

ゾレドロン酸 *6, 140, 280*

続発性骨粗鬆症 *34, 159, 190*

 ——の主な原因 *35*

 ——の原因となる薬剤 *191*

た

多発性骨髄腫（MM）*40*

体格（BMI）*196*

代謝性骨疾患 *60*

大腿骨近位部骨折 *5, 30, 99*

大腿骨頸部骨折 *165*

 ——の発生率 *237*

第二中手骨micro densitometry（MD）法 *18*

男性骨粗鬆症 *158*

断乳 *156*

ち

逐次療法 *138*

中手骨RA *50*

つ

椎体X線 *128*

椎体形成術 *220*

椎体骨折 *5, 11, 98*

 ——の評価基準 *12*

296

て

てんかん *165*

テリパラチド *108, 131, 142*

　　——からの切替え *131*

デノスマブ *38, 132, 138, 248, 279*

　　——からの切替え *138*

　　——休薬 *283*

低アルカリホスファターゼ症 *160*

低栄養 *146, 206*

低カルシウム血症 *45, 276*

　　——の鑑別診断 *46*

低回転型骨病変 *188*

低体重 *146*

低リン血症 *65*

定量的超音波測定法（QUS）*18, 30*

定量的評価法（QM）*244*

転倒 *181, 209*

　　——予防 *213*

と

橈骨DXA *50*

糖質コルチコイド *37*

透析 *276*

に

2型糖尿病 *28, 178*

25-ヒドロキシビタミンD〔25（OH）D〕*67, 245*

二次性骨折予防 *85, 93*

　　——継続管理料 *85*

二次性副甲状腺機能亢進症 *149, 185*

二重エネルギーX線吸収法（DXA）*18, 90, 184*

乳がん *190*

尿細管リン再吸収率 *65*

尿細管リン最大吸収閾値 *65*

尿中Ⅰ型コラーゲン架橋N-テロペプチド
（NTX）*116*

妊娠後骨粗鬆症 *153*

　　——の治療 *156*

は

破骨細胞 *228*

破裂骨折 *219*

半定量的評価法（SQ）*12, 112, 244*

ひ

ビスホスホネート（BP）*79, 133, 140*

　　——の休薬時期 *81*

ビタミンD *168, 199*

　　——欠乏 *63, 122, 167*

　　——投与による転倒抑制効果 *206*

　　——を多く含む食品 *201*

ビタミンK₂製剤 *151*

非定型大腿骨骨折（AFFs）*80, 254, 277*

　　——の定義 *255*

肥満 *181*

ふ

ファンコーニ症候群 *43*

　　——の原因疾患 *44*

フレイル *10*

　　——の簡易評価法 *11*

副甲状腺機能亢進症 *122*

副甲状腺腺腫 *34*

副甲状腺摘出術 *187*

副甲状腺ホルモン（PTH）*63*

へ

ベストプラクティスフレームワーク *94*

ベストプラクティスマップ *95*

閉経後骨粗鬆症 *230*

　　——の管理アルゴリズム *102*

閉経前女性 *39*

297

ほ

ホットフラッシュ *289*

ホルモン療法 *193*

ま

慢性腎臓病（CKD） *61, 184*

慢性低リン血症 *43*

　　——の病因鑑別フローチャート *44*

め

メナテトレノン *156*

メンターシッププログラム *95*

面積骨密度（aBMD） *245*

や

薬剤関連顎骨壊死（MRONJ） *248*

ゆ

有限要素解析 *245*

よ

腰椎圧迫骨折 *37*

腰痛 *3, 220*

四群点数法 *198*

ら

ラロキシフェン *142, 281*

り

リバウンド現象 *283*

リン *65*

ろ

ロコモーショントレーニング *215*

ロコモティブシンドローム *214*

　　——健診 *20*

ロモソズマブ *109, 131, 135, 266*

編者プロフィール

竹内靖博 (たけうち やすひろ)

虎の門病院副院長・内分泌センター長

[略歴]
1982年　東京大学医学部医学科卒業
1988年　米国NIH（NIDR骨研究部門）Visiting Fellow
1992年　東京大学医学部第四内科助手
2003年　東京大学医学部腎臓・内分泌内科講師
2004年　虎の門病院内分泌代謝科部長
2018年　虎の門病院内分泌センター長
2020年　虎の門病院副院長

日本骨粗鬆症学会理事，骨粗鬆症財団理事，日本内分泌学会功労評議員　他

改訂第2版

もう悩まない！
骨粗鬆症診療
あなたの疑問にお答えします

定価（本体5,400円＋税）
2022年　8月12日　第1版
2025年　2月14日　第2版

編　者　竹内靖博
発行者　梅澤俊彦
発行所　日本医事新報社　www.jmedj.co.jp
　　　　〒101-8718　東京都千代田区神田駿河台2-9
　　　　電話（販売）03-3292-1555　（編集）03-3292-1557
　　　　振替口座　00100-3-25171
印　刷　ラン印刷社

© Yasuhiro Takeuchi 2025 Printed in Japan
ISBN978-4-7849-5848-1 C3047 ¥5400E

本書の複製権・翻訳権・上映権・譲渡権・公衆送信権（送信可能化権を含む）は（株）日本医事新報社が保有します。

JCOPY 〈（社）出版者著作権管理機構　委託出版物〉
本書の無断複写は著作権法上での例外を除き禁じられています。複写される場合は，そのつど事前に，（社）出版者著作権管理機構（電話03-5244-5088，FAX 03-5244-5089，e-mail：info@jcopy.or.jp）の許諾を得てください。

電子版のご利用方法

巻末袋とじに記載された シリアルナンバー を下記手順にしたがい登録することで，本書の電子版を利用することができます。

❶ 日本医事新報社Webサイトより会員登録（無料）をお願いいたします。

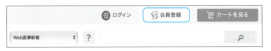

会員登録の手順は弊社Webサイトの
Web医事新報かんたん登録ガイドを
ご覧ください。

https://www.jmedj.co.jp/files/news/20191001_guide.pdf

（既に会員登録をしている方は❷にお進みください）

❷ ログインして「マイページ」に移動してください。

❸「未登録タイトル（SN登録）」をクリック。

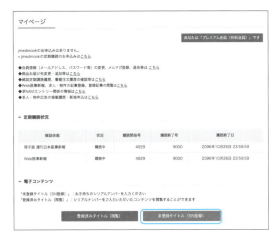

❹ 該当する書籍名を検索窓に入力し検索。

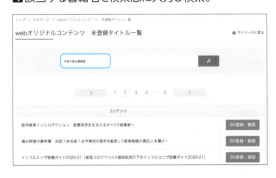

❺ 該当書籍名の右横にある「SN登録・確認」ボタンをクリック。

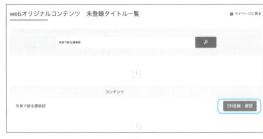

❻ 袋とじに記載されたシリアルナンバーを入力の上，送信。

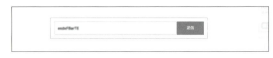

❼「閉じる」ボタンをクリック。

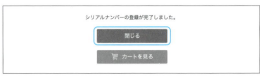

❽ 登録作業が完了し，❹の検索画面に戻ります。

【該当書籍の閲覧画面への遷移方法】
① 上記画面右上の「マイページに戻る」をクリック
　➡❸の画面で「登録済みタイトル（閲覧）」を選択
　➡検索画面で書名検索➡該当書籍右横「閲覧する」
　ボタンをクリック
　または
②「書籍連動電子版一覧・検索」*ページに移動して，
　書名検索で該当書籍を検索➡書影下の
　「電子版を読む」ボタンをクリック
　https://www.jmedj.co.jp/premium/page6606/

＊「電子コンテンツ」Topページの「電子版付きの書籍を
購入・利用される方はコチラ」からも遷移できます。